# HISTOIRE

# DE LA MÉDECINE

# OUVRAGES PARUS DANS LA MÊME COLLECTION

**Manuel pratique de Laryngoscopie et de Laryngologie**, par le D<sup>r</sup> G. POYET, ancien interne des hôpitaux de Paris, 1 vol. in-18, cartonné diamant de 400 pages, avec 36 figures dans le texte et 24 dessins chromo-lithographiques hors texte. . . . . . . . . . . . . . . . . . . . . . Prix 7 fr. 50

**Manuel de Dissection des Régions et des Nerfs**, par Charles AUFFRET, profe-seur d'Anatomie et de Physiologie à l'École de Médecine navale de Brest. 1 vol. in-18, cartonné diamant de 471 pages, avec 60 figures originales dans le texte exécutées pour la plupart d'après les préparations de l'auteur. . . . . . . . . . . . . . . . . . . . . . . Prix 7 fr. »

**Histoire de la Médecine, d'Hippocrate à Broussais et ses Successeurs**, par J.-M. GUARDIA, 1 vol. in-18, cartonné diamant de 580 pages . . . . . . . . . . . . Prix 7 fr. »

**Hygiène de la Vue**, par le D<sup>r</sup> G. SOUS (de Bordeaux). 1 vol. in-18, cartonné diamant de 350 pages, avec 67 figures. . . . . . . . . . . . . . . . . . . . . . . . Prix 6 fr. »

**Manuel pratique de Médecine thermale**, par le D<sup>r</sup> Henri CANDELLÉ, ancien interne des hôpitaux de Paris, 1 vol. in-18, cartonné diamant de 450 pages. . . . . . . . . . Prix 6 fr. »

**Manuel clinique de l'analyse des Urines**, par P. YVON pharmacien de 1<sup>re</sup> classe, ancien interne des hôpitaux de Paris, 2<sup>e</sup> *édition*, revue et augmentée, 1 vol. in-18, cartonné diamant de 320 pages, avec 40 figures dans le texte et 4 planches hors texte . . . . . . . . . . . . . . . . . . . . Prix 6 fr. »

**Manuel pratique des Maladies de l'Oreille**, par le le D<sup>r</sup> P. GUERDER, 1 vol. in-18, cartonné diamant de 320 pages. . . . . . . . . . . . . . . . . . . Prix 5 fr. »

**Des Vers chez les enfants et des Maladies vermineuses**, par le D<sup>r</sup> Élie GOUBERT, ouvrage couronné (médaille d'or) par la Société protectrice de l'Enfance. 1 vol. in-18, cartonné diamant de 180 pages, avec 60 figures dans le texte. . . . . . . . . . . . . . . . . . . . . . Prix 4 fr. »

**Manuel d'Ophthalmoscopie**, par le D<sup>r</sup> LANDOLT, directeur du laboratoire d'ophthalmologie à la Sorbonne, 1 vol. in-18, cartonné diamant, avec figures dans le texte. . Prix 3 fr. 50

**Manuel d'Hygiène et d'Éducation de la première Enfance**, par le D<sup>r</sup> A. BOURGEOIS, médecin-major de la Garde Républicaine. 1 vol. in-18, c. diamant, de 170 p. Prix 3 fr. »

# HISTOIRE

# DE LA MÉDECINE

## D'HIPPOCRATE A BROUSSAIS

### ET SES SUCCESSEURS

PAR

## J.-M. GUARDIA

PARIS

OCTAVE DOIN, ÉDITEUR

8, PLACE DE L'ODÉON, 8

1884

# OUVRAGES DU MÊME AUTEUR

**Questions de philosophie médicale.** Montpellier, 1853, in-4°.

**De medicinæ ortu apud Græcos progresuque per philosophiam.** Paris, 1855, in-8", de 140 pages.

**Essai sur l'ouvrage de J. Huarte.** — Examen des diverses aptitudes ( *Ex men de inyenicus para las ciencias* ). Paris, 1855, in-8°, 328 pages.

**Étude médico-psychologique sur l'histoire de Don Quichotte,** par H. Morejon, traduite et annotée. Paris, 1858, in-8°.

**De la prostitution en Espagne.** Paris, 1857, in-8°.

**De l'étude de la folie.** Paris, 1861, in-8°.

**Les Républiques de l'Amérique espagnole.** Paris, L. Hachette et Cⁱᵉ, 1862, in-8°, avec une carte.

**Le voyage au Parnasse de Michel de Cervantës,** traduit en français pour la première fois, avec une notice biographique, une introduction, une table raisonnée des auteurs et le fac-simile d'un autographe inédit de Cervantès. Paris, 1864, in-12, CLXXVI-260 pages.

**La médecine à travers les siècles,** Histoire. — Philosophie. Paris, 1865. in-8", LX-804 pages.

**La ladrerie du porc dans l'antiquité,** 2ᵉ édition. Paris, 1866. in-8°.

**Antonio Perez. L'art de gouverner,** traduit de l'espagnol, avec le texte inédit, précédé d'une introduction et suivi d'une étude sur la consultation de Melchior Cano à Philippe II. Paris, 1867, in-8°, LXXXVIII-398 pages (autographes inédits).

**L'État enseignant,** étude de médecine sociale. Bruxelles, 1868, in-8°.

**L'Éducation dans l'École libre,** L'Écolier. — Le Maître. — l'Enseignement. Paris, 1850, in-12, V-406 pages.

**L'État enseignant et l'École libre,** suivi d'une conversation entre un médecin et un philosophe. Paris 1883, in-12, XII-276 pages.

### EN PRÉPARATION

**Philosophie hygiène et morale,** ou la science de l'homme à l'école primaire, in-18 d'environ 200 pages (avec gravures).

# AUX ÉTUDIANTS EN MÉDECINE

---

Dédions ce livre à la jeunesse, parce qu'elle est l'espérance. Il lui appartient de nous affranchir, avant la fin du siècle, du tribut 'que nous payons à l'étranger dans ce genre d'études.

Nous ne sommes pas riches en historiens de la médecine ; à peine pouvons-nous citer cinq ou six noms.

Les œuvres magistrales de Daniel Le Clerc, de Dujardin et Peyrilhe, de Lassus et de Lauth sont restées inachevées ; les monographies de Quesnay et d'Astruc n'ont pas été continuées, ni imitées.

Nous n'avons pas une histoire nationale de notre art, comme les Italiens et les Espagnols. A l'heure qu'il est, nous vivons encore sur le manuel de Renouard et les essais de Dézeimeris. Quant à la compilation de Deschamps sur l'his-

toire de la taille, elle est à mentionner plutôt
qu'à imiter.

Nous n'avons rien de comparable aux ouvrages
classiques de Sprengel, de Hecker, de Fried-
lænder et de Hæser, ni aux travaux de Grüner,
de Kühn, de Eble, de Rosenbau et de Choulant,
pour ne citer que des maîtres.

Que les jeunes gens se préparent donc à nous
relever de cette infériorité, afin que le jour où
sera écrite l'histoire des historiens de la médecine, la France puisse présenter à son tour des
auteurs et des professeurs également dignes de
mémoire.

Espérons que la jeunesse de nos écoles entendra
cet appel.

J-M. G.

# AVANT-PROPOS

Un bel esprit de notre temps prétend que les sciences historiques, qui ont fait sa réputation, céderont tôt ou tard le pas aux sciences naturelles, parce que celles-ci ont plus de certitude que celles-là, et nous instruisent beaucoup mieux de ce qui concerne le monde organique, les êtres vivants, et l'homme en particulier.

Cette opinion ressemble fort à un paradoxe. Il est vrai que le domaine de la nature est infiniment plus vaste que celui de l'histoire, puisqu'il embrasse la série des siècles où l'observation et l'expérience étaient encore à naître, et que l'histoire ne commença qu'avec la coordination des faits, nécessairement postérieure à leur manifestation.

La nature peut se passer de l'histoire, mais non pas la science de la nature. En effet, dans l'ordre des connaissances organiques ou vitales, — c'est tout un, — toute théorie est vaine, ou fausse, ou incomplète, qui néglige les questions d'origine et d'évolution. Ces questions, il les faut étudier sous peine de ne jamais connaître le comment de rien.

Quant au pourquoi des choses, il appartient à l'avenir de le déterminer, avec les connaissances acquises; et la science, qui a pour but la recherche de la vérité, et pour mobile la curiosité, ne saurait retrancher de son programme cette finalité honnie de bien des savants. Progrès signifie marche en avant à la conquête de l'inconnu. L'horreur du vide ne doit pas nous empêcher d'avancer tant que le pied porte sur un terrain solide. Ce n'est pas à la jeunesse qu'il est nécessaire de rappeler l'inscription admirable de ce voyageur français, qui, arrivé à l'extrémité du pôle Nord, écrivit de sa main sur un rocher: « Ici nous fîmes halte, la terre nous faisant défaut. »

Il serait puéril de vouloir supprimer les zones hyperboréennes, qui sont aux extrémités du globe terrestre, et qui en font partie. Les explorateurs modernes ont reconstitué la carte de l'Afrique, dont on ne connaissait que les contours, et les sources du Nil, ignorées depuis tant de siècles, ont enfin livré leur secret.

L'exploration du passé n'est pas moins féconde : les races disparues, les langues éteintes ressuscitent, et du sein de la terre sortent les restes de la faune et de la flore des temps anciens. Les exhumations de la paléontologie, non moins que celles de l'histoire, refont la vie du passé sur des indices certains, avec des preuves à l'appui de la théorie qui cherche la vérité dans la succession des faits et des événements. Des deux bouts la chaîne s'allonge ; les lacunes se comblent; et la connaissance toujours croissante de ce qui fut aide beaucoup à l'intelligence de ce qui est.

La tradition est l'âme des sciences morales et politiques, qu'on ne peut aborder avec fruit sans connaître l'expérience des siècles. Il en est de même de ces connaissances qui ont pour objet l'homme physique et moral ; par la simple raison que les arts, nés de la nécesité, et dont l'objet est l'utilité immédiate, précèdent forcément la science; la théorie, la vérité spéculative et abstraite. Rien de plus juste que cette pensée d'un ancien poète : « L'art est le produit de l'expérience, fondée elle-même sur l'observation. » On ne saurait trop le répétér aux esprits absolus qui se repaissent de chimères : la vérité en soi est une belle chose sans doute pour ceux qui la comprennent ; mais le commun des mortels ne comprend bien que ce qui est utile et applicable aux besoins de la vie.

Ces considérations seraient oiseuses, si le sujet de ce livre était nouveau : il n'est nouveau ni neuf; et peut-être n'est-il possible de le rajeunir qu'en mettant hautement en relief la puissance de la tradition. Ainsi qu'on le voit par l'épigraphe, tradition, évolution et progrès sont trois termes connexes. Nous serions suffisamment récompensé de notre travail, si le lecteur donnait son approbation à cette formule de l'histoire.

La médecine, née de la nécessité, n'a point attendu es conquêtes tardives de la science, laquelle n'est jamais faite et opère lentement son évolution. La pratique devance toujours la théorie. Ce n'est donc pas la théorie qui constitue l'art ; mais c'est par elle que l'art acquiert insensiblement un caractère de plus en plus scientifique. La connaissance du réel et du concret est la plus essentielle, attendu que ce sont les explications qui changent, et les interprétations, et non pas la nature, qui est comme le champ de l'observation. Toute vérité a pour base la réalité, et c'est par la considération des faits bien interprétés que l'esprit s'élève jusqu'aux principes.

Il est infiniment plus facile d'imaginer que d'observer ; et la médecine a donné lieu à bien des romans. L'histoire en est plus curieuse qu'instructive, de nature à contenter les sceptiques et à divertir les indifférents. Aussi n'est-ce point de ces doctrines qui traversent l'histoire comme des météores qu'il sera question dans cet ouvrage.

En tout, le solide est l'essentiel, et le brillant, l'accessoire. Nous avons dû nous préoccuper d'abord du nécessaire et de l'utile, négligeant à dessein ce qui n'est point immédiatement à la portée de tous.

Pour le gros du public, l'exposition chronologique des opinions médicales ne présente pas de moindres difficultés que l'évolution même des maladies et des méthodes diverses de traitement. Ces deux objets demandent une préparation laborieuse et spéciale : les traiter à fond, même avec compétence et autorité, n'est pas le moyen de les rendre accessibles au commun des lecteurs, à ceux qui cherchent à s'éclairer sans se donner trop de peine, qui veulent s'instruire sans prétendre devenir savants. Quand on écrit pour les commençants, il importe de ne pas commencer par les rebuter en leur présentant dès le début les choses difficiles.

Faire l'histoire de la médecine comme l'ont entendue les grands maîtres, depuis le xvii$^e$ siècle jusqu'à nos jours, c'est se résigner à n'écrire que pour un cercle restreint, et tellement que, malgré quelques livres mémorables sur la matière, la plupart des médecins y sont restés malheureusement étrangers. Aussi les études historiques en médecine sont-elles pleinement déchues en Angleterre, en Hollande, en France, en Italie, en Allemagne, bref dans tous les pays où elles florissaient il n'y a pas un demi-siècle; et la décadence est telle, qu'on peut s'étonner de la persévérance du savant et laborieux Hæser, qui donne présentement la troisième édition d'un livre qui a commencé par être un manuel, et qui est devenu sous sa dernière forme une compilation énorme.

C'est là le danger de ces vastes répertoires; fermés au grand public, ils sont à peine consultés par quelques hommes du métier, par des curieux; et. le grand savoir des compilateurs les plus érudits reste profondément enseveli dans ces catacombes, où sont enfouis tant de précieux trésors.

C'est donc aux médecins qu'il faut s'en prendre de l'ignorance à peu près générale où l'on est de leur histoire. A quoi donc ont servi jusqu'ici, les doctes travaux de leurs érudits? A peu de chose en vérité; puisque tant d'érudition et de labeur ont été perdus pour le grand nombre.

Il n'y aurait que demi-mal si, laissant de côté l'imposant appareil des citations, des pièces justificatives et des documents à l'appui, quelqu'un s'était avisé d'extraire la substance de tant de gros volumes et de la présenter sous une forme accessible à tous les esprits éclairés et curieux. L'entreprise serait digne de tenter le plus beau talent; et il aurait bien mérité de la médecine, le médecin qui apprendrait au monde qui sait lire ce que l'humanité doit au plus utile de tous les arts : le plus utile, en effet, puisque la connaissance de la nature humaine en dérive directement, et que la science de l'homme n'a point d'autres sources.

Il serait donc facile aux médecins de faire valoir leurs titres de noblesse, qui datent des commencements de la civilisation, et de les présenter à une société où ils tiennent une place si considérable par leur crédit et leur influence. Il y a là un service à rendre et des palmes à conquérir.

En attendant que cette œuvre désirable soit faite un jour, et que le public se trouve préparé à la recevoir, nous avons pensé qu'il serait bon de faire défiler sous ses yeux les plus grandes figures de la médecine, en composant une galerie de portraits dont la suite pourrait donner quelque idée des vicissitudes et des progrès de l'art, par une série chronologique d'esquisses plutôt biographiques que doctrinales, en descendant tout simplement le courant des siècles, de manière à montrer sans artifice comment s'est faite la tradition.

Dans cette partie concrète, et pour ainsi dire vivante, du présent volume, la grande difficulté consistait dans le choix des personnes à introduire. Ce n'est pas seulement avec le discernement et le goût qu'un pareil choix peut se faire ; l'esprit de justice est de rigueur. En nous résignant à laisser dehors beaucoup de noms, qui ont, pour ainsi, dire leurs petites entrées dans l'histoire, nous avons eu le dessein d'éviter l'encombrement et la confusion consécutive. Il est au ciel des astres brillants dont l'œil nu n'aperçoit point les satellites. C'est dans un musée, et non dans une exposition de peinture, que nous voulions introduire le public. Élaguer, émonder, n'est pas une des moindres difficultés de l'histoire. S'il est avantageux de tout savoir, ou du moins de connaître le plus possible, il n'est pas utile de tout dire.

Il fallait garder un juste tempérament entre l'exposé des doctrines et l'exposition des faits, en écartant l'appareil dogmatique et le vocabulaire technique, et en animant le tableau par la biographie, qui est la partie vivante de l'histoire. Les variations de la théorie ne sont pas à dédaigner, en tant qu'elles représentent la physionomie de l'art à des époques déterminées ; mais sous ces variations de surface, l'art poursuit le cours de son développement, comme un fleuve qui descend vers la mer à travers des paysages variés. L'évolution s'opère lentement, en dépit des révolutions et des crises, et l'observateur peut en suivre curieusement les progrès. C'est ce que nous avons essayé de faire dans la seconde partie, d'un caractère plus général, mais étroitement liée à la première. Après avoir montré les hommes de pensée et d'action à l'œuvre, marchant dans le chemin de l'histoire, il devenait plus facile de suivre le mouvement des idées, en passant de la tradition vivante à l'évolution silencieuse et lente.

La médecine est un art qui se perfectionne depuis bien des siècles. S'il n'a point encore une théorie vraie, pour parler comme un grand médecin qui pensa la découvrir, il y a déjà près de deux siècles, elle a fait bien des conquêtes et des acquisitions précieuses. Le sophiste moderne qui voulait la médecine sans le médecin, ignorait évidemment tout ce que les médecins ont fait pour le bien commun. Une revue rétrospective des bienfaits qu'on leur doit sera la meilleure réfutation de ce paradoxe.

Ce volume n'a point du tout la prétention d'être un manuel ou un guide ; il est aussi modeste de forme que d'allures, et l'économie pourrait en paraître trop simple à ceux qui mettent de l'art à diviser et subdiviser subtilement.

La première partie renferme la tradition vivante de l'art, représentée par une série de médecins illustres qui se donnent la main et forment la chaîne. Qu'on ne s'étonne pas de trouver en leur compagnie quelques hommes de renommée suspecte. L'histoire étant avant tout une œuvre de justice et de réparation, il est bon que les vivants apprennent des morts à bien faire et à marcher droit. C'est particulièrement des études biographiques et historiques qu'il importe de retirer une instruction morale. Les faux savants, les industriels et les charlatans, sont également justiciables de l'histoire ; il est juste qu'après avoir abusé les contemporains et trompé l'opinion publique, ils soient dépouillés sans pitié de la réputation qu'ils ont usurpée. A chacun ce qui lui revient.

La seconde partie sert de complément et de commentaire à la première. En suivant les maîtres de l'art à travers les âges, il semble tout naturel de noter au passage les institutions et les mœurs. Esquisser la physionomie des siècles, c'est recomposer le milieu dans lequel ont vécu les hommes qui méritent d'être connus. C'est ainsi qu'en descendant ou en remontant l'échelle des temps, on voit revivre les acteurs et la scène, les choses et les gens.

Il n'y a point d'autres divisions dans ce livre, dont l'objet principal est de résumer, sans abstractions ni théories, ce qu'il y a de plus concret et accessible dans l'histoire de la médecine. Les titres courants forment une table abrégée des matières; et la table des matières étant analytique, il suffira de la parcourir pour se faire une première idée de l'ensemble. Les divisions artificielles de la méthode didactique ne sont utiles que dans ces ouvrages dogmatiques où l'historien embrasse d'ensemble l'histoire des médecins, les annales de la médecine, et l'exposition historique des méthodes, des doctrines, des procédés curatifs, avec l'évolution des maladies à travers les âges.

Point de citations ni de références, notre but étant uniquement de piquer l'attention sans la fatiguer, d'éveiller la curiosité sans la distraire par des renvois inutiles à des notes encombrantes. Les esprits curieux n'ont pas besoin de ce vain appareil pour s'initier à la connaissance des sources. Le moyen infaillible de rebuter les commençants, c'est d'étaler au bas des pages une érudition intempestive et suspecte. D'ailleurs, l'érudition n'est qu'un instrument au service de la raison; et le vrai savoir se fait sentir sans se montrer avec ostentation. L'architecte, son œuvre achevée, découvre l'édifice qu'il a bâti, faisant disparaître les matériaux, les échafaudages et les machines qui ont servi à la construction.

Tout est difficulté dans l'histoire d'un art difficile entre tous ; et même en élaguant la mythologie et la fable, les traditions douteuses et les légendes suspectes, il faut beaucoup de temps pour acquérir des connaissances positives sur un sujet qui embrasse une période de vingt-cinq siècles. Dix années d'un travail assidu suffisent à peine pour s'initier aux notions fondamentales. Le double est nécessaire pour se préparer dignement à l'enseignement historique de la médecine. Un cours, dans l'espèce, un cours complet, et bien nourri, offre encore plus de difficultés qu'un ouvrage écrit, simple manuel ou œuvre magistrale. En revanche, quelques mois, quelques semaines, quelques jours même de lecture et de réflexion peuvent suffire à donner le goût de ces études patientes et sévères qui révèlent aux esprits curieux la connaissance du passé et l'expérience des siècles.

Nos vœux seraient remplis, si ce volume sans prétentions pouvait persuader à nos lecteurs que l'histoire de la médecine est une des branches les plus intéressantes de l'encyclopédie médicale ; ils seraient comblés, si ces pages, dictées à la fois par l'amour du sujet et par un sentiment patriotique, pouvaient contribuer tant soit peu à susciter de dignes successeurs aux rares médecins et chirurgiens qui se sont illustrés chez nous par des travaux historiques.

Paris, 1er octobre 1883.

# HISTOIRE DE LA MÉDECINE

## D'HIPPOCRATE A BROUSSAIS ET SES SUCCESSEURS

---

## PREMIÈRE PARTIE

### LA TRADITION ET SES REPRÉSENTANTS

---

Les Grecs étaient foncièrement superstitieux, à tel point que Plutarque, prêtre d'Apollon, dans sa petite ville de Chéronée, en Béotie, après un parallèle très curieux entre la superstition et l'athéisme, se prononce nettement pour ce dernier, au grand scandale de l'évêque Amyot, son traducteur. Cette honteuse maladie de la race grecque était dans toute sa force quand parut Hippocrate. Ce réformateur de l'art salutaire n'est point, comme le proclame une métaphore usée, le père de la médecine. La médecine existait avant Hippocrate, mais confinée dans les temples, aux mains des prêtres qui en trafiquaient, l'enveloppant de fables et de mystères. Le monopole sacerdotal paralysait ses progrès. Hippocrate eut la gloire de l'arracher du sanctuaire et de la produire au grand jour. C'est lui qui l'émancipa, la sécularisa, la fit indépendante et autonome, la dégagea des bandelettes de la superstition, lui ôta son caractère divin et sacré, lui enleva les purifications, les enchantements et les miracles, et la ramena tout simplement à l'observation des lois naturelles. Une légende, dont l'origine n'est pas douteuse, le représente comme un voleur et un incendiaire qui mettait le feu aux archives des temples, après s'être approprié les prescriptions et les recettes des prêtres-médecins.

Le symbole de foi de cet homme illustre n'était pas chargé de beaucoup d'articles, comme on peut le voir par le premier de ses aphorismes, qui est comme l'épigraphe de toute sa doctrine. : « La vie est brève, l'art est long, l'occasion fugitive, l'expérience incertaine, le jugement difficile. » On voit là beaucoup de modestie, avec une pointe d'amertume et de scepticisme, qui sont l'accompagnement ordinaire du vrai savoir.

Hippocrate ne se borna pas à recevoir des malades chez lui, ou à les visiter à domicile (ces visites constituaient la médecine *clinique*, dont il fut, dit-on, le fondateur) ; il quitta l'île de Cos, sa patrie, pour faire des excursions dans les îles voisines, en Thrace, en Thessalie, en Asie Mineure. C'est ainsi qu'il étendit le champ de ses observations, comparant les maladies, les saisons, les climats, les races, fondant sur des faits précis et sur des raisonnements solides la théorie des milieux, dans ce livre admirable *des Airs, des Eaux et des Lieux*, où se trouvent établis les principes d'une philosophie nouvelle de la nature et de l'homme. Cet ouvrage est fondamental.

Dans les écrits dont se compose la collection, ou mieux, la bibliothèque médicale que la tradition attribue à Hippocrate, la Nature, invoquée à toutes les pages, est une formule générale qui représente la réalité des choses, tous les phénomènes de la vie humaine et du monde extérieur. Il n'y a pas là d'abstraction creuse, mais une préoccupation visible de chercher le vrai dans le réel, de tirer des préceptes durables de l'observation réitérée. Nulle part l'homme n'y est isolé, séparé des circonstances extérieures, suivant l'expression hippocratique. Le microcosme et le

macrocosme, comme on disait en ce temps-là, sont indissolublement unis ; l'un est greffé sur l'autre, comme le
fœtus dans le sein de sa mère. Voilà le principe inébranlable et l'idée fondamentale du législateur. Etranger aux
pratiques superstitieuses ou grossières des empiriques, qui
faisaient de l'art de guérir un métier de jongleurs et de
charlatans, il poussa le respect de sa profession jusqu'à
une espèce de culte. C'est à son école que l'on doit encore
ce qui a été dit de mieux sur les devoirs du médecin. C'est
à elle aussi que revient l'honneur d'avoir déterminé les
droits de l'art et ses attributions, en circonscrivant très
nettement son domaine.

Les philosophes naturalistes, dont les spéculations im-
modérées embrassaient tout l'univers, prétendaient englo-
ber la médecine dans leurs théories prématurées, donnant
pour base à l'art naissant l'incertitude de leurs hypothèses.
Les médecins protestèrent avec énergie et non sans succès,
et la victoire qu'ils remportèrent sur les sectes philosophiques ne fut pas moins éclatante que celle qui les
affranchit des prêtres guérisseurs. C'est donc à bon droit
que Celse a glorifié Hippocrate d'avoir le premier éman-
cipé la médecine en la séparant de l'étude de la sagesse.
A la légende qui fait de Démocrite le maître d'Hippocrate,
une autre légende, très significative, répond, non sans
malice, que Démocrite ayant compromis sa raison par un
travail opiniâtre, ses compatriotes les Abdéritains man-
dèrent Hippocrate de Cos pour le traiter. Bordeu remarque
finement à ce propos que ce fut la médecine qui jugea sans
appel la philosophie, et que les philosophes auraient tort
de l'oublier.

Le mot est assez juste, mais les philosophes ne manquè-
rent aucune occasion de prendre leur revanche, et, à vrai

dire, l'histoire des variations de la médecine, qui a fourni
des armes aux sceptiques, n'est au fond que le mouvement
des opinions qui ont passé de la philosophie dans la médecine. En réalité, c'est la partie doctrinale seulement qui a
subi l'influence des sectes philosophiques ; mais sous ces
variations de surface, il y a eu permanence des principes
et des méthodes : ni l'hérésie, ni le schisme n'ont ébranlé
e dogme fondamental. L'observation, l'expérience, l'analogie, l'expérimentation, la comparaison des semblables
et des contraires, des ressemblances et des différences,
l'allopathie et l'homœopathie, ont tour à tour prévalu ;
mais, à toutes les époques, les médecins de toute nuance,
empiriques, sceptiques, rationalistes, éclectiques, ont reconnu l'impossibilité de faire des tours de force et des
miracles, et tous se sont conformés dans la pratique à cette
vérité dont Voltaire a donné la meilleure formule : « On
n'ajoute rien à la nature. »

C'est par là que s'explique l'apparente supériorité de la
chirurgie sur la médecine interne, outre que ses effets
sont plus évidents. La pratique chirurgicale d'Hippocrate
vaut incontestablement mieux que sa pratique médicale,
à ne considérer que les moyens et les résultats. Ce n'est
pas une raison pour admettre sans réserve le mot dur d'Asclépiade, que la médecine hippocratique n'était qu'une
méditation sur la mort. Les grands observateurs qui connaissaient au juste les ressources de la nature et de l'art ne
s'y sont pas laissés prendre, et le premier des praticiens
modernes, Thomas Sydenham, a constamment appliqué la
méthode expectante, préconisée par Stahl, le précurseur
des homœopathes. Cette méthode, très favorable à l'observation, hostile à l'expérimentation, consiste à laisser faire
la nature, à surveiller ses opérations, et à n'intervenir
directement qu'en cas d'absolue nécessité. De là cette thé-

rapeutique simple et prudente, empruntée principalement
au genre végétal, au régime, qui règle l'usage des aliments,
des boissons, des exercices, du travail, du sommeil et de la
veille, à la diététique en un mot ; de là aussi la prépondérance accordée aux moyens de l'hygiène.

Pour cette école fameuse, dont Hippocrate est le chef,
c'est la santé qui sert de point de départ et de but à la
médecine. Telle est au fond la doctrine naturiste.

La sagesse du principe et l'excellence de la méthode auraient conjuré les entreprises imprudentes de l'empirisme
brut et de l'expérimentation aventureuse, si la simplicité
de la doctrine et de la pratique d'Hippocrate avaient su
plaire à ses successeurs. Il faut le dire, malgré le préjugé
qui prévaut encore, soutenu par une fausse théorie du
progrès : la médecine grecque se gâta au contact de l'O-
rient, de même que l'art et les lettres.

Sans doute la ville d'Alexandrie, par sa situation admirable entre l'Asie et l'Afrique, le golfe Arabique et la
Méditerranée, était plus propre qu'aucune autre à devenir
la capitale du monde conquis par Alexandre. On ne saurait nier toutefois que, dans ce centre où affluaient tous les
peuples, la civilisation grecque n'ait beaucoup perdu de sa
force et de son originalité. Sur le sol de l'Égypte, l'arbre
transplanté prit fortement racine et poussa de vigoureux
rameaux, mais les fruits abondants qu'il porta furent moins
savoureux. Le goût du terroir se perdit. Dans ce grand
caravansérail ouvert à tout venant, la banalité, l'esprit mer-
cantile, l'amour du lucre, le charlatanisme envahirent tout
doucement la colonie grecque. Ni le Musée, ni la Bibliothèque, ni les collections somptueuses, ni les sociétés savantes,
ni la protection des rois ne purent raviver l'éclat de l'esprit
grec. A Pergame, pas plus qu'à Alexandrie, l'attirail scientifique le plus complet ne put suffire à ranimer la science.

Rien ne manquait au matériel ; mais l'esprit qui vivific n'était plus là. Tant il est vrai que le plus riche appareil technique ne sert le plus souvent qu'à mettre en relief l'insuffisance des savants. Les ouvrages faits de main d'ouvrier n'ont pas besoin d'un outillage compliqué.

Certes, la période alexandrine est riche en découvertes de tout genre ; mais, dans l'ordre des sciences organiques, on peut dire que les Alexandrins n'ont eu qu'à faire éclore les germes qu'Hippocrate et Aristote avaient déposés dans leurs écrits.

Aristote, fils du médecin Nicomaque, fut un observateur incomparable et un législateur universel. Instruit de tout ce qui s'était produit avant lui dans les sciences et dans les lettres, il dressa l'inventaire de toutes les acquisitions, rendit justice à ses prédécesseurs et à ses contemporains, porta l'ordre et la lumière dans l'encyclopédie des connaissances jusque-là très confuses, appliqua son génie, fortifié par de profondes méditations et par des recherches personnelles, à définir et à classer, et il arriva à former un corps de doctrine qui embrasse la physique, la logique, la métaphysique, la morale, l'histoire naturelle, l'anatomie générale et comparative, la physiologie humaine, la politique, la poétique, la rhétorique, en un mot tout ce qui est du ressort de l'esprit, hormis les mathématiques. Son disciple Alexandre conquit l'Orient, et lui conquit le monde des intelligences, sur lequel il régna durant dix-huit siècles.

Il n'y a point d'exemple dans les annales de l'esprit humain d'une souveraineté aussi longue, d'une domination aussi universelle, et l'on peut ajouter, aussi légitime. Ce Macédonien de la ville de Stagire, dans la Chalcidique, est peut-être le plus illustre représentant de notre

espèce. Son nom glorieux entre tous n'a jamais été obscurci; même durant l'interminable éclipse du moyen âge.

Ce maître des maîtres, les médecins le revendiquent à bon
droit, et parce qu'il avait appris de son père tout ce qu'un
médecin peut enseigner à son fils, et parce que ses écrits,
qui témoignent de connaissances médicales très solides
et très étendues, abondent en considérations et en recherches qui ont prodigieusement élargi la science de l'homme
physique et moral. Nous vivons encore d'Aristote en philosophie : c'est lui qui a donné la meilleure théorie du
mécanisme de la pensée et des passions ; c'est lui qui, par l'é-
tude comparative des plantes et des animaux, a eu le premier l'idée d'une série organique et de l'échelle des êtres
vivants ; c'est lui encore qui a deviné, pressenti, entrevu
les fonctions du cerveau et du cœur, et qui a préparé la
découverte tardive de la circulation du sang, en affirmant que
cet organe est le point de départ et l'aboutissant de tous les
systèmes de vaisseaux sanguins. C'est de lui qu'on peut dire
avec le poète comique, que rien de ce qui touche l'homme
n'est resté étranger à son insatiable curiosité. Platon admirait avec épouvante ce disciple, qu'il surnomma l'*Intelligence,* et dont la doctrine positive devait faire échec
pendant trois siècles et plus aux imaginations séduisantes
et dangereuses de son maître.

Ce n'est pas ici le lieu de recommencer le parallèle entre
Platon et Aristote. Ces deux hommes différaient absolument par les principes, par les méthodes, par la naturel
de leurs études et par les aptitudes et les tendances de
leur esprit. Aristote était né pour la science, il en avait
le goût et le génie ; tandis que les écrits de Platon, et en
particulier ceux qui touchent à la science, sont manifeste-
ment anti-scientifiques. Le *Timée,* par exemple, qui repré-

sente une sorte d'encyclopédie, est plus digne d'un Chinois ou d'un Indou que d'un Grec contemporain de Socrate. Il est vrai que ce bonhomme si malin et si fin, avec ce sens droit et pratique qui sut résister aux hallucinations, et avec cette fermeté qui lui fit braver simplement une mort injuste, avait arraché la philosophie aux philosophes naturalistes, à la suite desquels vinrent les sophistes ; il la réduisit à la morale et à la dialectique, c'est-à-dire à l'art de se conduire bien et de raisonner juste. Ce sage, uniquement préoccupé de la cité et des devoirs du citoyen, ne s'inquiéta point de la nature et des lois naturelles, dont la connaissance lui semblait chose peu nécessaire.

De là l'infériorité de tous les systèmes issus de l'école socratique. Ils eurent tous une cosmogonie et une physiologie fantastiques ; et faute du contrepoids salutaire des connaissances positives, ils s'égarèrent, même sur le terrain de la morale, abusant du raisonnement jusqu'à compromettre et déshonorer la raison. C'est ainsi que, par leurs disputes subtiles et leurs arguments captieux, ils préparèrent l'avènement d'un idéal qui emporta l'homme dans les espaces, et le jeta pour bien des siècles hors de la réalité, disons mieux, hors de la nature et de l'humanité.

Telles furent les conséquences de l'interprétation étroite du fameux précepte : « Connais-toi toi-même, » qu'un poète stoïcien devait traduire ainsi : « Ne cherche point hors de toi, » maxime égoïste et mesquine, plus digne d'un moine que d'un sage. Comment le monde n'eût-il pas dévié, reniant ainsi la nature et la loi naturelle ? Pascal ne savait pas si bien dire contre sa propre thèse, quand il s'écriait avec son éloquence abrupte : « L'homme n'est ni ange ni bête, et le malheur veut que qui veut faire l'ange fait la bête. » Un médecin espagnol du XVIᵉ siècle, que les préjugés ne gênaient guère, a dit encore plus énergique-

ment : « Ces bonnes âmes que le vulgaire appelle anges
du ciel, ne sont que des ânes sur la terre. »

Voir les choses telles qu'elles sont, et constater les
rapports qui constituent des lois et des principes, voilà en
peu de mots toute la philosophie.

Cette philosophie positive et réelle germa et se développa
sur le sol fécond de la Grèce ; et l'on a vu avec quels succès
les premiers investigateurs du monde organique, et au
premier rang Hippocrate et Aristote, s'illustrèrent par
la culture de cette plante merveilleuse. On a vu aussi
que le contraire de la philosophie, ce qui en est la négation, avec la sophistique et la rhétorique, poussa aussi
dans ce champ fertile, comme l'ivraie et la folle avoine,
parmi le bon grain.

C'est dans ces circonstances que s'ouvrit l'école encyclopédique d'Alexandrie. Tant qu'elle resta dans la tradition
scientifique des maîtres, sa prospérité fut éclatante. En
mathématiques, en physique, en mécanique, en astronomie,
en cosmographie, de même qu'en grammaire et en philo-
logie, elle produisit des inventeurs, des savants et des
critiques tout à fait supérieurs, et même des écrivains et
des poètes très distingués.

En médecine, deux noms sont glorieux entre tous,
Hérophile et Erasistrate. Le premier, natif de Chalcédoine,
en Bithynie, était disciple de Praxagoras de Cos, et de l'é-
cole d'Hippocrate. Il fut, croit-on, le premier Grec qui
disséqua des cadavres humains, le fondateur de l'anatomie descriptive, laquelle conserve encore aujourd'hui
les dénominations pittoresques qu'il donna à certaines
parties du cerveau. Sa curiosité se porta de préférence
sur le grand appareil des centres nerveux et de leurs
ramifications, et sur le système des vaisseaux qui charrient

le sang. De là sa prédilection pour une théorie qui plaçait dans les humeurs la cause prochaine des maladies, et toute une doctrine du pouls et des pulsations artérielles, dont il étudia subtilement les variétés, comme symptômes des divers états pathologiques. C'est ainsi qu'il usait de ses connaissances anatomiques pour déterminer la nature et prévoir le cours des maladies ; l'observation prenait dès lors un caractère plus scientifique.

Hérophile empruntait tous ses remèdes aux plantes qu'il croyait douées de vertus spéciales. Il connut, paraît-il, le réseau merveilleux qui reçoit le suc des aliments pour le verser par le canal thoracique dans le torrent de la circulation. S'il est vrai, comme il y a grande apparence, qu'il eut connaissance de ces vaisseaux délicats qui absorbent le chyle et le transportent dans le sang, il n'est point douteux qu'il pratiqua la vivisection ou l'anatomie des animaux vivants. Une tradition qu'il est plus facile de contester que de réfuter, car elle repose sur le témoignage de Celse, auteur grave, bien informé et très judicieux, accuse Hérophile d'avoir ouvert des criminels que lui livraient les rois d'Egypte, pour surprendre dans leurs entrailles les secrets de la vie. Curiosité sacrilège, crime irrémissible, dont on ne saurait absoudre un médecin qui a pour mission de guérir et de conserver. Erasistrate en fit autant, d'après la même autorité ; et cette complicité presque certaine est un lien de plus entre ces deux hommes dont les noms sont inséparables dans l'histoire de l'art médical.

Erasistrate naquit à Céos, dans la ville d'Iulis, patrie fortunée des grands poètes lyriques Simonide et Bacchylide, et du philosophe péripatéticien Ariston. Il était proche parent d'Aristote (son neveu d'après Pline), disciple de

Chrysippe ou de Métrodore, célèbres médecins de l'école de Cnide, rivale de celle de Côs. On sait avec quelle sagacité il découvrit la cause de la maladie de langueur qui consumait le prince Antiochus, fils de Séleucus, roi de Syrie. Cette cure mémorable prit bientôt les proportions de la légende, et la réputation d'Erasistrate comme praticien fut sans égale. Sur le retour de l'âge, il renonça à la pratique pour la théorie, et se livra aux recherches anatomiques ; il observa les vaisseaux lactés du chyle sur des chèvres sacrifiées peu de temps après avoir mangé. Il connaissait bien la topographie des centres nerveux, l'origine et la distribution des nerfs. Il fit une étude approfondie du cœur, découvrit les valvules qui existent aux orifices de ce viscère, il en devina les fonctions et les désigna par les termes descriptifs qui sont encore en usage.

Peut-être eût-il découvert le mécanisme des mouvements du cœur et de la grande circulation, s'il n'eût cru que les veines seules contenaient du sang, et que les artères, suivant le sens littéral de cette dénomination, ne renfermaient que de l'air. Cet *esprit*, comme il l'appelait, aspiré par les poumons, passait dans le cœur, où les artères le puisaient dans le ventricule gauche pour le distribuer par tout le corps. Égaré par cette fausse vue, mettant en antagonisme le sang et l'esprit qui le renouvelle et le vivifie, Erasistrate, imbu de ce principe d'Aristote, que la nature ne fait rien en vain, considéra les deux réceptacles du cœur, organe doublé, comme étant destinés à recevoir deux choses différentes : d'un côté le sang, de l'autre l'air ; au lieu de distinguer le sang artériel d'avec le sang veineux, et d'arriver à connaître la circulation générale par la petite. Il savait pourtant que de toute artère ouverte le sang jaillit vivement ; mais à cette objection expérimentale contre sa théorie, il répondait

simplement que l'air, chassé par l'ouverture de l'artère,
était aussitôt remplacé par le sang des veines voisines;
ce qui laisse présumer qu'il n'ignorait pas l'anastomose
ou communication des radicules artérielles et veineuses,
mais qu'il ne sut pas conclure de l'anatomie à la physiologie, d'après la dissection des artères et des veines. On
peut s'en étonner d'autant plus, qu'au rebours d'Hérophile, qui attribuait les maladies à l'altération des humeurs, Erasistrate n'admettait que l'altération des parties
solides. Aussi proscrivait-il absolument les évacuations de
toute espèce, les purgatifs et la saignée, tout en reconnaissant la pléthore comme cause de plusieurs maladies.
Comme Hérophile, il détestait l'abus et la multiplicité des
remèdes, donnant la préférence aux médicaments les plus
simples, employant de préférence la diète rigoureuse, le
régime, l'exercice, les lotions, les frictions et les bains,
en un mot, tous les moyens de l'hygiène.

Tels furent les deux grands luminaires de l'école
alexandrine. Leur influence se perpétua durant des
siècles. Strabon d'Amasée, le profond géographe, qui florissait sous l'empereur Auguste, raconte qu'un collège
renommé de médecins hérophiléens existait en Phrygie,
non loin de Laodicée, et qu'une génération avant la
sienne, la ville de Smyrne possédait encore une école
médicale professant les doctrines d'Érasistrate.

Les esprits du commun ne pouvaient suivre la haute
volée de ces hommes de génie. Le vulgaire des praticiens
eut peur de ces théories subtiles et transcendantes. L'art
de guérir, jusqu'alors indivis, se partagea en trois branches:
la diététique, la pharmaceutique et la chirurgie. A la première se rattachent les médecins philosophes, investigateurs des causes, partisans de l'observation scientifique et

de l'expérience raisonnée ; à la seconde, les empiriques ou
guérisseurs, ennemis du raisonnement ou de la théorie;
dont le chef fut Sérapion, suivi par Apollonius, Glaucias
et Héraclide de Tarente, et tous ceux qui, avec eux, rédui-
saient l'art médical à la pratique.

Cette division des médecins en théoriciens et en praticiens ne nuisit point aux progrès de la chirurgie, qui
s'agrandit et s'émancipa, sans dévier dans son essor de la
tradition hippocratique. Les chefs de l'école chirurgicale
d'Alexandrie furent, suivant l'ordre chronologique, Phi-
loxène, Gorgias, Sostrate, Hiéron, les deux Apollonius,
Ammonius, et d'autres habiles praticiens qui firent pro-
gresser l'art par des innovations heureuses.

Les connaissances anatomiques, qui manquaient aux
écoles de Cos et de Cnide, donnèrent aux chirurgiens
alexandrins plus d'assurance et de hardiesse. S'ils n'ajoutèrent rien de très important au traitement des luxations
et des fractures, des plaies et des lésions des membres,
en un mot, à ce qu'on pourrait appeler la chirurgie externe;
ils osèrent, en revanche, pénétrer dans les cavités où
sont logés les viscères, portant le fer et le feu, introdui-
sant les remèdes jusqu'aux parties cachées et profondes de
l'organisme. Dans les obstructions intestinales, ils ouvraient le ventre, mettaient à nu l'intestin, le débarras-
saient des matières qui l'obstruaient, le remettaient en place
et fermaient la plaie par des points de suture. Ils traitaient
de même les abcès profonds, les lésions du foie et de la
rate, et ne craignaient pas d'atteindre les reins par l'ouverture de la région lombaire. Opérations graves, qui
supposent une connaissance non médiocre de l'anatomie
des régions et des rapports des organes entre eux. Ils
osaient, avec la même sûreté de main, ouvrir la poitrine
pour évacuer les liquides amassés dans les plèvres à la

suite des plaies pénétrantes ou des affections chroniques, et ils usaient du trépan pour prévenir ou empêcher la compression du cerveau par des épanchements provoqués par des coups ou des chûtes sur la tête. Ils maniaient la sonde avec une rare habileté, et ouvraient la vessie pour l'extraction des calculs. Du temps d'Hippocrate, l'opération de la taille était abandonnée par les médecins à des spécialistes qui faisaient profession de tailler les calculeux, comme le témoigne un passage célèbre du *Serment*, qui est une des pièces les plus anciennes de la collection des écrits hippocratiques.

Non seulement les chirurgiens d'Alexandrie revendiquèrent cette opération difficile et d'une extrême gravité; mais ils la perfectionnèrent au point qu'Ammonius, célèbre opérateur, imagina de rompre la pierre dans la vessie à l'aide d'instruments de son invention, quand elle était trop volumineuse pour être retirée par la plaie, sans occasionner des douleurs intolérables et de graves désordres. Il reçut le surnom de *lithotomiste* (casseur de pierres), à cause de cette manœuvre chirurgicale, qui a été perfectionnée de nos jours par Civiale, lequel avouait qu'il devait à la pratique d'Ammonius la première idée de la lithotritie, opération admirable par laquelle le calcul est broyé et réduit en poudre dans la vessie par les voies naturelles.

Ces acquisitions précieuses de la chirurgie alexandrine furent encore accrues et perfectionnées par les chirurgiens qui exercèrent leur art à Rome, parmi lesquels Celse cite avec éloges Tryphon, Evelpiste et Mégès, le plus ingénieux et le plus savant de tous. Tous ces noms sont grecs. Rien d'étonnant. La Grèce vaincue, selon le mot du poète, fit littéralement la conquête pacifique du pays latin par les sciences, les lettres et les arts. Quand les Romains eurent conquis ce qu'ils purent des trois parties de l'ancien monde, ils se mirent à l'école des Grecs et apprirent d'eux tout ce qu'ils ignoraient. Or ils ne savaient auparavant que la guerre, l'agriculture et la législation.

Rome fut envahie par les Grecs, quelques-uns libres, la plupart affranchis, mercenaires ou esclaves. Les Romains méprisaient beaucoup ces industriels qui faisaient tous les métiers pour de l'argent, mais ils ne pouvaient se passer de leurs services.

Ce fut seulement deux cents ans avant notre ère, que la médecine grecque s'introduisit à Rome avec Archagatus du Péloponèse, fils de Lysanias, L. Æmilius et L. Julius étant consuls, l'an 635 de la fondation de la ville. Accueilli d'abord comme un sauveur, il reçut le droit quiritaire, eut un dispensaire payé par le trésor public au carrefour Acilien, fut surnommé Vulnéraire, à cause du traitement des plaies ; mais sa popularité ne dura guère. Opérateur intrépide, il usait sans discrétion du fer et du feu ; ses procédés furent trouvés cruels, et le peuple romain, le traitant de bourreau, prit en dégoût l'art et tous les médecins. Tel est du moins le récit de Pline, qui cite à l'appui de son dire la lettre ridiculement étrange du vieux Caton à son fils, témoignage irrécusable de l'ignorance, de l'étroitesse d'esprit et de l'intolérance orgueilleuse et jalouse des Romains de la vieille roche. D'après Caton, les Grecs se proposaient d'exterminer les barbares par la médecine. « Leurs médecins, dit-il, ne se font payer que pour mieux gagner la confiance et atteindre plus facilement leurs fins. » Bref, il entend que son fils n'ait jamais recours à eux.

Tout en faisant la part du préjugé, tout en reconnaissant qu'il n'y a rien de plus comique que cette interdiction

singulière d'un père à son fils, il faut bien reconnaître
aussi que cet ennemi déclaré des produits de la civilisation,
grecque ne manquait pas de clairvoyance. Les symptômes
de décadence qui se manifestaient dès les premiers temps
de la période alexandrine, s'étaient aggravés ; et le mal ne
fit qu'empirer, lorsque la capitale du monde romain eut
remplacé Alexandrie. Comme l'instruction que les Grecs
vendaient aux Romains, la médecine, exercée sans contrôle,
devint une industrie très lucrative. Le luxe insolent des
conquérants enrichis servit à merveille les industriels. Il
y eut bientôt des maladies, des remèdes et des médecins
à la mode, sans parler de la corruption des mœurs et des
vices de toute espèce, qui sont les plus redoutables
ennemis de la santé publique.

L'art de guérir était aux mains des Grecs, et l'on s'arrachait ceux qui en faisaient profession. Les empiriques et
les charlatans vendaient leurs drogues et leurs secrets
avec une rare impudence et un très grand succès. Il y
avait des artistes pour tous les besoins et pour tous les
goûts : médecins herniaires, bandagistes, oculistes, bal-
néaires, étuvistes, iatraliptes, et bien d'autres variétés
dont l'énumération serait longue. La prospérité de ces
malfaiteurs était en raison de la sottise et de la crédulité
qui règnent en permanence sur la population mêlée des
grandes villes. La plèbe ignare admirait d'autant plus
qu'elle ne comprenait pas ces vendeurs d'onguents et de
panacées. Ce fut le beau temps de l'empirisme, qui multi-
pliait à l'infini les compositions médicinales, au profit des
pharmacopoles et au préjudice des malades, que l'on
droguait sans pitié, en laissant de côté les moyens plus
simples et plus sûrs de l'hygiène.

La pratique rationnelle était dédaignée, parce qu'elle
exigeait un grand fonds de connaissances et de patientes

études ; et comme la masse ne recherchait pas les lumières, bientôt la plupart des médecins furent à la hauteur de leur clientèle. Les sottises de la magie, soutenues par cet incorrigible amour du merveilleux qui domine souverainement tous les esprits, éclairés ou incultes, portèrent bientôt le charlatanisme à son comble.

C'est au milieu de ce monde de dupes et d'imposteurs qu'apparut tout à coup le plus illustre de tous les réformateurs de la médecine, Asclépiade, de Pruse, en Bithynie. Quoique tous ses écrits aient péri, ses détracteurs et ses admirateurs l'ont fait connaître assez pour qu'on puisse l'apprécier. Aux dons de la nature, cet homme rare ajouta une culture supérieure, une éloquence entraînante, un amour extraordinaire pour la vérité, un désintéressement peu commun, qui lui fit préférer les pauvres de Rome aux présents que lui offrit Mithridate pour l'attirer à sa cour, et cette philanthrophie dont il s'inspira en recommandant au médecin comme un devoir de traiter les malades en conscience, par les moyens les plus expéditifs et les plus doux. Il n'entendait pas, et avec raison, que l'art de guérir fût un abrégé de tous les supplices, ni que le médecin fût un tortionnaire ou un bourreau. Il se préoccupa du sort des malades avec la sollicitude de l'instituteur qui cherche les meilleures méthodes pédagogiques pour épargner aux enfants les ennuis et les larmes. Il commença par bannir les drogues nuisibles et inutiles, les pratiques suspectes et charlatanesques, l'empirisme vulgaire et routinier. A la diète rigoureuse, au supplice de la soif, à l'immobilité dans les ténèbres, il substitua les boissons, les aliments, l'air et la lumière, les bains, les frictions, l'usage modéré du vin, la promenade en litière, en chaise ou en bateau, nommée gestation, bref, toutes les ressources de l'hygiène et du régime, persuadé que lorsque la vie est compromise, c'est aux excitants de la vie qu'il faut recourir pour ramener à l'état normal les organes et les fonctions vitales. Son plus grand souci était de soutenir, de ranimer les forces de l'économie qui sont indispensables au malade pour surmonter le mal et pour se remettre pendant la convalescence. Il ne les épuisait pas en prodiguant les purgatifs, les vomitifs, les saignées; il ne les condamnait pas à l'inanition, qui est une cause fréquente de mort ou de débilité incurable dans les longues maladies. Il veillait avec un soin particulier à maintenir la peau propre et souple, de manière à favoriser les sueurs, la transpiration et cette perspiration dite insensible, dont la régularité est la principale condition de la santé et du bien-être corporel. Ce n'est pas dans les humeurs qu'il plaçait la cause essentielle et prochaine des désordres organiques, mais dans les parties solides, dans la trame et le tissu des organes, qu'il considérait comme poreux, et don les pores toujours ouverts devaient laisser libre passage aux molécules qui les traversent sans cesse pour accomplir le travail de composition et de décomposition qui ne peut être entravé ou suspendu sans dommage. Il fut le premier des médecins qui s'inquiéta des infiniment petits, des molécules et des atomes, du mouvement incessant des matières organiques ; et l'on s'étonne que Lucrèce, dont le poème de la *Nature* résume la philosophie épicurienne, n'ait rien dit du grand réformateur qui appliqua si heureusement à la médecine cette doctrine philosophique.

Comme il avait simplifié la pratique, en employant de préférence les moyens de l'hygiène, Asclépiade épura la théorie médicale. Aux subtilités des Alexandrins, aux abstractions nuageuses des philosophes, à la métaphysique pythagoricienne des nombres qui avaient abusé le grand Hippocrate, il substitua des préceptes clairs, sensés, une théorie simple, une pratique fondée sur la physiologie, et le mépris absolu de ces entités d'école qui sont des fétiches pour les dévots dogmatiques. Il osa dire le premier, contre la tradition généralement reçue, que la nature, proclamée bienfaisante et infaillible, est aussi malfaisante et sujette à faillir. En autres termes, ce révolutionnaire chassait hors du domaine médical cette providence organique qui était en honneur depuis Hippocrate et Aristote.

Jamais homme ne fut moins dupe des mots creux et des formules savantes. Il eut au suprême degré le sentiment de la vie organique, ce sens vital qui fait essentiellement le médecin ; il saisit avec un tact très fin les caractères permanents qui rapprochent les maladies les plus différentes en apparence ; et par l'analogie résultant de la comparaison, il établit ce traitement méthodique, qui s'adressait moins au mal local qu'à l'état général de l'économie souffrante. Aussi combattait-il avec les armes le plus sûres et les moins dangereuses, savoir les ressources de l'hygiène; et dans les affections chroniques, il cherchait avant tout à reconstituer, à refaire, à renouveler l'organisme du malade par le régime, c'est-à-dire par l'usage bien réglé des aliments, des boissons, des exercices, du sommeil, et par une thérapeutique empruntée en majeure partie à l'art de conserver la santé.

Telle est, dans ses grandes lignes, la doctrine médicale dont Asclépiade transmit l'héritage à son disciple Thémison de Laodicée, qui acheva de la constituer sous la dénomination de *méthode*. C'est à bon droit que les médecins de cette grande école furent appelés méthodistes. Pour se guider dans le labyrinthe obscur de la pathologie, ils avaient

la lumière et le fil conducteur qui manquaient aux sectateurs de l'empirisme et de l'esprit de système. Quand on
lit ce que Celse, Galien et les compilateurs nous ont conservé de l'école méthodiste, on regrette vivement que l'ensemble de la doctrine ne nous ait été transmis par un écrivain moins barbare que Cælius Aurelianus, dont le mauvais
latin n'empêche point d'admirer tout ce qu'il y a de profond et de solide dans son informe et précieux *Traité des
maladies aiguës et chroniques*, compilé d'après les médecins méthodistes les plus autorisés, Asclépiade, Thémison, Thessalus de Tralles, Soranus d'Ephèse. Nous avons
de ce dernier un livre mutilé qui est ce que l'antiquité nous
a laissé de mieux sur les maladies des femmes, sur les
nourrissons, les nourrices, l'hygiène et l'éducation de la première enfance. C'est de là que Moschion a tiré son manuel.

Au résumé, la doctrine médicale d'Asclépiade et de ses
successeurs ne le cède ni en solidité ni en éclat à celle des
écoles de Cos, de Cnide et d'Alexandrie ; elle a de plus un
caractère positif, des allures et des tendances qui la rapprochent beaucoup de la médecine moderne. Le chef de
l'école méthodiste eut le courage de faire une révolution,
et la gloire d'opérer une réforme. Son nom n'est pas moins
grand que celui d'Hippocrate.

Si cette réforme mémorable, dont Rome fut le centre,
ne porta pas tous les fruits qu'on devait en attendre,
c'est que les industriels et les charlatans qui vivaient de
l'art de guérir, fourmillaient à Rome et dans toutes les
villes grandes et petites. Les médicastres, ennemis jurés
de la science, firent la fortune de l'empirisme. Au lieu
d'observer et de penser, cette tourbe avide et peu scrupu-
leuse de guérisseurs sans titre trouva plus simple et plus
commode d'emprunter des prescriptions et des recettes

aux grands répertoires de matière médicale de Zénon, d'Andréas et d'Apollonius Mys. Ils arrivaient au lit des malades la mémoire bien garnie, et les mains pleines de ces remèdes compliqués, dont les collections de Celse et de Scribonius Largus, les fatras de Pline et de Dioscoride peuvent à peine donner quelque idée.

Amas de remèdes, mauvaise thérapeutique. L'expérience a prouvé que le nombre des médicaments efficaces est très restreint ; et, à l'heure qu'il est, les spécifiques d'une vertu incontestable ne dépassent pas la demi-douzaine. Il y a peu, très peu de moyens de guérir dans la pharmacie, et même dans la pharmacie renouvelée par la chimie ; et cette pénurie permet de penser que la médecine n'a point de meilleur auxiliaire que l'hygiène. L'art de guérir sera fondé sur des bases inébranlables, le jour où les fabricants et les marchands de drogues ne trouveront plus d'emploi. Pour hâter cet avenir si désirable, il suffirait de faire entrer dans l'instruction à tous les degrés ces notions de physiologie; d'hygiène et de morale qui ne sont pas moins indispensables à l'homme, que les éléments de l'éducation civique, au citoyen. En fait, c'est l'ignorance générale des vérités qu'il importe le plus de connaître pour conduire le corps et la conscience dans la droite voie, qui favorise et encourage les entreprises des charlatans. Ni la santé, ni les mœurs ne peuvent se passer de lumières. Il faut donc les répandre, sinon les décréter, comme étant d'utilité publique.

Les Romains de la décadence eurent aussi une médecine inférieure, en rapport avec les nouvelles institutions. Si l'empire fut un régime approprié au monde conquis, plus affamé d'ordre que de liberté ; en revanche, il ne contribua guère à la régénération des esprits. L'art de guérir, qui

avait reçu un nouvel éclat de la réforme introduite par
Asclépiade, dans les derniers temps de la république
s'avilit et se ravala sous l'influence funeste des médecins
de la cour impériale. L'institution des archiatres, sorte de
médecins inspecteurs, chargés de surveiller l'exercice de
l'art, ne put empêcher la dégénération de l'art. La profession médicale, sauf des exceptions honorables, devint un
métier lucratif. On citait des praticiens riches de plusieurs
millions de sesterces. Des archiatres du palais, dont Pline
rapporte les noms, recevaient annuellement des princes
plus de cinquante, plus de cent mille francs de gages.
Q. Stertinius retirait de sa profession une somme d'environ
deux cent cinquante mille francs par an. Son frère recevait un salaire énorme de l'empereur Claude. L'un et
l'autre prodiguèrent leur fortune à bâtir, à Naples, des
édifices publics, et malgré cette manie ruineuse, ils lais-
sèrent à leurs héritiers trente millions de sesterces, soit
six millions trois cent mille francs. Crinas de Marseille
légua aux siens dix millions de sesterces (2,100,000 fr.),
après avoir dépensé pareille somme à réparer les murs
de sa ville natale.

Ces fortunes scandaleuses n'étaient rien auprès des
scandales dont quelques médecins de cour furent les
héros. On connaît les relations adultères d'Eudémus
avec Livie, femme de Drusus César, de Vectius Valens
avec Messaline. Le médecin Xénophon, cloué au pilori par
Tacite, acheva, par une manœuvre habile, l'empoisonne-
ment de Claude, dont Agrippine fit un dieu, suivant la
cynique plaisanterie de Néron, pour hâter l'avènement
de ce dernier à l'empire. Antonius Musa, fait chevalier
par Auguste, guérit cet empereur par l'usage de l'eau
froide à l'extérieur et à l'intérieur ; et par le même moyen,
il tua Marcellus, selon Dion, si toutefois ce jeune prince ne

périt pas par le poison. Euphorbe, frère de Musa, était au
service du roi Jubá, habile dans la connaissance des
simples, et qui donna le nom de son médecin à une
plante vireuse qu'il découvrit en herborisant sur le mont
Atlas, et dont il estimait la vertu contre le venin des serpents. Ces deux frères, qui s'enrichirent auprès des princes,
imaginèrent les affusions et les douches froides à la suite
des bains chauds, sous prétexte de resserrer les pores.
Ils ménagèrent ainsi la transition aux pratiques de Char-
mis de Marseille, lequel proscrivit les bains chauds, et
introduisit l'usage de se baigner à l'eau froide par tous
les temps. Bientôt la mode s'en mêla, et l'on vit dans les
piscines des vieillards consulaires se geler par ostentation.

Comme on le voit, l'hydrothérapie, qui a fait une révolution dans la thérapeutique moderne, est antérieure à
notre ère, puisqu'elle eut pour parrains Euphorbe et
Musa, qui outrepassèrent dans l'application les préceptes
d'Asclépiade. Il y a grande apparence que cette pratique
est d'origine barbare; elle fut probablement empruntée
aux Gaulois, ou plutôt aux Germains et aux Bretons.

L'empereur Tibère goûtait peu les médecins : il prétendait que tout homme âgé de trente ans devait se passer
de leur ministère. Il est vrai que ce monstre était bâti
comme un athlète, et que les désordres de sa vie et ses
écarts de régime ne l'empêchèrent pas de vivre près de
quatre-vingts ans. Peut-être pensait-il que les pires flatteurs et les plus dangereux étaient ces serviteurs à gages,
chargés de veiller à la santé des princes, et transformés
par la politique impériale en instruments de règne, selon
le mot énergique de l'historien. En effet, leur complaisance
alla parfois jusqu'à l'oubli de toute dignité personnelle et
des premiers devoirs de la profession. Quand un person-

nage condamné à mort par la volonté du prince tardait à s'ouvrir les veines, le médecin du palais allait lui offrir ses services pour cette opération finale.

Ces hommes, à qui était commise la santé d'un dieu mortel, se croyaient tenus de faire des miracles. Andromaque de Crète, dit l'Ancien, qui eut le premier le titre d'archiatre, dédia à son maître Néron un poème grec, en vers élégiaques, sur une composition médicinale de son invention, la thériaque, sorte de panacée contre toutes les maladies. Cet amas monstrueux de drogues de toute espèce faisait l'admiration de Bordeu, qui l'a proclamé le chef-d'œuvre et le triomphe de l'empirisme. Adoptée par les Arabes, qui la perfectionnèrent en multipliant les ingrédients, elle a régné sur le moyen âge, elle a traversé les siècles, elle n'a pas encore disparu de nos pharmacopées ; et l'historien de la médecine, obligé d'enregistrer tant de sottises, doit se résigner à reconnaître avec humilité que les plus belles théories ne valent pas, pour ce qui est de l'importance et de la durée, les inventions absurdes d'un empirique. Au vulgaire, composé de dupes, il faut absolument des charlatans. Le public veut être dupé.

Le diascordium est aussi une composition bizarre, et non moins que la thériaque, un défi porté au bon sens, à l'analyse et à la science. Ce n'est pas sans raison que Celse a déclaré la médecine un art conjectural, où l'expérience même est souvent en défaut. Aussi ne faut-il pas songer à une évolution régulière de cette partie de l'art qui a pour objet le traitement des maladies. Cette évolution est à peine admissible pour les maladies mêmes qui germent, naissent, croissent, se développent, se transforment à travers les siècles ; encore est-il très pénible d'en suivre l'histoire et d'en fixer la chronologie. Toutefois la pathologie historique, malgré de nombreuses lacunes, représente une suite et un système; dans son ensemble, l'observateur patient peut entrevoir l'unité et des rapports de filiation, de parenté, d'où l'induction et l'analogie peuvent, à la rigueur, tirer des vérités générales, c'est-à-dire des lois ou des principes.

Il n'en est pas de même des doctrines, qui ont tant varié dans la succession des âges, et des ressources de l'art, dont l'efficacité incertaine a dû subir les influences de l'opinion mobile, du faux savoir, de l'erreur systématique, du préjugé doctrinal, de la mode capricieuse. Le plus terrible ennemi de l'homme, c'est cet égoïsme incorrigible et féroce qui l'aveugle et l'égare sur ses propres intérêts. Jamais il n'est plus faible que lorsqu'il se laisse dominer par la préoccupation de son salut ou de sa santé, ni plus disposé à devenir la dupe des exploiteurs de la sottise humaine

> « Il en coûte à qui vous réclame,
> Médecins du corps et de l'âme, »

a dit avec raison le plus philosophe de nos poètes. Ni la pauvreté seule n'a fait les arts utiles, ni la curiosité seule, la science théorique. Entre le besoin réel, né de la nécessité et de l'instinct, et la recherche du vrai, née de la raison, se placent les passions, qui interviennent dans tout ce qui est humain. Il faut donc compter avec ce facteur indispensable dans l'histoire de l'art de guérir, qui est aussi, pour ne rien dissimuler, l'art de tuer selon les règles. On a prétendu même que le mot grec qui signifie guérir, et qui a donné les dérivés, médecin et médecine, remonte à une racine dont le sens est poison ou venin.

Il est de fait que les premiers médecins ne savaient

guère qu'extraire les flèches et les traits, panser les
plaies avec des simples pour arrêter le sang et calmer la
douleur, et administrer des boissons fortifiantes, sudori-
fiques ou purgatives, pour aider le patient à expulser le
toxique. Comme les sauvages de nos jours, les barbares
de l'époque héroïque, qui passaient de l'état sauvage à la
civilisation guerrière, comme les sauvages, ces barbares
empoisonnaient leurs armes offensives. La science des
poisons et des venins fut très cultivée dans l'antiquité, à
tel point que nombre de faits relatés par les historiens et
les biographes ont soulevé le doute ou l'incrédulité. Il en
est cependant qu'on ne saurait contester, entre autres la
mort d'Annibal et celle de Démosthène, produites par une
drogue délétère, cachée dans le chaton d'une bague ou
dans le tuyau d'un stylet à écrire. Bien plus que le fer,
les tyrans redoutaient le poison qui tue sans bruit, sans
effusion de sang, et le plus souvent sans laisser de traces.
On sait quelles précautions prenait Denys de Syracuse
pour échapper à ses atteintes.

Plus tard, la science des poisons, enrichie et perfectionnée, fit naître la science des contrepoisons ou antidotes, dont les progrès furent très rapides. Elle eut des
rois pour parrains, et des poètes pour interprètes. Eu-
dème composa son poème sur l'antidote d'Antiochus Phi-
lométor, pour ainsi dire, sous la dictée de ce prince.
Attale, dernier roi de Pergame, dont les jardins renfermaient une collection de plantes vénéneuses, inspira les
deux poèmes didactiques de Nicandre de Colophon, les
*Thériaques*, ou remèdes contre la morsure des bêtes
venimeuses, et les *Alexipharmaques*, contre les poisons qui se rencontrent dans les aliments et les boissons.
Mithridate, roi de Pont et le plus implacable ennemi des
Romains, après Annibal, se prémunit contre es accidents

du venin et du poison par un antidote de son invention, qui renfermait cinquante-quatre ingrédients. L'histoire raconte qu'après sa défaite, ne voulant pas tomber aux mains de ses ennemis, il prit du poison avec ses filles. Celles-ci moururent empoisonnées, mais Mithridate, réfractaire au poison, dut recourir au fer pour se tuer. Il démontra le premier, par expérience, la doctrine de la prophylaxie ou préservation, telle à peu près que l'ont entendue les partisans de l'inoculation et de la vaccine.

Il ne faudrait pas rire de cet exemple, que les sceptiques relèguent parmi les merveilles de la légende. On a vu des mangeurs d'opium, des buveurs de laudanum, prendre impunément jusqu'à cent grammes de ce narcotique, que l'on administre ordinairement par gouttes et centigrammes, avec les plus minutieuses précautions.

L'autorité de Mithridate, que l'on disait très savant en médecine, mit les antidotes à la mode. Chaque médecin voulut avoir le sien, comme chaque oculiste avait son collyre, comme chaque chirurgien spécialiste a de nos jours un procédé opératoire ou un instrument de son invention. Néron, vaniteux comme un acteur et un poète, fut bien aise d'opposer à la fameuse Locuste, artiste incomparable dans la confection des poisons, un maître dans la composition des antidotes. Il eut pleinement satisfaction, car son médecin Andromaque se surpassa, et éclipsa tous les inventeurs en ce genre. En vain ses successeurs immédiats, Criton, Damocrate, Magnus, et bien d'autres, tentèrent de marcher sur ses brisées : ils furent moins heureux que lui dans le choix comme dans les proportions des éléments composants.

Il fallait beaucoup de tact pour combiner avec art ce mélange hétérogène de sucs, de liqueurs, de gommes, de

résines, d'écorces, de feuilles, de fleurs, de racines, de
semences, de chairs et de matières animales. Le coup de
génie fut de remplacer les serpents par les vipères, et de
faire servir à la guérison des plaies envenimées et des
morsures venimeuses le plus venimeux des reptiles.

De ce que la thériaque était le contrepoison des venins,
on conclut bientôt qu'elle devait neutraliser l'air vicié et
guérir les maladies contagieuses. Un savant praticien, qui
exerçait et enseignait la médecine à Rome, parlait avec admiration d'une peste meurtrière qui sévissait dans toute
l'Italie, et contre laquelle tous les médicaments échouèrent,
hormis la thériaque. Ælianus Meccius, réputé pour sa probité et son expérience, ajoutait que si la thériaque ne guérit
pas tous les pestiférés, elle préserva du moins de la peste
tous ceux qui prirent le remède avant l'invasion du mal.

Puisque les connaisseurs avaient tant de confiance,
qu'on juge de la foi robuste du peuple crédule. Les em-
pereurs, et Marc-Aurèle entre tous, se firent les patrons
et les distributeurs de cette panacée populaire, qui, outre
sa vertu spéciale contre les venins et les virus, y compris
celui de la rage, assurait aux consommateurs une vieillesse sans infirmités, une longue vie, l'intégrité des
sens, une santé parfaite, la guérison et la préservation de
tous les maux. Ce sont les propres expressions d'un
homme de l'art qui ne se payait pas de mots, qui a écrit un
ouvrage en deux livres sur les antidotes, deux traités spéciaux sur la thériaque, et auteur lui-même d'un antidote
composé de cent ingrédients, qu'il préparait en artiste
pour l'usage de l'empereur. Tel était l'ascendant de l'empirisme, qu'il maîtrisait le plus violent ennemi des empiriques, celui qui disait énergiquement du commun des
praticiens de son temps : « Ce ne sont pas des médecins,
mais des droguistes. »

Il est difficile de ne pas souscrire à cet arrêt de Galien, qui fut le dernier grand médecin de l'antiquité. Ses nombreux écrits remplissent plus de vingt gros volumes, où se trouve en abrégé, comme dans une encyclopédie, toute la médecine ancienne. Au milieu du fatras et du verbiage de cette énorme collection, la curiosité est payée de sa peine par un inépuisable trésor de faits et d'idées. Toute la faconde asiatique de ce fécond écrivain, de ce compilateur prodigieux, de ce commentateur prolixe, n'empêche pas le lecteur patient de reconnaître un beau génie, un savoir immense, une science solide, un esprit ingénieux et subtil, également propre aux investigations et à la controverse. Peut-être le nom de Galien n'eût pas été aussi glorieux que celui d'Hippocrate, si nous avions les écrits d'Hérophile, d'Érasistrate et d'Asclépiade, sans parler des autres chefs d'école. Grâce à lui, du moins, nous connaissons suffisamment la médecine des périodes alexandrine et romaine, avec des détails et des particularités qu'on ne trouve point dans le précis lumineux, substantiel et succinct de Celse, qui florissait au moins un siècle et demi avant lui, et qui est le modèle des abréviateurs.

Sauf le caractère encyclopédique, ces deux hommes n'avaient rien de commun, ni la race, ni l'esprit, ni le goût, ni les tendances, ni la faculté d'expression qui met tant de distance entre les écrivains. Celse abrège tout et va toujours au fait, dans un style clair, concis et rapide, sain et fort, interprète d'un jugement droit et d'une raison indépendante. Il ne mérite à aucun titre l'éloge qu'on a cru faire de lui en l'appelant le Cicéron de la médecine. Galien le mériterait, au contraire, s'il eût écrit en latin. Il est diffus, verbeux, traînant, bavard et personnel, toujours en scène, vaniteux, plein d'amour-propre, prompt à la colère et à l'invective, à genoux devant ses fétiches, im-

pitoyable pour ses adversaires, dogmatique comme un
croyant, bardé d'arguments, armé comme un dialecticien,
rempli de citations et d'anecdotes, maniant avec une facilité merveilleuse cette langue sans relief qu'écrivaient les
Grecs qui séjournaient à Rome. Il est disert et fluide
comme un rhéteur à qui la parole ne fait jamais défaut ;
mais comme un rhéteur qui sait infiniment, et dont la
mémoire n'est jamais à court. Quand on l'a pratiqué, il semble tout naturel qu'il ait régenté la médecine durant quatorze siècles. Avec tous ses défauts et ses travers, il est
très instructif, très amusant, très séduisant, et bien que
d'un dogmatisme excessif, il n'a pas, comme on dit vul-
gairement, l'air de prêcher pour sa paroisse.

C'est là son secret, qui lui a valu tant de fidèles. Il a su
gagner tant de partisans, en restaurant le principe d'autorité, gravement compromis par la divergence des sectes,
et à tel point que l'historien le plus accrédité du pyrrho-
nisme, Sextus, surnommé l'Empirique, médecin et philosophe, s'est plu à humilier le dogmatisme orgueilleux, en
rapprochant ingénieusement, et non sans raison, l'empirisme du scepticisme. C'était se mettre en insurrection
contre tout système de philosophie et de médecine positive, par la négation de la certitude et de tout critère. On
sait que les sceptiques triomphaient des faiblesses et des
erreurs de la raison contre la raison même et la science.
Les sceptiques doutaient de tout, suspendaient leur jugement, ne se prononçaient sur rien ; ils n'affirmaient ni ne
niaient. Ils faisaient profession de se taire sur ce qu'ils
ignoraient. Ce silence voulu s'appelait aphasie.

Galien, au rebours, ne procède que par affirmations et
négations. Soit qu'il démontre, soit qu'il réfute, il déploie
un luxe de raisonnements qui siérait peut-être mieux à
un philosophe qu'à un médecin. Aussi a-t-il prouvé, dans

un écrit fait exprès, que l'excellent médecin est philosophe.
Il n'entend pas que la médecine soit séparée de la philosophie ; et en cela il ne s'écarte pas autant qu'on pourrait
le croire de son maître Hippocrate, qui rendit l'art médical indépendant et autonome, en l'arrachant aux spéculations des faiseurs de systèmes. Commentant les textes
hippocratiques avec une merveilleuse subtilité, avec une
déférence religieuse, il montre que le vrai philosophe est
celui qui édifie sa doctrine sur la connaissance de la nature
humaine, comme le médecin, et il entreprend de concilier
les théories de Platon avec les doctrines d'Hippocrate,
dans un grand ouvrage divisé en neuf livres. Connaissant
à fond toutes les écoles philosophiques, et n'appartenant
à aucune, Galien pousse les philosophes de toute provenance dans le domaine des médecins, et semble vouloir
enfermer la philosophie dans la médecine. C'est à cela
que se réduit son éclectisme ; mais en médecine, il n'est
point éclectique, et tout l'effort de sa pensée révèle un
dogmatique convaincu et décidé à établir la doctrine
médicale, le dogme, comme il dit, sur les ruines de l'empirisme et du méthodisme, ainsi qu'il résulte de la plupart
de ses écrits, et en particulier des opuscules qui sont
comme les programmes et les résumés de son système
général de médecine. Ce sont ses manifestes.

On pourrait croire que Galien avait eu le pressentiment
de sa domination universelle et de son empire absolu sur
la médecine des siècles futurs, à voir le soin qu'il met à
bâtir ce temple où il honore uniquement Hippocrate, lui
sacrifiant, comme à une divinité jalouse, tous les dogmes
qui s'écartent de l'orthodoxie. Il est le pontife de ce sanctuaire, où rien ne manque, sauf la tolérance et la charité.
Il est impitoyable pour les hérétiques, les schismatiques,
les sectaires et les mécréants.

Cette vaste encyclopédie médicale ressemble en beaucoup de points aux sommes théologiques du moyen âge : il faut arriver aux médecins arabes et aux arabistes pour trouver de dignes adeptes de cette médecine scolastique. Aussi bien ne sont-ils, les uns et les autres, que les singes de Galien.

Toutes les parties de la doctrine galénique sont bien liées, et forment un ensemble imposant. Le dogme fondamental est celui des quatre éléments généraux : l'air, l'eau, la terre et le feu, auxquels répondent les quatre qualités premières : le sec, l'humide, le chaud et le froid. Pour compléter la symétrie, nous avons les quatre humeurs : le sang, la bile, la pituite, et l'atrabile. La *crase* ou mélange de ces humeurs constitue le tempérament, lequel varie selon les proportions des humeurs ; d'où l'*idiosyncrasie* ou tempérament individuel. Tout l'art du médecin consiste à maintenir l'équilibre de ces liquides, et à les ramener aux proportions normales, quand ils pèchent par défaut ou par excès. Telle est la composition des éléments, des qualités et des humeurs de l'économie vivante ; telle est la source des maux qui l'affligent, et des indications qu'il faut remplir pour les guérir. La pathologie, la thérapeutique, l'hygiène, toutes les parties de l'art médical, dépendent de cette physiologie, qui dépend elle-même de la physique générale ou cosmogonie. Tout en proclamant la nécessité de l'observation et de l'expérience, l'utilité du raisonnement, l'excellence de la méthode, ce dogmatique part des principes généraux de la philosophie, fait de la médecine *a priori*, et bâtit son édifice à quatre étages sur le terrain meuble des hypothèses. Le nom d'Hippocrate inscrit au fronton l'a rendu imposant et respectable, mais ce nom n'a pu le préserver de la ruine.

Comment un pareil homme n'eût-il pas aimé Platon, le plus chimérique et le plus ingénieux des rêveurs ? Il lui a pris tous ces êtres de raison, ces entités abstraites qui peuplent le monde imaginaire, comme les ombres des morts peuplaient les régions infernales. Dans ce palais de la métaphysique, il a logé les facultés diverses, distinguées par des épithètes ; les qualités, les propriétés de tout ordre, les esprits naturels et les esprits vitaux ; les trois âmes, végétative, sensible, raisonnable ; les causes internes et externes, occasionnelles, antécédentes, conjointes, prochaines, manifestes, latentes, particulières, générales, accidentelles, locales, et bien d'autres dont l'énumération lasserait un casuiste. Il n'y a pas moins de variétés du pouls, des intempéries, des indications. La thérapeutique a pour objet de seconder la nature en traitant les maladies par leurs contraires, le froid par le chaud, l'humide par le sec, et réciproquement. De là une classification des remèdes d'après leurs qualités, appropriées à celles des éléments et des humeurs, et une classification des aliments tout à fait semblable ; par conséquent analogie complète entre les règles du régime de l'homme sain et celles du traitement des malades. Le système est tout symétrique.

Il ne se peut rien de plus subtil que ces subtilités d'un esprit né pour classer, diviser, subdiviser, distinguer et analyser à perte de vue ; et ce qui est merveilleux, sans se troubler, sans se contredire, sans s'égarer dans les mille détours de ce labyrinthe, où il promène son lecteur en lui expliquant toutes choses dans un langage diffus à la vérité, mais suffisamment clair. Rien n'égale la richesse du vocabulaire et de la nomenclature de cet encyclopédiste, qui était incomparable dans la dialectique, et très versé dans la grammaire. Ses écrits sont un véritable trésor de la langue grecque ; et de tous les écrivains grecs, sans exception, il est certainement le plus universel ; et c'est par là qu'il rappelle Aristote, dont il a la subtilité, mais non pas la profondeur. Anatomiste très exact, il a décrit et dénommé des os et des muscles qu'on ne connaissait pas avant lui, et rectifié bien des erreurs. Malheureusement lui-même en a commis un grand nombre, ayant cru qu'il pouvait conclure de l'animal à l'homme ; car il n'a disséqué que des animaux, en particulier. des singes ; et il n'a eu à sa disposition que des squelettes humains. C'est d'après les animaux qu'il a étudié, avec un soin extraordinaire, le cerveau et les nerfs, et le système des vaisseaux sanguins, y compris le cœur, qu'il connaissait bien, puisqu'il décrit l'ouverture de la cloison qui sépare les deux oreillettes, connue chez les modernes sous le nom de trou de Botal.

Dans ses recherches anatomiques, Galien se proposait de connaître l'usage ou l'*utilité* des parties, d'après leur forme et leur situation dans le corps; de même qu'il cherchait à connaître les *lieux affectés,* où les organes malades. À ce point de vue, sa physiologie et sa pathologie spéciale valent infiniment mieux que ses vues générales sur les fonctions et les maladies. Il admet trois forces fondamentales : la première, dont le centre est le cerveau, agit par les nerfs, et préside aux fonctions animales ; la seconde siège dans le cœur, et par les artères, régit les fonctions vitales ; la troisième réside dans le foie, et dirige par les veines les fonctions naturelles. A la première appartiennent l'intelligence, la sensibilité et le mouvement volontaire ; à la seconde, les passions, l'entretien de la chaleur vitale et le pouls artériel ; à la troisième, la nutrition générale. Il y a, bien entendu, des fonctions ou facultés en sous-ordre, qui correspondent aux phénomènes vitaux et organiques. L'esprit animal monte du

cœur au cerveau par les artères, et remplit les ventricules
cérébraux. C'est du cerveau, organe et siège de l'âme, que
partent tous les nerfs moteurs et sensibles qui se distribuent aux organes des sens et aux muscles. Ceux-ci ont
une tonicité propre, distincte de la contractilité que leur
communiquent les nerfs.

Observateur et expérimentateur habile, Galien démontra, contre Érasistrate, que les artères renferment du
sang, et non pas de l'air. Il savait que le sang va, par
ces vaisseaux, du cœur aux extrémités du corps ; il connaissait la communication des veinules et des artérioles,
et n'ignorait pas que par ces anastomoses le sang passe
des artères dans les veines, et qu'il revenait par les gros
troncs veineux dans le cœur droit ; bien plus, il suivit le
cours du sang sorti du ventricule droit du cœur dans l'artère pulmonaire et jusque dans les poumons. Il touchait
donc à la grande découverte de la circulation ; mais il ne
franchit point le dernier pas : rien ne prouve dans ses
écrits qu'il ait su que le sang retourne du poumon dans le
cœur gauche, pour recommencer le grand circuit. L'importance exagérée qu'il accordait au foie l'empêcha de
bien voir ce qui se passe du côté des poumons et du cœur.
Il crut qu'une partie du sang passait à travers la cloison
mitoyenne du ventricule droit dans le ventricule gauche,
où il se combinait avec l'air venu des poumons, et, ainsi
modifié, se répandait par l'aorte dans toutes les parties du corps.

L'hygiène de Galien est supérieure à tout ce qui nous
reste de l'antiquité dans ce genre. Les livres qu'il a consacrés à cette branche de la médecine forment un excellent
traité d'éducation physique de l'enfance. La vieillesse ne
l'a pas moins préoccupé, et il ne se peut rien de plus judicieux que ses préceptes pour conserver la santé par des

moyens appropriés aux tempéraments et aux âges divers ainsi qu'aux différentes conditions de la vie sociale.

Ce qu'il faut remarquer à son honneur, c'est qu'il ne fait point de concessions à la mode, et qu'il ne sacrifie pas aux préjugés. Il ne montre ni complaisance ni faiblesse pour le vulgaire, si facile à duper.

Il est à jamais regrettable qu'un tel homme, si richement doué, si prodigieusement instruit, et si sûrement, par ses nombreux voyages d'exploration scientifique, par son séjour dans les principales villes du monde romain, n'ait pas eu plus de justesse dans l'esprit et plus d'empire sur son imagination. Il aimait trop l'hypothèse et les systèmes. C'est dommage, car il y voyait très clair quand ses préjugés d'école ne l'aveuglaient pas. Entre mille endroits de ses écrits qui le prouvent, on découvre une tendance vers la vérité, très nette et persistante. Elle se manifeste surtout dans un opuscule précieux, dont le titre est significatif : « Que les mœurs et le caractère suivent les tempéraments. » Ce traité, plus digne d'un épicurien ou d'un méthodiste, que d'un dogmatique entiché de Platon, est le premier essai en date sur les rapports du physique et du moral. Sauf quelques termes, qui se ressentent des habitudes d'esprit de l'auteur, on croirait aisément que cet essai de philosophie physiologique émane de l'école d'Asclépiade.

Il semble qu'un médecin capable d'écire ce livre hardi aurait dû avoir des idées plus nettes des maladies mentales ; mais ce que Galien a laissé sur la pathologie cérébrale ne vaut guère mieux que ses écrits sur les passions. Ajoutons, à sa décharge, que c'est là le côté faible de l'ancienne médecine. La plupart des médecins de l'antiquité traitaient empiriquement les affections de la vie nerveuse,

par les purgatifs violents, au premier rang desquels était
l'hellébore, et par les moyens de coercition, que réprouvent
également la raison et l'humanité. Celse lui-même, si judicieux pour tout le reste, laisse beaucoup à désirer sur ce
point. La médecine mentale des anciens est très pauvre,
ils sont sous ce rapport, très inférieurs aux modernes.

Un seul fait exception, c'est Arétée de Cappadoce, dont
le *Traité des maladies aiguës et chroniques,* en huit
livres, est un chef-d'œuvre d'observation pénétrante et
exacte. Sa méthode d'exposition est tout à fait remarquable : il commence par énumérer les causes et les symptômes des affections qu'il décrit, avec une richesse de
couleurs peut-être trop vives ; et après chaque description, qui est un tableau très animé, il indique le traitement
qui est en général très énergique. La précision des détails
et la sûreté du diagnostic permettent de croire qu'il s'était
instruit par l'ouverture des corps de l'état des organes
sains et malades ; ses descriptions anatomiques sont d'une
vérité frappante, disons mieux ses peintures, car il est le
plus grand peintre comme le plus brillant écrivain de
l'antiquité médicale : l'épilepsie, la mélancolie, la démence,
la paralysie, pour ne citer que les affections du système
nerveux, telles qu'il les représente, sont des images vivantes de la nature. On ignore l'époque précise où florissait Arétée ; mais on ne saurait la placer en deçà du
IIe siècle de notre ère, car il a subi l'influence des
deux doctrines qui ont brillé du plus vif éclat entre le
règne d'Auguste et celui des Antonins, le pneumatisme et
le méthodisme. Il est probable qu'il exerça son art en
Italie. Son originalité ne permet pas de le placer dans la
basse époque des compilateurs.

On les voit paraître dès le IIIe siècle, et prolonger leur règne
jusqu'à l'extrême décadence. Le plus célèbre est Oribase,

médecin et ami de l'empereur Julien. On a de lui une sorte
d'encyclopédie de tout l'art médical, composée avec des
extraits des principaux médecins de toutes les époques et
de toutes les sectes, et un abrégé complet de ce recueil
incomplet. C'est une compilation précieuse pour l'histoire
de la médecine, à cause du grand nombre d'auteurs dont
il nous a conservé des fragments. Elle n'a pas été inutile à
d'autres compilateurs qui ne se donnèrent pas la peine de
puiser aux sources : tels sont Alexandre de Tralles, Aëtius
d'Amide, en Mésopotamie, et Paul d'Egine, qu'on n'ose
traiter sévèrement, et parce que leurs compilations tiennent
lieu de quantité d'écrits perdus, et parce que, au temps où
vivaient ces praticiens, remplis de bon vouloir et de
bonnes intentions, la vulgarité, la superstition et l'ignorance reprenaient, disons mieux, avaient repris possession
du monde. Alexandre de Tralles seul a quelque originalité.

Tous ces compilateurs et plagiaires des bas siècles ont
beau répéter qu'ils ont visité Alexandrie, — ce qui était un
titre à la considération publique pour les médecins,—depuis
longtemps la science était éteinte, le fanatisme religieux
régnait à Rome, à Constantinople, dans toutes les grandes
villes de l'Orient et de l'Occident, païens et chrétiens riva-
lisaient de zèle et d'intolérance ; les thaumaturges remplaçaient les savants, et la théologie, au nom de la foi,
condamnait la nature et la recherche des lois naturelles,
offrant en pâture à la curiosité le surnaturel et le miracle.
Le paganisme lui-même s'éteignit dans la plus dégradante
superstition. Les manuels et abrégés de médecine du Bas-
Empire sont des monuments d'ineptie.

Quoiqu'il soit de mode aujourd'hui d'exalter les Arabes
comme les sauveurs de la civilisation, durant la longue
éclipse du moyen âge, il ne faut pas se faire illusion sur

le rôle qu'on leur attribue. Ce qu'on peut accorder, sans manquer au respect de l'histoire, autant dire de la vérité, c'est qu'après les siècles militants, pendant lesquels l'islamisme rêva et réalisa en partie le projet insensé d'une conquête universelle, les Arabes établis en Orient et en Espagne eurent des rémissions de fanatisme, ou si l'on préfère la comparaison, des intermittences de tolérance. Il serait facile de montrer que l'exemple d'Aboul-Abbas, d'Almansor, d'Aroun-Al-Raschid, d'Almamoun, des Abdérame et d'Alhaken, pour ne citer que les plus illustres, ne fut pas perdu, puisque l'Occident peut justement opposer à ces princes éclairés des hommes tels que le roi de Castille Alphonse le Sage ou le Savant, et l'empereur d'Allemagne Frédéric II, dignes continuateurs de l'œuvre interrompue de Charlemagne. Et il n'est que juste de reconnaître que les écoles de Jondisapour et de Bagdad, en Orient, les académies de Séville, de Murcie et de Tolède, en Occident, furent des centres de culture scientifique et littéraire, qui conservèrent et entretinrent le feu sacré, comme un dépôt d'un prix inestimable.

Sans doute la reconnaissance ne doit pas se marchander pour un pareil service ; mais il est imprudent de répéter que ces officines de l'esprit étaient des foyers lumineux et rayonnants. Tout y était d'emprunt, la lumière n'était qu'un crépuscule et comme le reflet du soleil éclatant d'autrefois. Tous ces foyers réunis et concentrés n'auraient pu rappeler le phare d'Alexandrie.

Les Arabes vécurent intellectuellement de ce qu'ils reçurent des Alexandrins et des Byzantins. Ce ne fut même qu'assez tard qu'ils puisèrent à la source même : les premières traductions arabes des auteurs grecs furent faites sur les traductions syriaques. Ce que les historiens ont débité de la médecine arabe avant Mahomet ressemble fort aux fictions des contes orientaux, et l'histoire de la médecine arabe depuis l'hégire a tous les caractères de la légende. S'il est sage de craindre l'homme qui ne lit qu'un seul livre, selon l'antique adage, combien ne faut-il pas de prudence et de défiance à l'égard des races, des peuples et des nations qui ont reçu la loi, la règle et le code de leurs prophètes et de leurs prêtres ? A ces croyants que domine la révélation d'en haut, la révélation d'en bas, qui est infiniment plus lente, ne se fait que très imparfaitement.

Tant que les Grecs et les Latins furent libres du côté de la raison, ils marchèrent à pas de géant dans le chemin qui mène à la vérité ; le progrès s'arrêta au moment où le dogme entra dans la politique, lorsque la religion d'État monta sur le trône impérial. La science grecque était déjà profondément altérée, adultérée et corrompue, lorsque les Arabes, entrés dans le mouvement des peuples par la porte basse de la superstition, en héritèrent. Ajoutons que les derniers siècles d'Alexandrie furent des temps de misère et de désordre pour l'intelligence. Toutes les sectes qui pullulèrent alors, déshonorant la raison et la sagesse, sous l'invocation des premiers maîtres de la pensée, étaient en proie à une sorte de folie endémique. Si la première période de l'école alexandrine offre le spectacle unique d'une activité intellectuelle vraiment incomparable ; la seconde, en récompense, est un tableau sans pareil de l'anarchie mentale et des orgies de la déraison. Il semble que le Nil, par ses sept embouchures, verse dans la Méditerranée des eaux empoisonnées.

Que savaient au juste les savants musulmans ? Bornons la question à la médecine, et la réponse ne sera pas difficile. Rivés à l'Alcoran, qui défend la dissection de l'homme et des animaux, ils adoptèrent sans contrôle l'anatomie d'Aristote et de Galien, dont ils commencèrent l'apothéose. Ils se condamnèrent par cela même à l'immobilité en physiologie et en chirurgie, l'une et l'autre ne pouvant marcher sans la connaissance pratique des organes. Aussi ne firent-ils aucun progrès dans ces parties. Quoi qu'en aient dit les arabisants et les arabistes, la chirurgie d'Abulcasis est loin de valoir celle de Paul d'Egine, qui vivait six siècles avant lui. L'abus du feu dénote chez le chirurgien arabe une extrême ignorance de l'anatomie des vaisseaux sanguins. En pathologie et en thérapeutique, ils suivaient aveuglément la doctrine et la pratique galéniques. S'ils observèrent avec quelque soin des cas pathologiques peu connus ou ignorés des Grecs, ils gonflèrent en revanche la matière médicale d'un nombre infini de drogues, et contribuèrent plus que personne à remplir la pharmacopée de ce fatras de remèdes suspects, dégoûtants, incendiaires, qui rappellent trop la malpropreté proverbiale et les mœurs corrompues de l'Orient.

. Parmi les acquisitions de quelque utilité, on leur doit les purgatifs végétaux, tels que la casse, la manne, le séné, les myrobolans, la pulpe de tamarin ; les compositions et préparations sucrées, telles que sirops, juleps, électuaires ; et une bonne partie des aromates et des épices, la noix muscade, les clous de girofle, les baumes, le musc. Ils faisaient usage du mercure et du nitre. L'alchimie, qu'ils cultivèrent avec succès, produisit entre leurs mains l'eau-de-vie, le sublimé corrosif, et les eaux distillées à l'alambic.

Voilà, en résumé, ce dont la médecine, ou plutôt la pharmacie, est redevable aux Arabes ; mais la doctrine médicale ne leur doit rien ou presque rien.

Sauf quelques rares auteurs de monographies sur la lèpre, la rougeole, la variole, et quelques affections des os, les médecins arabes n'ont eu que des commentateurs d'une prolixité fastidieuse, qui ont délayé en d'énormes volumes et dans un langage obscur, intraduisible, et trop souvent inintelligible, les dissertations infinies et les commentaires diffus de Galien. Il n'est point de livre de théologie et de métaphysique, voire des plus pénibles à lire, dont la lecture ne soit infiniment plus aisée que celle des codes de médecine qui ont fait la gloire d'Ali-Abbas, d'Avenzohar, d'Avicenne, de ce dernier surtout, que les Arabes proclamaient un second Galien, et qui comptait encore des admirateurs et des partisans à la fin du xviie siècle. Quant à Averrhoës, le grand commentateur d'Aristote, il déclarait qu'un honnête homme pouvait se plaire à la théorie de l'art, mais que sa conscience lui défendrait toujours d'en aborder la pratique, si étendues que fussent ses lumières.

Si l'on excepte la monographie de Rhazès sur la variole, et la chirurgie d'Abulcasis, les auteurs arabes de médecine sont inabordables. Bordeu les a bien jugés dans cet endroit où il fait dire au médecin des Pyrénées qui passe en revue sa bibliothèque : « Ce paquet de feuilles volantes que vous voyez sont des lambeaux des Arabes, Rhazès, Avicenne et quelques autres : j'ai déchiré le reste de ces ouvrages comme inutile. » Toutes les recherches des modernes sur la médecine arabe, depuis Freind jusqu'à Wünstenfeld et Leclerc, confirment ce jugement sommaire.

Ce qui vaut la peine d'être remarqué, c'est que les médecins arabes exercèrent une influence très réelle et persistante sur la vieille école de Salerne, dont on ne connaît guère aujourd'hui que les *Préceptes de santé,* en vers léonins, ouvrage d'un mérite assez mince, eu égard à la vogue qu'il eût durant des siècles. Cette école, qu'on dit fondée par Charlemagne, au commencement du ixᵉ siècle, passe pour la première université chrétienne où l'on enseigna la médecine. Elle prenait fièrement le nom de cité d'Hippocrate. Les candidats devaient étudier sept ans ; ils subissaient un examen rigoureux sur les *Aphorismes*, la *Thérapeutique* de Galien, et le *Canon* d'Avicenne. Pour être reçu chirurgien, il fallait un an d'exercices anatomiques. Au milieu du xiiᵉ siècle, elle était encore la meilleure école de la chrétienté, d'après le célèbre voyageur juif, Benjamin de Tudèle. Cependant, Gilles de Corbeil, qui fut premier médecin de Philippe-Auguste, et qui mourut au commencement du xiiiᵉ siècle, déclare que cette école, qu'il connaissait bien pour y avoir étudié, recevait dans son sein des enfants qui auraient eu besoin de sages et savants maîtres. A la vérité, ces maîtres ne manquaient pas, ainsi que l'attestent les noms de Jean de Milan, du moine Constantin et de quelques autres parmi lesquels on distingue, à côté des Gariapontus, des Cophon, des Platearius, des noms de femmes ; mais les statuts, très durs pour les médecins, encore plus durs pour les apothicaires, ne furent pas probablement bien observés ; de sorte que ce relâchement dans la discipline intérieure amena la décadence de l'institution, malgré la protection souveraine de l'empereur Frédéric II.

Au moment où déclinait cette école célèbre, commençait à briller celle de Montpellier, qui devait être pendant six siècles la métropole de la médecine occidentale. L'influence des Arabes s'y fit sentir de très bonne heure. Arnauld de Villeneuve, qui avait étudié et peut-être professé à l'Université de Montpellier, alla se perfectionner en Espagne auprès des médecins musulmans. Il fut le contemporain de Ramon Lull, surnommé le docteur illuminé, et qui devait tout son savoir aux Arabes, dont il écrivait et parlait couramment la langue.

Malheureusement la fréquentation des Arabes ne préservait point les chrétiens de la contagion de ces maladies de l'esprit qui régnaient alors à l'état endémique. La passion des sciences occultes détournait la curiosité du vrai chemin de la science. La magie, la nécromancie, la sorcellerie, l'astrologie faisaient cortège à l'alchimie, et l'on devenait fou à la recherche de la pierre philosophale et de l'élixir de vie. A une époque où il s'opérait tant de miracles, on croyait de très bonne foi à la transmutation des métaux en or potable, et à la possibilité de découvrir le secret de ne pas mourir. La préoccupation d'un autre monde, du monde des esprits, hantait toutes les cervelles, et les démons recevaient l'hommage des plus savants. Aux subtilités de la philosophie arabe s'ajoutaient celles de la scolastique ; la réalité disparaissait sous les mots, et les arguments de l'école tenaient lieu de raisonnement et de raison. Bernard de Gordon, professeur célèbre de l'Université de Montpellier, à la fin du XIIIe et au commencement du XIVe siècle, intitule sa pratique médicale, *le Lys de la médecine*, et s'évertue à justifier dans sa préface un titre tout à fait conforme au goût du siècle. Ce goût régnait encore en plein XVIe siècle.

Quand on songe à l'état mental de cette époque, et aux influences si diverses qui pesaient alors sur le monde, on n'est pas surpris de voir échouer la réforme tentée par le moine Roger Bacon, justement surnommé *le docteur admirable*. Ce grand homme était en avance d'au moins deux siècles sur le sien. Nul n'était plus digne d'abattre comme un monstre malfaisant cette demi-science, ou mieux cette fausse science qui abusa les générations de l'âge intermédiaire. Le moyen âge eut son aurore au XIII<sup>e</sup> siècle et faillit inaugurer la Renaissance. Malheureusement pour la civilisation, les croisades ne furent pas un dérivatif assez puissant pour modérer le courant de la barbarie. La guerre des Albigeois, qu'il faut considérer comme le dernier acte des invasions barbares, produisit l'inquisition, et la pensée fut désormais justiciable du tribunal de la foi. Il est vrai que la théologie hâta la fin de son règne absolu, en soumettant à l'iniquité légale et à la violence les opinions et les croyances; mais le lever du jour de la délivrance fut retardé, et la nuit se prolongea. La caverne où Platon représente l'humanité enchaînée et distinguant à peine sur les parois de sa prison les ombres des objets extérieurs, au travers d'un pâle rayon de lumière, cette allégorie pourrait s'appliquer à la science du moyen âge. Guy de Chauliac, le plus grand chirurgien du XIV<sup>e</sup> siècle, n'est en réalité qu'un compilateur judicieux des Grecs, des Arabes et des Italiens. Son anatomie est très inférieure à celle de Galien, bien que la dissection des cadavres humains ne fût pas inconnue en Italie. Sa chirurgie est d'un empirique assez éclairé pour le temps, mais d'une prudence extrême, qui lui défend les grandes opérations, par exemple, la cataracte et la taille, qui étaient la propriété des chirurgiens ambulants.

Ces industriels, qu'une longue expérience rendait quelquefois fort habiles, rappelaient de très loin les médecins périodeutes des Grecs et les médecins arabes que la curiosité scientifique ou l'amour de la gloire et de la richesse poussaient aux voyages, ou, pour mieux dire, aux pérégrinations dans le monde musulman. Bon nombre de médecins juifs remplirent ce rôle de missionnaires de la science, et furent des intermédiaires utiles entre musulmans et chrétiens. Ils eurent une part très grande aux progrès de l'art, au point de vue de la pratique, et se firent re-

marquer en tout temps par des aptitudes peu communes
dans la connaissance et le traitement des maladies. Ils
corrigeaient les préjugés de race et de croyance par une
rare habileté et un tact médical très fin et très sûr. A ce sujet, un auteur espagnol du xviᵉ siècle rapporte une anecdote
qu'il est bon de rappeler. François Iᵉʳ se trouvant épuisé par
une fièvre lente qu'aucun remède ne pouvait guérir,
s'avisa de demander à Charles-Quint un médecin juif. A
cette époque (1542), les Juifs de toute profession étaient
introuvables en Espagne, depuis l'édit d'expulsion de la
race juive par les rois catholiques Ferdinand et Isabelle.
Charles-Quint, après de vaines recherches, fut obligé de
recourir à un médecin d'origine israélite, mais appartenant
à la famille des convertis ou des nouveaux chrétiens.
François Iᵉʳ lui fit bon accueil, et commença par s'enqué-
rir des motifs qui l'empêchaient de reconnaitre le Messie.
L'Espagnol répondit que le Messie était venu, et qu'il
n'avait aucune raison de l'attendre. Quand le roi de
France eut compris que ce médecin était chrétien, il le
renvoya aussitôt sans permettre même qu'il lui tâtât le
pouls, fit mander un médecin juif de Constantinople, et
guérit parfaitement de sa fièvre lente par l'usage pro-
longé du lait d'ânesse.

Ce trait prouve combien la médecine orientale avait encore de crédit en Europe. Le combat qui se livrait alors,
en pleine Renaissance, entre galénistes et arabistes ne
touchait pas à sa fin. Les Arabes tenaient bon contre les
Grecs, et il fallut que les fervents admirateurs de l'anti-
tiquité fissent des efforts surhumains pour restaurer dans
toute sa pureté l'ancienne médecine grecque. Ces commentateurs prolixes qui avaient obscurci, dénaturé et travest
les vieux textes, régnaient comme des usurpateurs ; Hippocrate et Galien, parlant enfin leur langue maternelle,

et rendus accessibles par de bonnes traductions latines, furent longtemps tenus en échec par Rhazès et Avicenne, qui trônaient dans les écoles. On sait combien le vrai Aristote eut de peine à chasser la fantôme que la scolastique lui avait substitué. La lutte qui se prolongea bien plus qu'on ne croit, entre les vrais et les faux aristotéliciens, favorisa beaucoup l'extension du platonisme. Cette fausse et pompeuse science de mots, qui abusait les esprits, en s'enveloppant du manteau de l'école, était forte de la tradition d'un long empire; il lui en coûtait d'abdiquer devant des païens sans religion, et qui plus est, sans théologie.

L'émancipation des intelligences par le paganisme, qu'on croyait à jamais vaincu et ruiné, effraya et irrita les docteurs. Qui ne sait avec quelle rage Noël Béda, représentant la Sorbonne, lutta contre le grand helléniste Budé, lorsqu'à l'instigation de ce dernier, François Iᵉʳ accomplit le plus grand acte de son règne en fondant le Collège de France? La barbarie scolastique qui fit, comme on dit, bon ménage avec les Arabes, ne voulut point s'accommoder des Grecs, dont elle ignorait la langue, et qui passaient à ses yeux pour des hérétiques et des fauteurs d'hérésie. Les médecins de l'antiquité, débarrassés de leurs dangereux commentateurs, ne connaissaient point les sciences occultes et hermétiques; ils n'étaient point magiciens, nécromanciens, sorciers, alchimistes; ils traitaient les maladies en se conformant aux lois naturelles et par les moyens que l'art emprunte de la nature, sans invoquer les esprits d'aucun ordre, sans l'intervention des puissances célestes ou infernales, sans incantations, ni sortilèges, ni exorcismes, ni miracles.

Le retour de ces revenants, leur exhumation tardive, leur résurrection inespérée fit trembler les tyrans de l'intelligence. Tous les hommes clairvoyants comprirent qu'on avait perdu une dizaine de siècles, et que le progrès consistait à remonter le courant des âges et à revenir au passé pour rétablir la véritable tradition. L'humanité pensante se reprenait à vivre, en retrouvant les maîtres de la pensée. La Renaissance, si bien nommée, fut donc une œuvre d'émancipation et de régénération; et c'est à bon droit qu'elle ouvre l'ère moderne, puisque c'est par elle que l'intelligence régénérée recouvra ses titres et se réveilla de sa torpeur.

Après avoir dressé l'inventaire de l'antiquité, on sut enfin qu'il restait beaucoup à faire, et l'on se mit à l'œuvre en prenant pour guides les anciens, qui apportaient la lumière, l'expérience, la méthode, et l'on apprit d'eux à lire dans le grand livre de la nature. Les grands imprimeurs de Venise, de Bâle, de Francfort, de Paris, remirent en circulation les écrits des vieux médecins; et les plus doctes se firent gloire de les épurer, de les commenter, de les interpréter, la plupart avec respect et vénération, quelques-uns avec indépendance, tous avec la conviction d'être utiles à l'art. Les plus illustres par leurs talents ne dédaignèrent pas de s'asseoir à ces grands festins de l'érudition, et Rabelais lui-même s'honora par des travaux de ce genre. Qui pourrait sans ingratitude oublier les noms de ces restaurateurs de l'antiquité médicale, un Nicolas de Lunigo, un Mercuriali, un Cornaro, un Gauthier d'Andernach, un Anuce Foës, qui sont les chefs de la phalange?

Tandis que les réformateurs apprenaient l'hébreu pour lire la Bible dans le texte original, les médecins se plongeaient dans le grec pour savoir au juste ce qu'avaient écrit les maîtres des écoles de Cos, d'Alexandrie, de Rome et de Constantinople. C'est ainsi que la médecine, rompant avec la barbarie de la scolastique, fit alliance avec les lettres. Les traducteurs, commentateurs et interprètes des anciens apprirent de leurs modèles à écrire et à penser. Ils se firent humanistes, critiques, philologues ; et la première condition à remplir pour entrer dans les écoles médicales, ce fut d'être lettré. Le résultat ne se fit pas attendre : la haute culture de l'esprit releva l'art et les artistes ; la médecine et les médecins gagnèrent infiniment en considération et en influence ; ils balancèrent bientôt les théologiens et les juristes, et ne tardèrent pas à être en rivalité avec les uns et les autres. Jusque-là le monde n'avait compté avec eux que par nécessité, selon un précepte célèbre. En les voyant reprendre leur rang dans la société, le public s'accoutuma tout doucement à considérer les problèmes de la vie et de la santé comme égalant au moins en importance les questions de salut et de droit. On ne sait pas assez que la médecine, renouvelée par la Renaissance, a contribué très efficacement à ramener sur terre l'humanité emportée dans les espaces, et à fonder cette science complexe qu'un grand médecin a justement appelée la science de l'homme.

Cette connaissance profonde de la nature humaine, sans laquelle l'art de traiter les maladies n'est que routine vulgaire et empirisme brut, se dégagea de toutes les bandelettes qui l'emprisonnaient comme une momie. Il n'y avait plus qu'à marcher, après avoir recouvré la liberté des mouvements. Le danger consistait dans l'immobilité, et beaucoup d'admirateurs fervents de l'antiquité tendaient à rester immobiles. Au lieu de suivre l'impulsion de l'exemple, ils s'obstinaient à voir avec les yeux, à penser avec le cerveau des anciens, demeurant passifs dans

l'observation et l'expérience. Cette espèce de culte rivait
l'intelligence à peine affranchie au principe d'autorité. Le
respect poussé jusqu'au fétichisme aveuglait la raison et
troublait le jugement. On n'admettait point que ces héros,
ces demi-dieux de la médecine se fussent jamais trompés;
il y en eut, et beaucoup, qui les réputaient infaillibles; à
ce point de vue Hippocrate et Galien n'eurent rien à envier
au philosophe Aristote. La nature elle-même se trouva
compromise par ceux qui passaient pour ses meilleurs
interprètes. La lettre des textes, sans cesse invoqués
comme des articles de foi, tua l'esprit d'observation. On
crut voir ce que les anciens ne virent jamais, ou virent
autrement que leurs admirateurs fanatiques.

Quoi d'étonnant ? Les conditions de temps et de lieu,
le climat, la latitude, les circonstances extérieures, le milieu social, tout, en un mot, avait changé. Or les maladies
se modifient en traversant les siècles, et leur caractère, qui
change d'un pays à l'autre, indique assez que le traitement ne
saurait être le même partout. D'ailleurs la vertu des plantes
qui fournissent les principaux remèdes varie aussi suivant
les zônes; de sorte qu'il faut conformer la thérapeutique
aux ressources locales, à moins de trouver des moyens de
traitement dont la nature ne varie jamais.

Voilà bien des questions dont ne s'inquiétaient guère
les médecins sectaires, qui juraient sur la parole d'un
maître, hippocratistes, galénistes, arabistes. Avec leurs préjugés de secte, ils faussaient, sans le savoir, les deux éléments essentiels de la méthode naturelle, l'observation
et l'expérience.

Il fallait réagir à toute force contre cette réaction insen-
sée des conservateurs orthodoxes.

Un homme eut ce courage, et avec une énergie, une

persévérance, une patience qui n'excluaient pas la violence, il s'insurgea contre les fidèles de la tradition.
Paracelse fut plus révolutionnaire que réformateur, pour
avoir cédé aux passions d'un tempérament de feu. Son orgueil le rendit fou. Il aurait pu dire, comme il le croyait :
« La médecine, c'est moi. » Plein de mépris pour ses contemporains, il n'estimait pas davantage le passé. Nommé
professeur en médecine et en chirurgie à Bâle, en 1527,
après dix ans de voyages en Orient et dans toute l'Europe,
il inaugura ses leçons en brûlant devant ses auditeurs
émerveillés de tant d'audace, les écrits de Galien et d'Avicenne, comme dix ans auparavant Luther avait jeté au feu,
sur la place de Wittemberg, les bulles du Pape et les
Décrétales. La chaire du maître convenait peu à ce
fougueux tribun, dont l'éloquence plébéienne remuait et
entraînait la foule. Privé de son emploi, il suivit sa pente,
vécut avec la populace et dans la familiarité des charlatans, des bohémiens, des magiciens; puis, reprenant sa
vie vagabonde, il alla mourir dans un hospice de Salz-
bourg, à peine âgé de quarante-huit ans.

Ménécrate et Thessalus, dont l'orgueilleuse manie est
célèbre dans l'histoire de l'art, furent des modèles d'humilité en comparaison de Paracelse. Il sentait trop sa
supériorité, et c'est par là qu'il se perdit; mais ni les désordres de sa conduite, ni ses goûts crapuleux, ni ses
vices même ne doivent nous empêcher de la reconnaître.
C'est lui qui introduisit le premier la chimie dans la médecine; c'est lui qui protesta le premier contre le culte
superstitieux des anciens; c'est lui qui ramena les médecins à l'observation, à l'expérimentation et aux recherches
personnelles. Il opéra une révolution salutaire dans la
pharmacie, en composant lui-même avec beaucoup de
soin les remèdes extraits des plantes. Il est le créateur

de la pharmacie minérale et des principales compositions qui ont pour principe actif le fer, le soufre et le mercure, dont il démontra le premier la vertu spécifique. C'est à lui qu'on doit cette grande vérité, que nombre de poisons sont doués de propriétés curatives. Les préparations de plomb, de cuivre, d'antimoine, l'emploi de l'arsenic et des eaux corrosives à l'extérieur, sont dus à sa féconde initiative. Chimiste de génie, il prépara par ses recherches les destinées de cette science, dont il entrevit quelques grands principes, et qui ne fut constituée que deux siècles et demi après lui. Ce sont là de grands titres. Ce n'est pas non plus un petit mérite que d'avoir deviné les relations intimes de la physiologie et de la chimie, et entrevu la théorie profonde qui réduit toutes les maladies à quelques affections primordiales, non transmissibles ou héréditaires.

Que pouvaient les arguments de l'école contre des vues et des aperçus de cette portée ? A ces inductions de l'expérience fondée sur l'analyse, il fallait répondre par des faits bien observés, par des expériences bien faites. Cette rigueur de méthode n'était pas malheureusement dans les usages du temps. Paracelse lui-même sacrifia au préjugé. Il donna pour couronnement à son édifice une chimère de son imagination. Au-dessus de cette chimie animale, organique et vivante, il mit un principe recteur, un *archée* ou chef, une sorte de providence chargée du ministère des fonctions vitales; peut-être pour échapper à l'accusation d'impiété, peut-être aussi pour montrer aux adeptes trop fervents, que la vie dans son essence échappe aux plus fines analyses de la chimie. Les iatro-chimistes ses successeurs eurent le tort de méconnaître ce principe, que leur maître considérait comme la cause prochaine des altérations fonctionnelles et de leur guérison ; tandis que d'autres en tinrent compte, et réformèrent la médecine en subordon-

nant les actions chimiques à la vitalité des organes, entre
autres Van-Helmont et Stahl, qui émanent de Paracelse,
bien qu'ils aient réduit infiniment, le dernier surtout, le
domaine de la chimie, science envahissante et conqué-
rante, dont la médecine ne saurait se passer, non plus
que de l'anatomie.

Celle-ci prit son essor dans le siècle même de la Renaissance. C'est alors seulement que les anatomistes cessent
de copier Galien. La dissection des cadavres humains,
inaugurée en Italie, au xive siècle, par Mondini, professeur
de Bologne, et souvent interrompue, s'établit définitivement, dans les principales universités, dès la fin du
xve siècle. Toutefois, dans les cours publics d'anatomie,
les démonstrateurs pliaient leurs descriptions à celles de
Galien ; de sorte que l'autorité de ce maître, réputé infaillible, prévalait sur la réalité même.

Un jeune Belge, André Vésale, brisa l'idole et renversa
l'autel. Il venait de Louvain pour se perfectionner à
Paris, où enseignaient avec éclat des anatomistes célèbres,
Charles Estienne, Gonthier d'Andernach et Jacques
Dubois, plus connu sous le nom latinisé de Sylvius. Ce
dernier, grand admirateur de Galien, dont les écrits
anatomiques servaient de texte à ses leçons publiques,
fut jaloux de cet étudiant, qui était devenu son aide, et
que la passion de l'anatomie poussait à braver les plus
grands dangers, pour se procurer des cadavres, soit au
gibet de Montfaucon, soit au cimetière des Innocents.
Obligé de quitter la France par suite de la guerre,
Vésale rentra en Belgique et professa l'anatomie à
Louvain. Il était déjà célèbre comme anatomiste et
comme chirurgien d'armée, quand il fut appelé à l'Université de Padoue, qui devint, grâce à lui, la première

école anatomique de l'Europe. Si grande était sa renommée, qu'il fut contraint de céder aux instances des
magistrats de Bologne et de Pise, et de donner dans ces
deux villes savantes des cours d'anatomie devant un auditoire immense. Moins de deux ans après, il fut appelé en
Espagne pour remplir la charge de premier médecin de
Charles-Quint. Philippe II, devenu roi par l'abdication de
son père, le garda auprès de lui avec le même titre. Les
honneurs de la cour enlevèrent Vésale à ses travaux anatomiques : on le recherchait fort comme médecin praticien
et consultant ; ses arrêts étaient reçus comme des
oracles, et sa réputation éclatante grandissait avec ses
succès. La fortune inconstante se fit un jeu de la prospérité croissante de cet homme illustre. En 1564, un gentilhomme espagnol étant mort, malgré les soins éclairés
de Vésale, celui-ci sollicita de la famille et obtint à grand'
peine de faire l'autopsie du corps. Au moment où il ouvrait
la poitrine, les assistants crurent voir le cœur palpiter, et
allèrent répandre partout la nouvelle. L'Inquisition s'en
mêla ; et, sans l'intervention du roi, l'accusé n'eût pas
échappé à la mort comme homicide et sacrilège. On
l'obligea de faire le voyage de la Terre Sainte, en expia-
tion de ce crime involontaire, et probablement imaginaire.
Au retour de ce pèlerinage forcé, il fut jeté seul et dénué
de tout, à la suite d'un naufrage, sur une plage déserte de
l'île de Zante. Il y mourut de faim, suivant la légende.
Son cadavre ayant été reconnu peu de temps après par
un Vénitien que la tempête avait poussé vers cette île, il
fut enterré dans une église, et une inscription latine,
gravée sur la pierre, rappelait simplement qu'André Vésale,
de Bruxelles, périt aux ides d'octobre de l'année 1564, à
l'âge de cinquante ans, en revenant de Jérusalem.

Vésale laissait après lui un monument immortel, sa

*Grande anatomie du corps humain*, dont la première édition parut à Bâle, en 1543, et la dernière à Leyde, en 1725. Entre ces deux dates, quinze éditions, en comptant les deux traductions allemande et française, attestent l'importance et l'utilité de cet ouvrage incomparable qui fut, à proprement dire, le manuel des anatomistes modernes. La *Grande chirurgie de Vésale*, en sept livres, comme son *Anatomie*, publiée à Venise en 1569, est comprise, avec quelques autres traités et opuscules, dans l'édition de ses œuvres procurée par les soins de Boerhaave et d'Albinus, en deux volumes in-folio, avec d'excellentes gravures et le portrait de l'auteur, d'après l'original peint par Titien, en 1552.

C'est en émancipant l'anatomie des préjugés d'école nés du respect exagéré de l'autorité des anciens, que Vésale fit entrer ses contemporains dans la connaissance intime et plus exacte de la structure du corps humain. Tous ceux qui s'illustrèrent à côté de lui ou après lui, Eustachi, Fallope, Colombo, Ingrassia, Aranzi, furent ses émules ou ses disciples. C'est par cette pléiade d'anatomistes investigateurs, que le goût des études anatomiques gagna successivement l'Espagne, la Hollande, l'Allemagne, l'Angleterre et les pays du Nord.

A cette époque d'ardente curiosité, les recherches sur le cadavre humain étaient infiniment plus difficiles que les dissections d'animaux morts ou vivants. Il n'y a pas lieu de le regretter, car l'anatomie comparative et les vivisections facilitèrent les plus belles découvertes. C'est alors que commencèrent les expériences sur l'animal vivant, oubliées ou négligées depuis les investigateurs alexandrins, et que la physiologie naissante confirma par ses démonstrations expérimentales les inductions fournies

par la structure et la conformation des organes. En
observant attentivement la forme et la position des
valvules des gros vaisseaux qui sortent du cœur et de
celles des veines, les anatomistes français et italiens
préparèrent la découverte de la petite circulation,
laquelle fut décrite pour la première fois chez les modernes par le médecin aragonais Michel Servet, victime
de la haine de Calvin, et plus tard par Colombo et André
Césalpin.

Malgré les recherches et les expériences de Vésale,
malgré les descriptions vivantes de Fabrice d'Aquapendente,
malgré les théories remarquables de Servet, de Colombo
et de Césalpin ; des hypothèses et des préjugés étayés
des grands noms d'Aristote et de Galien retenaient, pour
ainsi dire, les curieux sur le seuil du sanctuaire.

Ce fut Harvey qui franchit la barrière en démontrant le
premier la circulation générale. Avec une pénétration de
génie admirable, par une méthode simple et claire, il
porta la lumière dans ce chaos de faits confus et d'explications erronées. La structure musculaire du cœur, les
mouvements de cet organe chez l'animal vivant, les con-
tractions alternatives des ventricules et des oreillettes, qui
chassent le sang dans les artères, la conformation de ces
vaisseaux, celle des veines, la direction et l'usage des
valvules, le retour du sang au centre de la circulation, bref,
tout le mécanisme de cette fonction, forment, si l'on peut
ainsi dire, un poème merveilleux, où rien ne manque, ni
l'unité de plan, ni la variété des épisodes, ni la vérité
établie et démontrée par l'observation et l'expérience du
réel ; avantage que n'ont point les plus beaux des poèmes.
Tel est ce livre immortel où l'inventeur exposa, en 1628,
la doctrine que ses leçons publiques avaient rendue fami-

lière à ses auditeurs. C'est un de ces rares monuments du
génie qui font le plus d'honneur à notre espèce.

Harvey eut le sort de beaucoup de grands hommes. Il
se vit persécuté, calomnié, dépouillé de ses biens et de ses
papiers, remplis d'observations anatomiques ; sa clientèle
diminua. En compensation, il eut pour lui l'estime et
l'affection de Charles Ier, qui mit à sa disposition les bêtes
de ses parcs royaux, afin qu'il pût poursuivre ses études
expérimentales sur la génération. Ce fut en 1651 qu'un
ami vint lui arracher, dans sa retraite, l'ouvrage qu'il avait
patiemment composé sur ce sujet, alors tout neuf ; ouvrage
remarquable, mais gâté par des hypothèses singulières et
des considérations métaphysiques, qui se mêlent aux faits
très curieux et aux observations très bien faites, contrôlées
par les procédés rigoureux de la méthode expérimentale.

Le Collège des médecins de Londres rendit un hommage
unique à ce grand promoteur des études physiologiques.
Une statue lui fut érigée dans la salle des Actes, avec
cette inscription : « A Guillaume Harvey, vivant, immortel par les monuments de son génie, le Collège des
médecins de Londres a élevé cet autre monument, afin
qu'il fût président à perpétuité, selon ses mérites, lui qui
donna le mouvement au sang et la naissance aux animaux. » Harvey fut le bienfaiteur de ce collège, qu'il
enrichit et qu'il embellit de ses dons, et auquel il légua
une rente perpétuelle de 56 livres sterling, en 1656. Une
fête annuelle est célébrée encore aujourd'hui en son
honneur, et le discours d'usage dans cette solennité porte
toujours son nom. Il mourut le 3 juin 1658, à l'âge de
quatre-vingts ans, observant avec calme les progrès du
mal et suivant sans se troubler les altérations du pouls.
Ses ennemis n'admirent point qu'il fût mort avec la sérénité
du sage, et le bruit courut qu'il avait fini par le suicide,

n'ayant pu supporter les maux de sa vieillesse et la perte de ses yeux.

Le nom de Harvey, aussi glorieux que celui de Newton, a porté très haut le renom de ces philosophes naturalistes qui ont illustré l'Angleterre depuis Roger Bacon jusqu'à nos jours. Nos voisins perpétuent cette glorieuse tradition par de belles recherches et de grands travaux.

Si l'Angleterre eut la gloire d'une découverte qui devait changer la théorie médicale, l'Italie, qui l'avait préparée, en fit une autre dont les conséquences furent aussi considérables. Des aliments, ingérés dans l'estomac, on ne connaissait que les résidus, et l'on ignorait absolument de quelle manière ils se distribuent dans tout le corps. Le sang, liquide nourricier, alimentait tous les organes, sans doute ; mais comment le sang lui-même se faisait-il, comment recevait-il cette nourriture dont il est le véhicule ? Comment se formait « cette masse de chair fondue où coulante », cette gelée nourricière qu'un médecin illustre a comparée à l'albumine de l'œuf ? En autres termes, comment se fait la nutrition, autant dire la trame organique par laquelle la vie s'entretient ? La fabrique du sang était-elle vraiment dans le foie, comme on l'avait cru durant tant de siècles ?

La question fut en partie résolue par l'anatomiste Gaspard Asellio, né à Crémone en 1581, professeur d'anatomie et de chirurgie à l'Université de Pavie. C'est à Milan, où il exerçait la médecine, que le hasard lui fit découvrir les vaisseaux lactés, le 23 juillet 1622, en ouvrant un chien sacrifié peu de temps après avoir mangé, et sur lequel il démontrait le trajet et la distribution des nerfs récurrents. L'expérience, plusieurs fois renouvelée sur d'autres animaux, ne laissa plus de doute sur la

nature de ces vaisseaux blancs qu'il était facile de prendre
à première vue pour des filets nerveux. Il fut établi dès
lors que, durant la digestion des aliments dans l'estomac,
ces vaisseaux s'emplissent d'un liquide laiteux, qui n'est
autre que le chyle ou suc extrait de la masse des matières
réduites à l'état de pâte par le travail de la digestion.

Asellio mourut en 1626. L'année suivante parut son
livre sur les *Vaisseaux chylifères*, par les soins de ses
deux amis Tadino et Settala, médecins milanais. Ce
livre mémorable se recommande par la modestie, la bonne
foi, la sincérité absolue de l'auteur. La partie historique
surtout est d'une candeur admirable. Aselli s'efforce de
démontrer que les anatomistes anciens avaient vu ces
vaisseaux, qu'il appelle veines lactées, mais qu'ils n'en
connaissaient pas l'usage, ne les ayant observés qu'à l'état
de vacuité. On a vu cependant que les médecins alexandrins
avaient observé ces mêmes vaisseaux à l'état de plénitude,
et s'étaient enquis de la vérité par des expériences réitérées.
L'erreur d'Aselli fut de croire que ces vaisseaux se réunis-
saient dans le mésentère, qu'il nomme pancréas, pour
aboutir au foie, réputé, depuis Galien, comme le viscère
qui fabriquait le sang. Il crut, à tort, que les lymphatiques du foie étaient des vaisseaux lactés; et le préjugé
traditionnel, fortifié par le respect du maître, l'empêcha
de compléter sa découverte.

Cet honneur échut à un médecin français, Jean Pecquet,
né à Dieppe en 1622, l'année même où Aselli découvrit les
vaisseaux lactés. Il fit la découverte qui l'a immortalisé,
en 1647, étant encore à Montpellier simple étudiant. Il
vint continuer ses recherches à Paris, et ne tarda pas à
démontrer que ces vaisseaux du chyle, dont l'aboutissant
était, croyait-on, le mésentère, le foie ou la rate, se rendent à la partie inférieure du canal thoracique, lequel

verse le chyle dans la veine sous-clavière gauche. Ainsi
finit le règne du foie et tombèrent les dernières objections
que les vieux docteurs opposaient encore à la doctrine
d'Harvey. Le *Journal des savants* de l'an 1668 renferme
une lettre de M. Pecquet à M. de Carcavi touchant une
nouvelle découverte de la communication du canal thoracique avec la veine émulgente. C'est le meilleur abrégé
de ses ouvrages latins sur ce sujet, qui passionnait alors
tous les curieux, à savoir, la circulation du sang et le mouvement du chyle. Pecquet entra à l'Académie des sciences
en 1666, il mourut en 1674, victime de l'abus des liqueurs
fortes. Il est souvent question de lui dans la Correspondance
de la marquise de Sévigné. On l'appelait le petit Pecquet,
à cause de sa taille exiguë.

La découverte de Pecquet précéda de bien près celle des
vaisseaux lymphatiques, faite en 1650, à Leyde, par le
Suédois Olaüs Rudbeck, filleul de Gustave-Adolphe, pensionnaire de la reine Christine. Ce fut en étudiant l'anatomie des vaisseaux chylifères, que le jeune anatomiste,
— il n'avait que vingt ans, — découvrit le système vasculaire qui avait cause l'erreur d'Aselli. Rudbeck, qui était
aussi excellent botaniste et savant archéologue, mourut
professeur à l'Université d'Upsal, en 1702.

La découverte des canaux du chyle et de la lymphe,
dont les liquides vont se verser, par deux voies distinctes,
dans le torrent de la circulation veineuse, fit beaucoup
pour l'anatomie générale, laquelle a pour objet de grouper
les parties similaires dans la série organique. La dissection de ces vaisseaux mit dès lors en évidence leur analogie avec les veines ; et ce rapprochement, très légitime,
eut pour effet d'appeler l'attention des anatomistes sur la
composition, la structure et la disposition intérieure du

système vasculaire. C'est ainsi qu'on s'élevait insensiblement à la conception de l'unité des divers appareils qui concourent à l'accomplissement d'une grande fonction, et que de la dissection et de la vivisection naissait cette anatomie vivante, connue sous la dénomination de physiologie.

Ces progrès simultanés devaient favoriser ceux de la chirurgie. Plus positive que la médecine interne, et plus voisine de la certitude, elle a pour base l'anatomie, et ressemble fort à la physiologie expérimentale. En chirurgie, il n'y a pas lieu aux conjectures et aux hypothèses ; il faut y voir clair, et pour établir le diagnostic, et pour instituer le traitement. Si le chirurgien est généralement moins disert et moins raisonneur que le médecin, il est en revanche plus net, plus précis, plus sûr de lui-même. La connaissance de la réalité lui vient par les sens, de sorte que l'expérience qu'il acquiert par l'observation est infiniment plus près de la nature que celle qui ne peut se compléter que par le raisonnement et l'imagination. Le caractère plus pratique de la chirurgie la soustrait aux périls qui menacent la médecine par les théories souvent imaginaires.

Les Arabes, malgré tous leurs efforts pour imiter les Grecs, n'ont pas eu proprement de chirurgie. C'est qu'ils n'avaient point d'anatomie, et qu'ils ne firent pas faire un seul pas à la physiologie. Leurs chirurgiens, distincts des médecins, ne s'élevèrent pas beaucoup au-dessus des empiriques. Avenzoar et Abulcasis lui-même, malgré son grand luxe d'instruments, sont bien loin de Paul d'Egine, et surtout de Celse, qui nous a laissé un manuel admirable dans sa brièveté de la grande chirurgie grecque, depuis les successeurs immédiats d'Hippocrate jusqu'aux premiers temps de l'empire romain.

Il fallut plus de quinze siècles pour renouer la tradition.

L'Italie, qui en tout et pour tout, inaugura la renaissance
et fut, après la Grèce asservie, la seconde mère de la civilisation occidentale, l'Italie, terre féconde en génies inven-
tifs, enseigna la chirurgie à l'Europe. Roger de Parme,
Rolando et les quatre maîtres qui le commentèrent, Bruno,
Hugues de Lucques, Théodoric, sont mieux que de simples
compilateurs. A la pratique d'Abulcasis, ils ajoutent les
résultats de leur propre expérience, des observations et
des correctifs utiles. Guillaume de Saliceto, né à Plai-
sance, professeur à Vérone, a été dignement loué par Guy
de Chauliac, qui lui devait beaucoup. Lanfranc, de Milan,
son disciple, exilé à la suite des guerres civiles, vint à
Paris à la fin du xiv$^e$ siècle, et ouvrit des cours publics de
chirurgie. Il ne fut pas le seul de sa nation qui donna cet
exemple. L'Université de Paris, qui commençait à s'affranchir du joug ecclésiastique, attirait dès lors des étudiants
de tous les pays.

Jamais époque ne fut plus propice à un enseignement
de propagande, tel qu'il le fallait pour répandre les lumières.
Les croisades et la guerre des Albigeois avaient déniaisé
les barbares du Nord par le contact de l'Orient et de la
brillante civilisation du Midi ; et les connaissances utiles
commençaient à s'imposer à côté des niaiseries scolastiques. Jean Pitard, chirugien de Louis IX, qui suivit son
maître dans ses expéditions d'outre-mer, et de Philippe
le Bel, fonda également le Collège des chirugiens de Paris,
qui rivalisa bientôt avec son éternelle ennemie, la Faculté
de médecine. Grâce à cette fondation mémorable, la chirurgie fut enseignée, propagée, cultivée. L'ouvrage de Guy de
Chauliac, qui est l'encyclopédie chirugicale de cette époque,
montre ce que l'on aurait pu faire dans cette partie, si des
préjugés consacrés par une longue tradition n'eussent arrêté
essor de l'art renaissant. L'orgueil clérical fut un obstacle

à ses progrès. En s'opposant à là sécularisation de l'art, les clercs prétendaient l'asservir.

A l'aide des barbiers, qui, grâce à la connivence des médecins et à la tolérance des chirurgiens, pratiquaient les petites opérations, la Faculté de médecine, jalouse du collège de Saint-Côme, ne négligea rien pour humilier et avilir les chirurgiens de robe longue. Au nom de l'Université, dont elle faisait partie, la corporation des médecins prétendit régenter là médecine et là chirugie : elle descendit jusqu'à faire des leçons en langue vulgaire à ces barbiers ignares qu'elle opposait aux chirurgiens, comme si la chirurgie, qu'un grand chirurgien a nommée la médecine opératoire, n'était pas une branche de l'art de guérir.

L'intervention de la justice fut impuissante contre ces rivalités misérables, qui tournèrent au détriment de l'art. Les chirurgiens de Saint-Côme furent humiliés, avilis au profit des barbiers, créatures et instruments des médecins. Comme l'Église se refusait à verser le sang, le caustique remplaçait le fer, et tel homme qui maniait avec adresse le scalpel de l'anatomiste n'eût jamais consenti à se servir du bistouri. C'est ainsi que l'Inquisition brûlait les hérétiques et les mécréants, tout vifs ou après strangulation, au lieu de les égorger ; tant elle avait horreur du sang ! tant il est vrai que la superstition est une maladie funeste !

L'Italie prit l'initiative de l'émancipation. Après les compilateurs, tels que Nicolas de Falconis, Léonard Bertapaglia, Pierre d'Argelata, Barthélemy de Montagnana, Marco Gatinaria, elle produisit des novateurs hardis, qui, suivant une expression très juste, cessèrent de compiler pour observer là nature. Tels furent, entre autres, Antonio Benivieni et Alessandro Benedetti, érudits pleins de discernement, observateurs expérimentés, opérateurs habiles et heureux. Ils ouvrirent la voie à Jean de Vigo, médecin du pape Jules II, et à Béranger de Carpi, anatomiste et chirurgien célèbre, partisan, comme Vigo, du mercure employé en qualité de spécifique. Le premier connaissait l'usage des ligatures pour arrêter les hémorrhagies, et il a décrit le procédé. Alphonse Ferri, un autre Italien, a donné le premier l'histoire complète des plaies par armes à feu, qu'il considérait comme empoisonnées, et qu'il traitait en conséquence par l'huile bouillante. Son contemporain, Bartolomeo Maggi combattit cette erreur, et substitua un traitement plus simple à cette méthode barbare. Du reste, les moyens simples et naturels tendaient à s'introduire dans la pratique, depuis que Michel-Ange Biondo s'avisa de traiter les plaies avec de l'eau pure. Vers la même époque, Jean de Romanis et Mariano Santo, modifièrent l'opération de la taille par un procédé qui devait faire en France, où il fut tenu secret, la réputation et la fortune des Colot, durant plus d'un siècle et demi, jusqu'au moment où François Colot, le dernier de cette famille de lithotomistes, mort en 1706, fit connaître la méthode opératoire, dans un ouvrage posthume, qui fut publié par Sénac, en 1727.

Enfin, l'Italie eut la gloire de rajeunir cette opération merveilleuse, par laquelle la chirurgie parvient à restaurer les oreilles, le nez, les lèvres, les paupières, détruites ou mutilées, et que l'on nomme autoplastie, parce que c'est avec la substance même d'un autre membre du patient que s'opère la restauration de l'organe compromis. Gaspard Tagliacozzi, professeur d'anatomie et de chirurgie à Bologne, s'est illustré en publiant, à la fin du xvi⁰ siècle, l'histoire de cette opération merveilleuse, qu'il enrichit lui-même d'un grand nombre de procédés ingénieux.

La vraie chirurgie est celle qui répare, restaure et conserve, réduisant autant qu'il se peut les mutilations et opérations sanglantes.

L'influence de l'école chirurgicale italienne se fit sentir jusqu'en Allemagne, où les préjugés d'un autre âge tenaient encore les médecins étroitement rivés à la tradition. Les essais d'iconographie anatomique de Peiligk et Hundt, les traités spéciaux de Saler et de Gesdorf, les observations originales de Lange, les livres de Rœslin et de Ryff, préparent la réforme de Paracelse, dont la grande chirurgie renferme des vues justes et profondes, notamment sur la guérison naturelle des plaies, sur les limites respectives de la nature et de l'art, et sur l'indissoluble union de la chirurgie et de la médecine. Il fallut des siècles pour établir ces principes.

L'Espagne particulièrement profita des conquêtes dont on était redevable aux Italiens. A cette époque, la péninsule n'était pas fermée du côté du continent et de la Méditerranée, comme elle le fut sous le règne de Philippe II. Depuis la fondation du collège espagnol de Bologne par le cardinal Gil d'Albornoz, les deux péninsules étaient en communion d'idées; et l'on peut dire que l'Espagne de la Renaissance était comme une province italienne. Du côté des Pyrénées, tant que les communications furent libres, les Espagnols apprirent beaucoup de l'Université de Montpellier, près de laquelle Jean Bruguera, au milieu du xv⁰ siècle, avait fondé un collège de médecine pour les Espagnols. En 1488, Ferdinand le Catholique autorisait les médecins et les chirurgiens de Saragosse à ouvrir les corps des malades morts à l'hôpital. Des praticiens expérimentés suivaient le corps de troupes que les rois catholiques envoyèrent en expédition contre les Mores de Grenade. Plus tard, le séjour en Espagne d'André Vésale favorisa les études anatomiques

et chirurgicales, ainsi que l'attestent les noms de Jean de
Valverde, restaurateur de l'anatomie, qu'il avait apprise de
Realdo Colombo, fameux professeur de Padoüe, et Dionisio
Daza Chacon, chirurgien de don Juan d'Autriche, fils de
Charles-Quint, et de l'infortuné don Carlos, fils de Philippe II;
savant homme, praticien d'une rare expérience, qui composa
le premier en langue vulgaire un grand *Traité théorique
et pratique de chirurgie*, où l'observation personnelle,
enrichie de faits nombreux, recueillis dans les camps, les
hôpitaux et l'exercice privé, est encadrée avec soin dans la
tradition de l'art, puisée discrètement aux meilleures
sources.

Ce maître de la chirurgie espagnole devait beaucoup
assurément à l'enseignement qu'il reçut dans les universités
de Valladolid et de Salamanque ; mais il se forma surtout
dans ses voyages à la suite des armées, tant sur mer que
sur terre. A sa grande expérience il joignait beaucoup de
candeur et de modestie, vertus rares qui rehaussent son
mérite singulier et font le charme de ses utiles écrits.

Daza Chacon peut soutenir la parallèle avec Ambroise
Paré, qu'on a surnommé le père de la chirurgie moderne,
par une métaphore trop familière à nos historiens.

Cet homme remarquable n'eut pas, comme son contemporain le chirurgien espagnol, les avantages que procure
une bonne éducation. Il aborda l'étude de l'art qu'il devait
illustrer sans préparation littéraire. Aussi lutta-t-il péniblement contre le préjugé qui refusait le savoir même aux plus
habiles, quand ils ne savaient point le latin ; et bien que dès
l'âge de vingt-six ans il eût acquis assez d'habileté dans
la pratique pour passer de l'Hôtel-Dieu de Paris au service
sanitaire des armées, il ne fut admis aux examens qu'il
fallait subir pour être agrégé au collège des chirurgiens de

Paris qu'en 1554 (le 18 août). Il fut nommé successivement bachelier, licencié et docteur en chirurgie dans l'espace de cinq mois. Il avait alors bien près de quarante-cinq ans ; et sa réputation, acquise sans titres, l'introduisit à la cour des rois de France, comme chirurgien ordinaire. Il devint premier chirurgien en 1562, et remplit cette charge sous Charles IX et Henri III. Il y a tout une légende sur la manière dont il échappa au massacre de la Saint-Barthélemy, ce qui met hors de doute sa qualité de protestant, confirmée par sa fameuse devise, plus digne d'un dévot que d'un naturiste. Il mourut à Paris, en 1592.

L'amour de l'art fut porté chez lui jusqu'à la passion. Son génie inventif et observateur resta libre des préjugés de doctrine et d'école ; il prit son essor sans être gêné par le souvenir des livres ; il vit par ses propres yeux, et jugea avec un sens droit. Il débarrassa la pratique chirurgicale d'un attirail trop fastueux, réduisit le nombre des moyens et des remèdes réputés curatifs, et tendit constamment à la simplicité, soit dans les procédés operatoires, soit dans les méthodes curatives. On lui doit la ligature des artères dans les amputations et le traitement de l'anévrisme ; la réforme de la thérapeutique des plaies par armes à feu, et particulièrement des plaies de tête ; la proscription des pratiques barbares et routinières, dont le moindre inconvénient était d'épuiser la sensibilité du blessé, et de le soumettre à des opérations inutiles et pires que le mal. Comme tous les chirurgiens de premier ordre, il fut conservateur, et comprit excellemment que le manuel opératoire n'est pas l'essentiel de la chirurgie. Sa riche expérience lui suggéra des vues très saines sur l'expertise chirurgicale : il montra en mainte circonstance comment le chirurgien peut éclairer la justice et l'aider dans la recherche de la vérité. A ce titre, Paré peut passer pour un

des promoteurs de la médecine légale, et à coup sûr pour
un des plus remarquables précurseurs de Paul Zacchias,
le plus illustre des médecins légistes.

En somme, c'est une belle effigie que celle de cet
homme de bien dont le nom est devenu populaire.

Le revers de la médaille nous le montre un peu crédule,
un peu bavard jusqu'au commérage, trop confiant en des
remèdes plus que suspects, un peu bien suffisant dans sa
modestie, et toujours préoccupé d'étaler une érudition
intempestive ou superflue. Ce sont là des travers qui ne
sauraient ternir ni l'éclat de son nom ni sa réputation
d'intégrité. Dans le volumineux recueil de ses œuvres il y
a beaucoup de faits et d'anecdotes d'un vif intérêt pour
l'histoire : la lecture de cet auteur n'est pas sans charme ;
il écrit avec beaucoup de naturel, de naïveté et de bonhomie, d'une bonhomie assaisonnée de malice.

Les mêmes qualités recommandent les écrits d'un de
ses contemporains, Pierre Franco, que la France peut
revendiquer, puisqu'il est né à Turries, près de Sisteron,
en Provence. Lui aussi, il fut son propre maître, rempli
d'originalité, et amoureux de son art, qu'il exerça tour à
tour dans les principales villes de Suisse. On suppose qu'il
était protestant, et que l'intolérance l'obligea de s'expa-
trier. Il rentra en France vers la fin de sa vie, et mourut
probablement à Orange, on ne sait à quelle date. Franco
n'est point érudit, et ne cherche pas à le paraître. C'est par
là qu'il se distingue de la plupart des chirurgiens de son
temps. En revanche, il observe profondément, décrit avec
précision, et juge avec un bon sens inflexible. Il n'est pas
enthousiaste des opérations les plus difficiles qu'exécutait
le chirurgien. C'est lui qui, après avoir exposé une de
ses cures les plus brillantes, ajoute naïvement : « Combien

je vous engage à ne pas recommencer. » Ce qui prouve qu'il n'aimait point les tours de force. Sa probité rigide n'admet point les compromis : il avoue franchement ses fautes et ses insuccès, sans plaider les circonstances atténuantes. Doué du génie inventif, il savait trouver des ressources au moment d'agir, comme le général qui change son plan de bataille en présence de circonstances imprévues. Son nom demeure attaché à deux des opérations les plus graves de la chirurgie, le débridement des hernies et l'extraction de la pierre, dans lesquelles il a innové heureusement. On lit encore avec profit les deux volumes où il a consigné ses observations dans une langue simple, claire, et naïvement originale.

L'Espagne peut opposer à ces deux noms illustres un émule de Daza Chacon, Jean Fragoso, de Tolède, qui cultiva avec un égal succès la médecine et la chirurgie. Il fut à la fois le premier médecin et premier chirurgien de Philippe II. Ses écrits chirurgicaux, en castillan, annoncent un esprit original et indépendant, riche d'expérience, réfractaire aux préjugés, éclairé par l'observation, très clairvoyant dans toutes les parties de la chirurgie, remarquable surtout par ses vues très justes sur la nature et le traitement des blessures par armes à feu, et des plaies de la tête. Fragoso est un des plus dignes représentants de l'école chirurgicale espagnole, pour laquelle le docte et patient Morejon a revendiqué une place d'honneur à côté des écoles italienne et française ; revendication d'autant plus juste que les Espagnols, loin de suivre les Arabes, comme il eût été naturel, se tournèrent vers les doctrines qui naquirent en Italie, et surent allier le culte de la tradition antique avec l'amour du progrès. C'est par eux que la matière médicale s'enrichit de racines, de résines et de plantes

salutaires, importées du Nouveau-Monde en Europe. A
aucune époque il n'y eut en Espagne autant d'explorateurs
et d'excellents naturalistes. Mais ce soleil qui se levait sur
les deux mondes, selon un mot célèbre, devait souffrir une
longue éclipse, depuis le jour où l'Inquisition tint la pensée captive jusqu'au lent affranchissement des esprits
qui ne commença que bien tard au xviii⁰ siècle.

En France, les progrès de la chirurgie furent entravés,
non par la tyrannie de la foi, mais par une autre espèce d'intolérance, plus ridicule et non moins odieuse. La Faculté
de médecine, jalouse du Collège des chirurgiens, non contente de les exclure de chez elle, entreprit de les avilir, en
leur associant les barbiers. Par cette association dégradante, la corporation des chirurgiens se trouva exclue de
l'Université. Cette vengeance d'une bassesse inouïe semble
justifier le vieux proverbe : « Il n'est pire haine que celle
des médecins. » Retranchés de la famille médicale, comme
des membres pourris, les chirurgiens de Saint-Côme sont
contraints à donner asile à l'ignorance, à l'adopter et à la
consacrer par leurs propres décrets. Une telle proscription
ne pouvait qu'amener la décadence.

Avant Ambroise Paré, le collège de Saint-Louis citait
les noms de Vavasseur, de Lefort, des deux de Lanoue, de
Héry, de Tagault, de Guido Guidi, professeur de médecine
au Collège de France et premier médecin de François Iᵉʳ;
et après Paré, ceux de Pigray, de Guillemeau, de Pineau,
de Demarque, de Rousset, de Thévenin, d'Habicot, de Ca-
brol, des deux d'Amboise, et tant d'autres dont la succession glorieuse se perdit faute d'héritiers. Les médecins
triomphèrent des chirurgiens au détriment de la chirurgie,
qui végéta misérablement. Triste exemple de ce que peuvent
les corporations puissantes contre le bien public. Les plus

dangereux privilèges et les plus vivaces sont ceux qui s'abritent à l'ombre de la science.

Du reste, l'empire que la médecine prétendait exercer sur la chirurgie ne rencontra pas, après la Renaissance, une opposition bien vive. L'influence des Arabes fut longue ; les onguents et les drogues tendaient à remplacer les moyens énergiques qu'exigent les cas graves. Les Italiens eux-mêmes, trop attachés aux traditions de l'école de Salerne, ménageaient beaucoup le fer et le feu. C'est ce que Marc-Aurèle Séverin reprochait à Fabrice d'Aquapendente et à l'école de Padoue, restée fidèle aux doctrines de ce grand maître ; et il devait avoir raison, puisque les étrangers qui affluaient à Padoue désertèrent cette université pour celle de Naples, où enseignait avec éclat ce partisan résolu des moyens héroïques.

C'est d'après les mêmes principes, que la grande chirurgie, tombée, pour ainsi dire, en quenouille, fut restaurée en Suisse par Fabrice de Hilden et par Félix Wurz, et par eux, dans les pays de langue allemande.

Ce qui caractérise l'art chirurgical de cette période de restauration, c'est l'universalité. La plupart des réformateurs embrassent dans leurs études les lésions de toute nature et de toute provenance, et restreignent ainsi le domaine illimité des spécialistes et des empiriques. Ils obtiennent ce double résultat, en donnant pour base à la chirurgie la connaissance approfondie des organes, acquise par de patientes dissections ; et, comme à défaut de cadavres humains, ils sont obligés de faire leurs recherches et leurs expériences sur des animaux morts ou vivants, ils inaugurent la méthode expérimentale, d'où naîtra à son heure la physiologie positive, et fondent pratiquement l'anatomie comparée.

Tels sont les services que la science de la vie doit aux chirurgiens, méconnus ou négligés par la plupart des historiens de la médecine, par suite du préjugé séculaire qui les considérait comme des praticiens utiles sans doute, puisque les médecins ne pouvaient pas les remplacer, mais d'un ordre inférieur. Cette hiérarchie ridicule, empruntée aux traditions de l'Église, a nui beaucoup aux progrès généraux de l'art. Le mal a duré jusqu'au jour où la chirurgie émancipée, affranchie d'un long servage, montra qu'elle était égale à la médecine en utilité et en dignité, et se vengea généreusement de sa rivale en la relevant de sa décadence.

On se souvint alors que le premier et le plus grand des physiologistes, Harvey, avait suivi les leçons de ce Fabrice d'Aquapendente, le plus savant des chirurgiens, et l'on pourrait dire sans figure, le maître de tous les chirurgiens de son temps, presque tous ayant suivi ses cours de l'Université de Padoue, où il enseignait alternativement l'anatomie et la chirurgie, en digne successeur de Vésale et de Fallope. Cet homme illustre, né dans une grande famille, s'honora d'exercer la chirurgie et la fit marcher l'égale de la médecine. Ses écrits se font tous remarquer par le caractère d'universalité qui révèle un esprit vaste, curieux, élevé, et habitué à fonder ses jugements sur la comparaison. Il appartenait à cette race de novateurs prudents et résolus, que l'amour éclairé du progrès avertit de ne point oublier le passé, de ne pas dédaigner l'expérience des siècles.

Tels furent aussi les grands médecins de la période de transition, ceux qui succédèrent aux commentateurs enthousiastes des anciens, et qui ouvrirent proprement l'ère moderne, respectueux de l'antique autorité des maîtres, mais plus encore de la vérité, qui est l'autorité suprême.

A la tête de cette phalange d'élite, marchent deux hommes qui ont illustré entre tous la médecine française :. Fernel et Baillou.

Le premier fit un effort prodigieux pour sauver de la rage des chimistes enrégimentés sous Paracelse, le plus excellent de Galien et des Arabes, en mettant au service de la tradition, ébranlée jusqu'en ses fondements, la netteté d'un esprit naturellement clair et juste, fortifié par l'étude profonde des sciences mathématiques, avec une forme lucide, élégante, littéraire, qui le placent comme écrivain et comme professeur tout auprès de Boerhaave, ce maître sans pareil dans l'exposition des doctrines et dans l'art d'enseigner. Fernel eut la gloire d'introduire le premier la méthode dans l'enseignement oral et écrit, et il n'y en a pas eu depuis de meilleure. Ce n'est pas sans raison qu'on l'a comparé à Descartes, dont le système est ruiné de fond en comble, tandis que sa méthode est toujours debout. Il a dirigé les esprits dans la recherche de la vérité.

Voilà ce qu'il faut rappeler à ceux qui jugent de haut les dogmes et les théories. Il est rare que les erreurs mêmes des grands esprits ne soient pas fécondes, et les grands esprits sont ceux dont les efforts pour chercher la vérité servent d'exemple au commun. Le plus illustre des médecins anciens après Hippocrate, Asclépiade, consacra toute son intelligence à fonder une méthode d'observation qui est encore la seule à l'aide de laquelle se soutiennent la pathologie et la thérapeutique générales, autant dire toute la médecine. La gloire des inventeurs le cède peut-être à celle de ces guides intellectuels qui montrent la voie, tenant en main le flambeau qui éclaire et le fil conducteur. Le tort des esprits étroits ou superbes, qui dédaignent la tradition, est de croire que les faits acquis sont la science même. Il est vrai que c'est avec eux que la science se fait; mais ce ne sont que des matériaux de construction. Le génie consiste à voir l'unité, la continuité, la succession, l'évolution, en {un mot, des doctrines fondamentales, et à concevoir les principes qui ne varient point, en autres termes, ce qu'on a appelé la perpétuité de la médecine.

Baillou suivit Fernel, et perfectionna la méthode, en se dégageant des théories galéniques, et en empruntant à Hippocrate la considération des choses extérieures, du milieu, comme nous disons. Fin et judicieux observateur, il étudia les maladies dans leurs rapports avec les lieux, les climats et les saisons, faisant la part de ce qui est individuel et propre au malade, et de ce qui est général et commun. C'est par cette comparaison des ressemblances et des différences, qu'il restaura la théorie fameuse des constitutions atmosphériques et médicales, ébauchées de main de maître dans les Épidémies d'Hippocrate. Par là se recommandent ces observations admirables, ou consultations, qui forment le fond même de l'histoire naturelle des maladies. Comment s'étonner que Baillou fût encore en honneur dans la seconde moitié du xviiie siècle, où Tronchin, renommé dans toute l'Europe, se fit son éditeur ? Baillou a produit Sydenham, le plus illustre des praticiens modernes, et Sydenham devait beaucoup à Barbeyrac, le plus célèbre des praticiens de Montpellier, dont il connut la pratique par l'intermédiaire de son ami le philosophe Locke. L'Angleterre, si jalouse de ses gloires, ne peut refuser à la France un reflet de celle de Sydenham.

Fernel et Baillou sont les deux plus grands maîtres de l'ancienne Faculté de Paris; ils furent l'un et l'autre dans les honneurs sans les avoir recherchés, et à tous leurs

titres, qu'ils portèrent modestement, ils ajoutèrent ce qu'il
y a de plus rare au monde : la bonté, la probité, le désintéressement. Heureuse la corporation qui les compta
parmi ses membres, si la routine, le préjugé et la prétention à l'infaillibilité, assez ordinaire chez les docteurs
régents, ne l'eussent entraînée à des mesures regret-
tables contre les novateurs et les innovations. Ces doctes
personnages en robe et en bonnet carré n'entendaient
pas que l'antimoine fût un remède efficace, que le quinquina guérît les fièvres périodiques, et dans leur jargon
doctoral, ils traitaient de charlatans (*circulatores*) les
faibles esprits qui admettaient la circulation du sang. Ces
gardiens inflexibles de l'orthodoxie plaidaient en justice
contre les hérétiques, et les condamnaient au silence par
arrêt du Parlement.

Il faut rendre cette justice à la Faculté de Montpellier,
qu'elle ne se rendit jamais ridicule au point de faire consacrer l'intolérance par les tribunaux. Les têtes chaudes
ne manquaient point dans cette corporation fameuse; mais
l'esprit de Rabelais vivait toujours parmi ces docteurs du
Midi, ainsi que l'atteste le livre remarquable de Laurent
Joubert, *Erreurs populaires au fait de la médecine, et
régime de santé*, un des meilleurs du xvi⁰ siècle. Joubert
valait incomparablement mieux que son successeur Dulaurens, qui fut accablé des faveurs du roi Henri IV.

Les deux facultés se disputaient la protection des rois,
et s'usaient en mesquines querelles de rivalité, tandis
que la révolution opérée par le fougueux Paracelse suivait ailleurs son cours et transformait à vue d'œil là
théorie médicale.

L'alchimie, par laquelle les Arabes se distinguèrent
uniquement des Grecs leurs modèles, transportée en

Occident, se tourna contre la médecine des Arabes et des
Arabistes, et n'épargna point Galien, ou plutôt le galénisme, qu'il faut considérer comme un amalgame des doctrines grecques et orientales. Au lendemain de la réforme
de Luther, cette scolastique médicale, composée de paganisme et d'islamisme, scandalisa les esprits fervents, et
un nouveau dogme surgit, dont la base, à le bien voir,
était la foi aux miracles. La nature fut assimilée à une
sorte de providence active et vigilante, dont il fallait
interpréter les désirs et les volontés, en donnant satisfaction à ses exigences par des remèdes extraits des minéraux et des plantes, dans lesquels on croyait saisir des
affinités mystérieusee avec les organes et les propriétés
vitales. C'est ainsi que la doctrine des médecins dits
naturistes, ou partisans de la nature médicatrice, se
transformait insensiblement en mysticisme et en métaphysique religieuse.

L'archée de Paracelse était une première incarnation
de l'entité d'école désignée sous le nom de force vitale, de
principe vital.

Tel fut le germe de la théorie beaucoup plus complexe
de Jean-Baptiste Van-Helmont, une des plus grandes
figures de la médecine, et, à coup sûr, la plus étrange,
sans en excepter les génies les plus singuliers de la Renaissance, tels que Henri-Corneille Agrippa, Jérôme Car-
dan et Jules-César Scaliger, tous trois médecins, renommés pour leur esprit subtil, l'amour du paradoxe et du
merveilleux, et surtout par une vanité prodigieuse, qui
touchait à la déraison.

Sans être positivement fou, Van-Helmont passa presque
toute sa vie en proie aux hallucinations et à l'illuminisme,
ainsi que l'attestent ses curieux ouvrages, dont la forme et
le ton rappellent beaucoup la manière de deux auteurs qui

n'ont rien de commun qu'une imagination intempérante, saint Augustin et le chancelier Bacon. Que ses facultés imaginatives l'emportaient infiniment sur la raison et le jugement, c'est ce qu'on ne saurait contester après avoir lu ses singulières élucubrations, mot juste qui exprime très bien la tendance, ou mieux l'aptitude de ce rare esprit à rêver tout éveillé.

Il naquit à Bruxelles, dans une famille noble. Privé de son père, il eut pour guide une mère pieuse et tendre. Il fit ses études avec éclat à l'Université de Louvain. Jugé capable d'être reçu maître ès-arts, dès l'âge de dix-sept ans, il refusa ce titre, par humilité, reconnaissant lui-même, après un examen sévère auquel il s'était soumis, qu'il ne savait que des mots. Résolu d'être son propre maître, il quitta les écoles, renonça aux avantages d'une riche prébende, et implora les lumières d'en haut pour savoir quelle carrière serait la sienne. Les Jésuites, qui venaient de s'établir à Louvain, malgré les autorités civiles et ecclésiastiques, n'eurent point de prise sur lui. Toujours en quête de la vérité, Il se mit à étudier les pythagoriciens et les stoïciens, et il fut sur le point de se faire capucin. Une vision qu'il eut en songe le détourna de cette vocation passagère. Le droit le tenta un moment, mais le terrain lui parut peu solide. La lecture de Dioscoride lui apprit que tout le fatras de la matière médicale n'avait ajouté que peu de chose aux richesses de cet auteur. Naturellement, cette observation le mit en défiance contre l'abus et la multiplicité des remèdes. Sentant croître son goût pour les sciences naturelles et médicales, il lut Fernel et Fuchs, c'est-à-dire les deux auteurs qui résumaient le mieux la pathologie et la thérapeutique, toute la médecine. Il ne fut pas charmé, loin de là. Hippocrate l'intéressa davantage; il savait par cœur les

*Aphorismes.* Il étudia ensuite Galien, Avicenne, tous les auteurs grecs et arabes, sans oublier les modernes. En relisant les analyses et les extraits de ces médecins anciens et nouveaux, il se trouva plus pauvre que jamais, et regretta le travail de tant d'années. Il lui sembla que l'art de guérir n'était qu'imposture, et que la pauvre humanité était bien à plaindre de subir le fléau des médecins partagés entre l'incertitude et l'ignorance. Invoquant de nouveau le Ciel pour frayer une voie à son ardente charité, il eut encore une vision qui le décida à se faire médecin. Pendant trente ans, assure-t-il, sa vie fut consacrée à l'étude ; il voulait connaître à fond la nature des minéraux et des plantes. Il n'épargna ni dépenses, ni veilles, ni prières, ni lectures, ni expériences de tous les jours, cherchant la vérité sans relâche et rectifiant ses erreurs. Reçu docteur en médecine à l'Université de Louvain, en 1599, à l'âge de vingt-deux ans, il fit un long voyage dans les Alpes et les pays alpins ; rentra chez lui pour se livrer à l'étude pratique de la chimie ; puis se remit en route pour visiter la France, l'Espagne et l'Angleterre. Il était de retour en Belgique en 1605. Richement marié à Wilvorde, il se livra tout entier aux recherches et opérations de l'alchimie, et acquit le titre de philosophe par le feu, c'est-à-dire d'alchimiste. C'est pendant ce laps de temps, qu'il guérit, assure-t-il, des milliers de malades désespérés, avec des remèdes de son invention. Il prédit sa mort, la vit venir avec sérénité, et dicta ses dernières volontés à son fils, relativement à la publication de ses ouvrages. On ne peut les lire sans se rappeler que l'auteur avait vu son âme sous la forme d'une petite flamme bleuâtre ; il avoue s'être entretenu quelque temps avec ce feu follet, et il faut savoir gré à ce mystique d'avoir imaginé une âme visible, tangible et pondérable.

Cette anecdote, très authentique, ressemble un peu à celle de Brutus qui s'entretint avec son mauvais génie à la veille du combat de Philippes. Socrate entendait son génie et ne le voyait point. Van-Helmont voyait et entendait son âme ; donc son hallucination était double. Comment s'étonner qu'il ait raisonné comme un halluciné? Les esprits ne lui faisaient pas peur ; il en a mis partout, avec une profusion qui prouve que le sens de la vitalité, le sentiment vital, était chez lui très intense. Iluminisme à part, ce voyant animait tout dans la nature, comme l'antique mythologie. De là ses idées sur le magnétisme animal et sur les vertus des pierres, des plantes et des sources thermales et minérales. Il ne concevait point la force sans la vie, et il était bien près de la formule animiste et vitaliste : « C'est la fonction qui fait l'organe. »

Ce souffle, qu'il admettait dans tous les corps de la nature comme un principe de vie, comme un germe vital, qui combine, arrange et subordonne les éléments organiques, ne différait pas au fond de la conception d'Aristote, le moins spiritualiste des métaphysiciens, dans son traité de l'*Ame*, qu'il faut considérer comme un essai de haute physiologie. Ce souffle de vie, en germe dans la semence, féconde la matière. De la combinaison de ces deux éléments résulte l'archée, c'est-à-dire, la vie active, une entéléchie, suivant le langage aristotélique, ayant en soi son principe et sa fin.

L'archée est comme un monarque qui gouverne toute l'économie par des ministres préposés à l'administration partielle. Chaque organe a le sien, avec des attributions spéciales, bien définies. Chacun de ces ministres est inamovible et tenu à la résidence; ils obéissent tous à la direction de l'archée général, qui surveille tous les mouvements organiques. Tant que l'administration se fait conformément à cette hiérarchie, tout va bien dans l'économie animale, et c'est la santé ; la maladie survient dès que l'ordre est troublé par la révolte d'un archée inférieur. Tous les autres organes se ressentent de cette insurrection; et le traitement consiste à rétablir l'harmonie altérée en faisant rentrer les mutins dans le devoir.

Sous le voile de l'allégorie se découvrent des vues supérieures et des vérités profondés. Si l'on écarte les conceptions mystiques et les métaphores, il est impossible de ne pas voir dans cette théorie originale la doctrine de l'unité vitale au milieu de la variété organique; la mutuelle dépendance des fonctions et des organes ; la solidarité de tous les membres de cette république, où la paix naît de l'ordre par la sympathie et la coopération. Jamais on ne commenta plus ingénieusement la pensée fondamentale d'Hippocrate : « Tout conspire, tout concourt, tout tend d'un commun accord au résultat final. »

C'est là peut-être la meilleure formule de la vie et de la santé.

Cette conception supérieure de la vie générale de l'économie animale et de la vie individuelle des organes reste toujours debout, après tant de siècles, et la découverte des infiniment petits dans l'organisme ne l'a point ébranlée. Un disciple de notre contemporain Virchow, l'a traduite en langage moderne dans un aphorisme pittoresque : « C'est la cellule qui est le médecin, et le sang, le pharmacien. » Formule singulièrement juste, qui rattache la plus récente des théories médicales à la tradition de la médecine hippocratique.

Cette tradition, Van-Helmont l'a respectée, et après avoir fait le tour de l'art de guérir tout entier, en s'éclairant des lumières d'une chimie très savante, très pénétrante; après avoir brisé en miettes l'idole du galénisme et pulvérisé les Arabes, il déclare, dans son dernier ouvrage intitulé *Fondements de la médecine,* qu'il rapporte à la chrétienté la doctrine des causes et des principes des maladies, connue d'Hippocrate et ensevelie dans l'oubli douze siècles durant. Exemple mémorable qui, ajouté à tant d'autres, prouve que tous les médecins qui ont mérité l'épithète de grands, — et l'on ne saurait la refuser à cet homme extraordinaire, — ont eu le respect de la tradition, très distinct du respect de l'autorité.

C'est aussi par ce sentiment intense de la vitalité, qu'on peut appeler le sens vital, que Van-Helmont, chimiste profond et créateur, qui a donné son nom aux gaz, qu'il sut très bien distinguer des vapeurs, ne s'avisa point de chercher dans les principes de la chimie l'explication des lois de la vie ; différent en cela de Paracelse, qui reste le chef et le patron des médecins dits iatro-chimistes. Aussi réhabilite-t-il l'estomac, organe essentiel de la nutrition, et semble-t-il donner la prééminence à ce viscère, un peu bien méconnu depuis Asclépiade, et qui représente dans sa doctrine le domaine central, sinon la résidence de cette âme sensitive, à laquelle il rapporte tous les actes physiologiques et pathologiques, tous les phénomènes de l'économie saine ou malade.

En somme, cet illuminé de génie, malgré son mysticisme et sa religiosité, ne donne pas dans les folies de Paracelse, et se trouve infiniment plus près de la vérité, de la raison et de la nature. La médecine peut glorifier cet homme original et indépendant, qui la délivra du galénisme et de l'arabisme, et qui prit avec une grande autorité l'initiative de la réaction contre la tyrannie envahissante des iatro-chimistes. Comme tous les esprits originaux, il est difficile à classer ; cependant, quoiqu'il fût grand chimiste, et que ses vues profondes en chimie

puissent le faire considérer comme le précurseur de La-
voisier, ce n'est point parmi les chémiatres qu'il le faut
ranger, mais entre les animistes et les vitalistes, dont les
doctrines se ressentent plus ou moins de l'influence religieuse, catholique ou protestante.

La médecine est tellement mêlée à la vie des sociétés
humaines, qu'il serait puéril de la considérer en dehors
des circonstances de milieu sociales, politiques et reli-
gieuses, comme une abstraction indépendante. Ce qu'il y a
de nouveau dans l'art médical, après le christianisme, ce
ne sont pas les acquisitions nouvelles, les faits inconnus à
l'ère antérieure ; ce sont les doctrines qui ont subi de près
ou de loin l'influence du dogme et de la théologie. C'est
par là surtout que la médecine moderne diffère profondément de celle de l'antiquité. Les médecins grecs n'avaient
point de religion d'État ; aussi sacrifièrent-ils rarement à
la superstition ; en fait de dogmes, ils ne connurent que
ceux de la philosophie, qui ne sont pas immuables.

Il en fut autrement des médecins juifs, chrétiens,
musulmans, et plus tard des médecins protestants. Ils
subirent tous plus ou moins, l'ascendant du surnaturel, et
non seulement eux, mais les maladies et le traitement des
malades. Sans parler des miracles, qui servaient à prouver l'impuissance et l'inutilité de l'art, ni de saint Côme
et de saint Damien, rivaux heureux d'Hippocrate et de
Galien, ne sait-on pas que les sciences occultes régnèrent
sur le monde aussi longtemps que la vraie science resta
dans l'ombre ? Faut-il rappeler que toutes les variétés de
la folie furent attribuées durant des siècles aux maléfices,
à la magie, à la sorcellerie, au diable, en un mot, auteur
présumé de tous les maux, de tous les vices, de toutes les
aberrations mentales ? L'étude des causes du mal phy-

sique et moral n'était pas plus difficile que celle des
causes de la peste, de la guerre et des autres fléaux des-
tructeurs. On voyait partout la main invisible de la Divinité, et le Ciel qui pesait sur la terre. Le merveilleux régnait en maître, et la vérité se morfondait dans son puits.
La raison, qui est la lumière de l'esprit, vacillait à chaque
pas entre les préjugés et la superstition, se heurtant tantôt aux croyances populaires, tantôt aux dogmes théologiques, vivant d'une vie précaire, à la fois timide et suspecte.

Paracelse est un adepte des sciences occultes ; Van-
Helmont, un croyant orthodoxe. Les deux grands réformateurs ont reçu chacun l'empreinte de leur siècle ; mais
ils ont en main l'instrument de l'analyse et la méthode
expérimentale. Par la chimie, qui décompose et combine
les corps, ils pénètrent plus profondément que les anciens
dans la connaissance des plantes et des drogues médicinales ; et à force d'expérimenter, ils finissent par éclairer
la pathologie en faisant de la chimie vivante, en autres
termes, en modifiant les organes malades et les forces
compromises, à l'aide de ces préparations savantes, dont
les éléments sont connus. C'est ainsi qu'ils démontrent la
solidité de ce profond aphorisme : « C'est le traitement
(ou la médication, comme on dit aujourd'hui) qui fait
connaître la nature du mal. » En arrachant la médecine
pratique à l'empirisme, par une étude approfondie de
l'action des remèdes, ils ne négligent point l'essentiel, et
s'attachent à montrer comment les organes coopèrent à
cette action, en agissant ou réagissant à leur tour. Ils
sont donc dans la voie qui mène à la médecine physiologique, suivant la formule de Broussais ; ils ne font point
abstraction de l'organisme vivant, de la vie active : telle
est la signification de leur archée ; ils se sauvent de
l'erreur par la métaphysique, et ne transforment point le

corps organisé pour vivre en un laboratoire de chimie ;
bien supérieurs en cela à d'autres qui, à côté d'eux et après
eux, multiplient les actions et opérations chimiques, en
supprimant l'opérateur, le facteur principal, c'est-à-dire
l'action organique et vitale.

Qu'on ne s'y trompe pas ; la réaction formidable qui se
produisit au XVIIe siècle contre les sectateurs égarés de
Paracelse et de Van-Helmont, a sa raison d'être dans la
prétention hautement affichée d'asservir la médecine à
la chimie. Les médecins qui traitaient les maladies par la
diète, l'expectation, les moyens de l'hygiène et un très
petit nombre de médicaments simples, savaient à quoi
s'en tenir, et ne consentaient point à considérer la machine organique qui fait la vie, ou par laquelle se fait la
vie, comme un amas de cornues, d'alambics, de tuyaux
distillatoires, de creusets, d'éprouvettes, en un mot,
d'appareils destinés aux opérations chimiques de toute
espèce : combinaisons, réactions, fermentations, efferves-
cences, explosions.

Ces réactionnaires à outrance, qui rabaissèrent l'orgueil
des chimistes et mirent à la raison les apothicaires, devenus plus entreprenants, ont bien mérité de l'art médical,
en ramenant la pratique au bon sens et à la simplicité des
moyens. Guy Patin lui-même, qui ne pouvait se consoler
du succès du vin émétique, adopté comme purgatif dans
une assemblée générale de la Faculté de Paris (29 mars 1666)
par une majorité de près de cent docteurs, Guy Patin
s'honora en publiant le Médecin et l'Apothicaire chari-
tables, traité de médecine populaire, ou pour mieux dire,
de médecine à bon marché, qu'il faut regarder comme la
satire des épiciers-droguistes, qui, sous le titre d'apothicaires, avec la connivence ou la complicité des médecins,

trafiquaient de ces compositions monstrueuses, énergiquement flétries par l'impitoyable frondeur, du nom très juste de cuisine arabesque.

L'épidémie chimique était alors dans toute sa force.

En vain Nicolas Guibert, grand alchimiste et célèbre médecin, renonçant enfin à la recherche de la pierre philosophale, avait-il proclamé, dès l'année 1603, le néant et les impostures de l'alchimie, se fondant sur la raison et sur l'expérience, après une pratique de quarante années. Cette confession éclatante d'un adepte repentant n'eut guère d'autre effet que d'exciter jusqu'à la fureur la colère de Libavius, auteur renommé d'un *Compendium de chimie générale*, le premier en date, et très remarquable pour le temps où il parut. Cet enthousiasme croissant pour la science mise en honneur par Paracelse, illustrée par Van-Helmont, explique très bien la part qu'on lui faisait dans la médecine.

Daniel Sennert, compilateur très savant et très conciliant, qui prétendait accorder Galien et Paracelse, croyait à l'efficacité de l'or potable, et malgré ses tendances spiritualistes et animistes, il fut le premier qui introduisit l'étude de la chimie dans l'Université de Wittemberg, où il enseigna pendant trente-cinq ans (1602-1637). C'est par son enseignement très couru et par ses nombreux écrits, devenus classiques, que sa doctrine se répandit dans tous les pays du Nord, et même dans le Midi, où elle eut pour principal organe Lazare Rivière, professeur illustre, qui mit les études chimiques en honneur dans la Faculté de Montpellier, où il occupa une chaire depuis l'année 1622, jusqu'en 1635, date de sa mort. Les écrits de Rivière, inspirés en grande partie par ceux de Sennert, eurent en leur temps une célébrité légitime, et contribuèrent beaucoup à rendre la chimie prépondérante dans la médecine.

La chémiatrie fit son entrée dans les écoles sous les
auspices de François de Le Boë, dit Sylvius, c'est-à-dire
Dubois, d'origine française par son père et sa mère, bien
que natif de Hanau, ville allemande dans la région du
Haut-Rhin. Il étudia successivement à Sedan et à Bâle, et
fut reçu docteur dans cette ville, le 16 mars 1637, à l'âge
de vingt-deux ans. Pour se perfectionner, il visita les principales universités de Hollande et d'Allemagne. De retour
dans sa ville natale, il fut admis au droit de bourgeoisie
et comblé de faveurs. Cependant il ne s'y arrêta que deux
ans, et reprenant ses excursions, il visita la France, et alla
se fixer en Hollande. Il se fit connaître à Amsterdam par
les succès de sa pratique, et devint le médecin des pauvres
de l'Église wallonne. Au bout de quinze ans, les curateurs
de l'Académie de Leyde l'appelèrent pour remplir la chaire
de médecine pratique, vacante par la mort d'Albert Kyper,
dont les doctrines médicales avaient pour fondement la
théorie harvéienne de la circulation du sang. Sylvius insti-
tua de nouvelles expériences pour démontrer sans ré-
plique cette théorie fondamentale; et son enseignement
n'eut pas moins de succès que sa pratique.

A ses connaissances en anatomie et en physiologie, ce
médecin réformateur ajouta des vues originales, qu'il emprunta à la chimie. Il avança le premier que les maladies
ont pour principe une réaction alcaline ou acide des humeurs, et en particulier de la salive et du suc pancréa-
tique. Naturellement il dériva toute la thérapeutique de
l'emploi rationnel des substances acides et alcalines ; et
subordonna ainsi la pratique médicale à la théorie physiologique, avec des vues systématiques sans doute, mais
suivant une méthode très raisonnable, s'il est vrai, comme
il est permis de l'espérer, que l'art médical n'aura un
caractère scientifique que le jour où la thérapeutique aura

pour base, non plus l'empirisme ou l'expérience traditionnelle, mais la connaissance complète et certaine des conditions organiques et vitales suivant lesquelles se fait la
vie, et à l'état normal, et à l'état pathologique. C'est par là
que se recommande justement un système parfaitement
lié dans toutes ses parties, bien qu'il soit souvent en défaut
dans la pratique.

L'idée d'appliquer la chimie à la physiologie n'est pas
vulgaire. Du reste, en praticien sage et éclairé, Sylvius ne
suivait pas à la lettre sa théorie; il se préoccupa surtout
d'y voir clair, et il eut l'honneur d'initier ses élèves à la
connaissance sérieuse des maladies, en les menant auprès
des malades, et en leur montrant par l'autopsie les altérations et lésions organiques après la mort. Cet homme
illustre professa, avec une rare éloquence et un incomparable éclat, depuis l'année 1658 jusqu'en 1672, où il
mourut, âgé de cinquante-huit ans. Il peut être considéré
comme le fondateur de la médecine clinique et de l'anatomie pathologique dans les hôpitaux. Sa théorie chimique
des maladies résultant de l'acidité, qu'il fallait combattre
par les alcalis fixes ou volatils, ne contribua pas peu à
remettre en honneur les sources minérales et thermales,
trop négligées depuis l'antiquité. A tout prendre, l'influence de ce novateur fut grande et salutaire. Sa devise
était : *Bene agere et lœtari,* qu'un chirurgien célèbre de
ce siècle, Antoine Dubois, son homonyme, traduisait un
peu librement, en la faisant sienne : « Bien opérer, et se
moquer du reste ! » Nous adoucissons la traduction.

La renommée de l'Université de Leyde, accrue par l'enseignement de Sylvius, fut portée au comble par Boerhaave,
homme universel, génie facile et lumineux, le plus séduisant des dogmatiques, maître et professeur incomparable.

Son père le destinait à l'état ecclésiastique, et ses études furent dirigées en conséquence. Il apprit l'hébreu et le chaldéen, après avoir appris le latin, le grec, l'histoire et toutes les branches de la philosophie. Il y joignit les mathématiques, dont il tira un parti avantageux en les enseignant à des jeunes gens de condition. A quinze, ans il avait perdu son père ; mais l'amitié d'un professeur lui procura le haut patronage du bourgmestre de Leyde, qui le soutint dans ses études. A vingt ans, il se fit une réputation d'orateur, par un discours académique contre la philosophie d'Épicure; et deux ans après, en 1690, il réfuta avec éclat les systèmes de Hobbes et de Spinoza, dans une dissertation qu'il soutint pour être reçu docteur en philosophie. Sans renoncer au ministère évangélique, et tout en faisant sa théologie, il commença l'étude de la médecine, à l'âge de vingt-deux ans. On prétend que le goût pour cet art lui vint à la suite de la guérison d'un ulcère rebelle, dont il souffrit pendant sept ans, et que les moyens ordinaires de la chirurgie n'avaient pu vaincre. Il suivit les démonstrations anatomiques de Nuck, et quelques leçons de Drelincourt, docteur de la Faculté de Montpellier, ancien médecin des armées et du roi de France, que les curateurs de l'Université de Leyde avaient appelé de Paris pour remplir la chaire de médecine, vacante par la mort de Vander-Linden.

Drelincourt était un homme remarquable et d'un savoir très étendu ; le goût de la médecine l'enleva à l'état ecclésiastique auquel il se destinait. Ce trait de ressemblance entre le disciple et le maître mérite d'être noté C'est de Drelincourt que Boerhaave apprit à mener de front les fortes études d'érudition, les observations et les recherches personnelles, en poussant beaucoup plus loin l'esprit encyclopédique. Il voulut savoir tout ce qui s'était fait en médecine depuis l'antiquité jusqu'à son temps, et bien mieux qu'aucun de ses contemporains, il sut dresser l'inventaire de toutes les acquisitions de l'art. De cette patiente étude du passé, il retira entre autres avantages celui de mettre en ordre ses vastes connaissances, et d'exceller dans la méthode d'exposition, qualité précieuse pour le professeur et l'écrivain dogmatique. Reçu docteur en médecine à Harderwyk, en 1698, il renonça définitivement au ministère pastoral, à la suite d'un bruit qui s'était répandu et qui le fit passer pour un fauteur d'athéisme. Il profita des loisirs que lui laissait une clientèle très restreinte, pour accroître le capital de ses connaissances, se livrant avec ardeur à toutes les études propres à sa profession, et plus particulièrement à la chimie et à la botanique, pour lesquelles il ressentit toujours un goût très vif. Enfin, en 1701, il devint l'adjoint de Drelincourt dans sa chaire de médecine théorique, et il rencontra sa véritable voie.

Cet homme rare était né pour enseigner. Obéissant à sa vocation, il multiplia ses cours publics et particuliers, et sa maison devint la succursale de l'Université. Des élèves, ou mieux, des disciples, attirés à Leyde en nombre toujours croissant, allaient répandre dans tous les États du monde civilisé sa gloire et sa doctrine. Eu 1709, il eut le titre de professeur de médecine et de botanique ; plus tard il remplaça Bidloo dans la chaire du Collège pratique ; et dès lors il put appliquer au lit des malades les préceptes de ses *Institutions* et de ses *Aphorismes,* ouvrages classiques qui servaient de texte à ses leçons. En 1718, il ajouta à son enseignement multiple celui de la chimie, de sorte qu'il eut à la lettre toute la direction de la jeunesse qui se pressait autour de ses chaires. Il n'était guère moins entouré par les malades qui accouraient à Leyde de tous les points de l'Europe ; et à peine pouvait-il suffire aux nombreuses consultations qu'on lui demandait. La considération dont il jouissait dans la ville, qu'il illustrait et enrichissait à la fois, était telle, qu'après la guérison d'une maladie grave, qui l'avait tenu pendant six mois éloigné de ses élèves et de ses malades, le premier jour qu'il sortit, il y eut illumination générale. Il était atteint d'une affection du cœur, qui l'obligea de renoncer successivement aux chaires qu'il occupait, et qui l'enleva, après de longues souffrances, courageusement supportées, le 23 septembre de l'année 1738, à l'âge de soixante-dix ans.

Un monument modeste, orné de cette inscription : « Consacré au génie bienfaisant de Boerhaave, » rendit hommage aux vertus et aux talents de cet homme rare, que Bordeu a ingénieusement mis en parallèle avec Asclépiade ; suprême éloge de la part d'un si bon juge. Peut-être conviendrait-il mieux de le rapprocher de Galien. Il lui ressemble en effet, et par le caractère à la fois éclectique et dogmatique de son esprit ingénieux et souple, par son savoir infini, par son érudition prodigieuse, par ses tendances à l'expérimentation et à l'hypothèse, par son goût des méthodes géométriques, qui paraît avoir dominé tous les autres, et qui a laissé une profonde empreinte sur toutes ses productions.

Là surtout est le point essentiel de ressemblance. Galien, excellent géomètre, fonda le premier la mécanique de l'homme et des animaux ; Boerhaave, mathématicien consommé, fut le véritable fondateur de la médecine mathématique, mécanique et physique. Grâce à son incomparable talent d'exposition, à la clarté de sa méthode, à son savoir encyclopédique, il rendit accessible à tous la doctrine de Pitcairn, médecin écossais, auteur des *Éléments de la médecine physico-mathématique,* doctrine qu'on

n'avait pas goûtée à l'Université de Leyde, où ce novateur ne fit que passer comme un météore (1692-1693).

C'est Boerhaave qui compromit le système de Sylvius et
des iatro-chimistes, par la substitution de la théorie
iatro-physique ou mécanique, beaucoup plus certaine en
apparence ; c'est lui qui proscrivit l'hypothèse des ferments généraux ou spéciaux, par laquelle les médecins
chimistes croyaient expliquer les fonctions organiques et
les maladies ; c'est lui qui montra le premier le danger de
l'application à la médecine de la philosophie cartésienne
c'est lui qui fit la guerre aux fictions et aux entités d'école,
en détrônant l'archée de Paracelse et de Van-Helmont, en
bannissant du domaine de l'art la métaphysique, qui crée
des causes imaginaires, pour pénétrer jusqu'à l'essence des
choses et des phénomènes. Pour lui, la recherche de la
vérité, suivant la bonne méthode, consistait à s'en tenir
strictement aux résultats immédiats de l'observation et de
l'expérience, en écartant les questions abstruses d'origine
et de finalité. Les erreurs introduites dans la médecine par
les doctrines des chimistes devaient être rectifiées par la
chimie elle-même. Il fut le premier à présenter cette
science, en voie de formation, en un corps de doctrine,
ajoutant ses propres expériences aux faits acquis, écartant
toute fiction, toute idée mystique, sans théorie toutefois,
mais avec la méthode précise et la clarté merveilleuse qui
recommandent tous ses écrits authentiques.

Comme tous les grands médecins, Boerhaave corrigeait
dans la pratique ce qu'il y avait d'excessif dans ses théories
trop mathématiques ; et comme la plupart des solidistes,
il proclamait la nécessité de suivre en tout la nature, de
se faire son esclave, et de s'honorer de cette servitude. Il
a fait sur ce thème un beau discours académique (prononcé en 1731, à la fin de son second rectorat), où respire

le plus pur esprit de la doctrine hippocratique et naturiste. L'observation et l'expérience lui commandaient cette réserve, qui n'est pas à l'usage des purs théoriciens et des expérimentateurs vulgaires. Il mettait au-dessus de tout le praticien, avec raison; car en médecine, comme en politique, l'action l'emporte de beaucoup sur la parole et sur le dogme. Aussi honorait-il d'un vrai culte le nom d'Hippocrate, et il ôtait son chapeau en parlant de Sydenham. Pénétré des difficultés de l'art et de la haute mission du médecin, il avait coutume de fixer l'attention de son auditoire par ces mots familiers : « Écoutez, il s'agit de la peau humaine. » Parmi ses disciples les plus connus, il suffit de citer Van-Swieten, son illustre commentateur ; Albert de Haller, génie encyclopédique et fondateur de la physiologie expérimentale ; Tronchin, le plus célèbre des praticiens du xviii° siècle.

Il peut être utile de remarquer ici que l'Université de Leyde, ouverte à tous les hommes de tous les pays, a dû sa renommée éclatante à l'esprit libéral avec lequel ses curateurs choisissaient partout les maîtres de la jeunesse. Jamais institution d'enseignement ne fut plus cosmopolite. Si elle a compté un si grand nombre de noms glorieux, c'est qu'elle n'appelait à occuper ses chaires que des hommes capables de les remplir. Ce sera l'éternelle gloire de la Hollande, d'avoir été, en des temps de discorde, le refuge et l'asile des intelligences libres.

Il n'en allait pas de même en France, où les dissentiments religieux produisirent successivement les guerres de religion, les massacres de la Saint-Barthélemy et la révocation de l'édit de Nantes, mesure qui consacra le triomphe de l'intolérance. L'esprit des corporations suivait naturellement les institutions et les mœurs. Elles étaient fermées, murées, défendues comme des places fortes et imprenables, et ne démentaient point leur origine ecclésiastique. Comme tous les corps privilégiés, les facultés détestaient d'instinct la liberté et la nouveauté. La vénération des anciens, poussée jusqu'à la superstition, déguisait mal la haine des modernes.

Riolan et Guy Patin s'illustrèrent, dans la Faculté de Paris, par l'acharnement qu'ils mirent à poursuivre, ou mieux à persécuter Théophraste Renaudot, le fondateur du journalisme, du bureau des renseignements, des consultations gratuites et de tant d'autres institutions utiles à tout le monde, excepté les privilégiés. Le crime irrémissible de cet homme entreprenant, de ce novateur hardi, c'était, avant tout autre grief, d'appartenir à la Faculté de Montpellier. On lui eût peut-être pardonné de n'être pas de l'avis de la Faculté, mais on ne lui pardonna point sa provenance étrangère, bien qu'il fût le protégé du tout-puissant Richelieu.

L'esprit de routine et d'intolérance, favorisé par les arrêts du Parlement, finit par aller si loin, que les membres les plus éclairés de la corporation s'en émurent et ne voulurent pas être les complices de l'erreur triomphante. On sait que Molière a si bien réussi dans celles de ses pièces qu'on peut appeler médicales, grâce aux notes que lui fournissaient deux médecins de ses amis, qui furent l'un et l'autre doyens de la Faculté de Paris, Jean-Armand de Mauvillain et Nicolas Liénard. Le *Malade Imaginaire* surtout ne laisse rien à désirer sur les docteurs et les apothicaires; on n'y épargne ni leurs ridicules ni leurs méfaits. M. Purgon et M. Fleurant sont des types immortels quoique dépourvus d'idéal; et les Diafoirus père et fils vivront autant que la comédie. Le grand peintre de la réalité n'a point chargé les couleurs; son tableau est vi-

vant et d'une désespérante ressemblance. Sa justification,
si tant est qu'il ait besoin d'excuse, se trouve dans un monument de la médecine officielle de cette époque, où tout
était officiel.

Le *Journal de la santé du roi Louis XIV*, de l'année 1647 à l'année 1711, écrit par les trois premiers médecins, Vallot, Daquin et Fagon, est la justification et la
glorification de Molière. Rien n'est plus tristement plaisant que ces mémoires authentiques, où la platitude et le
charlatanisme sont mis en relief par une forme burlesque.
On ne peut les lire sans rire de la Faculté, sans s'intéresser à cette pauvre majesté de théâtre que ses médecins
purgent, saignent et tourmentent sans pitié, avec un luxe
vraiment royal. Il fallait une constitution de fer pour résister aux pratiques de ces vétérinaires; et malgré son
tempérament robuste, on se demande comment Louis XIV
a pu vivre tant d'années. Encore ne savons-nous pas ce
qu'il eut à subir du fait de Cousinot et de Vaultier, qui
n'ont rien laissé par écrit. Tout porte à croire qu'ils n'étaient
pas moins consciencieux que leurs successeurs. Amelot de
la Houssaye raconte que Bouvard, beau-père de Cousinot,
et premier médecin de Louis XIII, fit prendre à ce roi,
en un an, 215 médecines, 212 lavements; et qu'il le fit
saigner 47 fois. Cette méthode débilitante explique bien
des particularités de la vie privée de ce prince, dont l'enfance fut livrée aux soins du médecin Héroard, honnête
bonhomme qui a laissé un manuscrit en plusieurs volumes
in-folio sur la santé, les indispositions et les maladies du
dauphin, bientôt devenu roi par la mort de Henri IV.
Deux laborieux archivistes ont extrait de ces volumineuses
éphémérides médicales deux gros tomes qui représentent à
peine le dixième de l'œuvre. Cet énorme fatras peut donner quelque idée des vastes compilations de ce temps où

l'amour de la controverse et la superstition des anciens textes l'emportaient de beaucoup sur l'esprit d'indépendance et de discernement.

Les commentateurs pesants s'étendaient en d'épais volumes; ils avaient tous l'ambition de l'in-folio; et l'on bourrait ces gros livres de citations, qui attestaient le savoir, et d'injures grossières, qui montraient le profit qu'en retirait l'esprit, étouffé sous les broussailles d'une érudition exubérante. La grandeur du format était généralement en raison inverse du mérite personnel. L'in-folio représentait mieux l'autorité des docteurs et des doctes. Saumaise lui-même, le plus savant homme de son temps, ne sut pas se contenir en de juste limites; aussi écrivait-il en latin, comme la plupart des érudits, dont l'orgueil prodigieux s'humiliait pourtant et s'abaissait au rôle de compilateur. Ces fagoteurs de livres peu lisibles affectaient le format cher à l'Église, celui des Antiphonaires, des Missels, de la Bible la et deSomme théologique de saint Thomas d'Aquin, auteur classique de la catholicité.

Il faut bien le dire, ce ne sont pas ces grosses compilations qui ont remué le monde. Les réformateurs et les novateurs, qui écrivaient pour le commun des lecteurs, ne descendaient pas dans l'arène aussi pesamment armés. Dès le xvi° siècle, les petits volumes firent la guerre aux gros; les pamphlets qui naquirent de la Ligue, pas plus que ceux que produisit la Fronde, ne favorisèrent le culte superstitieux du grand format. Se figure-t-on Rabelais ou Gabriel Naudé logeant leur bon sens dans des volumes du format des incunables? Qui ne sait que, dans la guerre de l'indépendance contre les Turcs, les marins grecs les plus hardis, montés sur d'agiles brûlots, allaient faire sauter les plus gros navires? L'esprit, le vrai, celui que ne saurait alourdir le plus grand savoir, se concentre et tient peu de place. Un vieux proverbe dit fort bien que les bons onguents sont renfermés dans les petites boîtes.

Le dernier monument de la médecine orthodoxe et classique est l'édition grecque et latine d'Hippocrate et de Galien, par René Chartier, médecin lettré, docteur de la Faculté de Paris, professeur de chirurgie au Collège royal de France, docte et laborieux compilateur, qui préluda par sept volumes in-4° de dissertations, à cette édition monumentale, qui le ruina, et dont il ne put voir la fin, étant mort en 1654, âgé de 82 ans. Commencée en 1639, elle fut achevée seulement en 1679, par les soins des docteurs Blondel et Lemoine. Elle forme treize gros tomes in-folio.

Ce grand format est insensiblement remplacé par l'in-quarto, un peu moins incommode, et toujours cher aux compagnies savantes ; mais l'avenir appartenait à l'in-octavo, beaucoup plus maniable, infiniment plus modeste, plus conforme aux besoins et aux goûts bourgeois qui ont prévalu dans la société. Tant il est vrai, comme on l'a dit, que les livres aussi ont leur destinée. Ce n'est pas à l'historien qu'il faut le rappeler, depuis que l'imprimerie a fait de la bibliographie l'auxiliaire de l'histoire. Ce qu'il suffira de remarquer, c'est qu'à mesure que les langues vivantes se substituent au latin, le savoir s'humanise, les savants se surveillent et apprennent à écrire. Or tout le monde sait que, dans cet art difficile, la plus grande difficulté consiste à resserrer la pensée en ses justes limites. Le meilleur écrivain est celui qui renferme le plus de substance en un petit volume.

La médecine n'est qu'un art, on ne saurait trop le redire ; mais un art dont les progrès se mesurent au caractère de plus en plus scientifique qu'elle emprunte des sciences dont elle se sert, et pour s'éclairer dans sa marche, et pour se soustraire aux entreprises de l'empirisme. Son autonomie est assurée si elle échappe aux empiriques et aux systématiques, qui la menacent incessamment. Aujourd'hui, après bien des évolutions et des tergiversations, nous la voyons encore se plier aux caprices des physiciens et des chimistes, plus particulièrement de ces derniers, qui lui promettent toujours la pierre philosophale et la panacée universelle ; et au nom de la méthode expérimentale, qu'ils croient moderne et nouvelle, se vantent de lui révéler les causes occultes et le secret de toutes les maladies.

Si le vulgaire des médecins savait l'histoire de l'art, s'il en connaissait les révolutions et tant de réformes avortées, il ne se laisserait pas piper à ce leurre des chimistes, d'autant plus téméraires et entreprenants qu'ils ne sont pas médecins. Ni la théorie des ferments, ni celle des acides droit et gauche, ni toute la chimie organique, comme on dit par un abus de mots déplorable, — car toute science est une et doit partant se passer d'épithètes qualificatives, — ni les prétentions folles des chimistes, ne changeront d'un point la nature ni les conditions de l'art. Que les médecins s'aident de l'expérience artificielle, ou expérimentation, rien de mieux, s'ils en ont le loisir ; on sait, depuis les premiers essais d'Aristote et de l'école alexandrine, que les expériences et les recherches sur les animaux ont beaucoup aidé aux progès de l'anatomie et de la physiologie comparées ; et il semble très naturel et tout simple que la pathologie et la thérapeutique bénéficient de ces expériences et de ces recherches comparatives.

Les vétérinaires, qui sont les médecins des animaux, ont assez montré, depuis Bourgelat, combien il y a de points de contact entre la médecine animale et la médecine humaine ; ils ont, pour leur part, jeté un pont sur l'abîme que l'orgueil philosophique de Descartes ouvrit, non pas le premier, mais avec plus d'éclat que ses prédécesseurs, entre l'humanité et l'animalité ; et la médecine comparative est née de leurs travaux utiles. Mais il y aurait folie à vouloir renverser les deux colonnes qui supportent depuis tant de siècles l'édifice composite de l'art de traiter les maladies, à savoir l'observation et l'expérience.

La méthode expérimentale, réduite en principes par des expérimentateurs très habiles, sans doute, très expérimentés, mais un peu bornés du côté de l'esprit, la méthode expérimentale, malgré ses garanties d'exactitude et ses prétentions à l'infaillibilité, ne peut rien contre la tradition des siècles, rien contre l'histoire, sans laquelle l'évolution même de l'art ne saurait se concevoir. Toutes les expérimentations du monde ne peuvent remplacer l'enquête du passé, quand il s'agit de déterminer l'origine, la marche, les progrès, les transformations et les modifications des maladies considérées dans les conditions diverses des temps et des lieux, des générations et des races. Aussi les plus savants historiens de la médecine, et à leur tête Sprengel, Hecker et Haeser, n'ont pas séparé de l'histoire de l'art, c'est-à-dire des pratiques et des doctrines, l'histoire des épidémies, qui est le fond le plus solide de la pathologie historique. Il y a grande apparence que la caste orgueilleuse des expérimentateurs pourrait encore être ramenée à la modestie, si les études historiques étaient tant soit peu en honneur chez les médecins contemporains. Il suffirait d'ouvrir une lucarne sur le passé dans chaque laboratoire pour ramener l'expérimentation à son véritable rôle.

Tous les grands réformateur de la médecine qui ont

eu des notions claires de la nature et des conditions de
l'art, ont compté avec la tradition; et Broussais lui-même,
encore plus révolutionnaire que réformateur, a voulu
savoir tout ce qui s'était fait avant lui, ainsi que le prouve
son fameux livre de l'*Examen des doctrines médicales*.
Le progrès n'est pas aussi continu qu'on le croit depuis
Condorcet, mais il ne s'explique point sans la tradition.
La comparaison célèbre de Pascal, suivant laquelle « toute
la suite des hommes, pendant le cours de tant de siècles,
doit être considérée comme un même homme qui subsiste
toujours et qui apprend continuellement », ne vaut peut-
être pas celle qui représente chaque siècle comme l'enfant
monté sur les épaules du géant; comparaison qui paraît
tout ensemble plus juste et plus modeste.

En somme, toute la médecine se résume dans la clinique, laquelle se réduit à l'application pratique des connaissances de l'art au traitement des malades. Si l'on
oublie cette vérité fondamentale, la lumière s'éteint
et le sol se dérobe; on marche dans les ténèbres du
vide. Voilà l'utile enseignement que donne l'histoire.

Tous les grands médecins ont fondé leur réputation sur
la thérapeutique; et c'est par ce sens droit, que développe
l'exercice de l'art, qu'ils ont échappé à l'influence perni-
cieuse des systèmes. Ni Bacon, ni Descartes, dont les noms
sont consacrés par une antithèse classique, comme ceux
de Platon et d'Aristote, ni Bacon, ni Descartes n'ont eu
sur la médecine l'action qu'on leur attribue. L'un et l'autre
savaient mal les choses de la nature; ils ne possédaient
que des notions très élémentaires sur le monde organique;
il leur manqua d'être naturalistes. Aussi furent-ils des
législateurs incomplets. Le charlatanisme de Bacon a fait
beaucoup de dupes, et quelques médecins ont été séduits par

le brillant de ses aphorismes emphatiques. Quant à Descartes,
qui était un autre homme, ce n'est que sur le tard qu'il comprit que si l'univers dépend de la physique et de la mathématique, l'homme n'en dépend que très indirectement. Il
était loin de prévoir l'usage qu'on devait faire de son système de l'automatisme des ·bêtes contre cette métaphysique dont il croyait assurer à jamais les fondements ·en
excluant le genre animal du domaine qu'il réservait au
genre humain et aux purs esprits. C'est en appliquant sa
méthode que les philosophes naturalistes d'Angleterre,
dont l'ancêtre est Roger Bacon, et le législateur Jean Locke,
ont prouvé l'inanité de la théorie cartésienne.

Le mérite de Descartes est d'avoir compris que l'esprit
dépend si fort du corps, ou, comme on dit depuis Cabanis,
le moral du physique, que s'il y a des moyens de rendre
les hommes meilleurs, c'est dans la médecine qu'il les faut
chercher. Hippocrate avait dit, plus de deux mille ans
avant lui, que la vraie connaissance de la nature humaine
ne se peut acquérir que par la médecine. Rien n'est plus
curieux que cet accord entre l'auteur du traité de l'*Ancienne médecine* et celui du *Discours de la méthode*.
Aussi n'avait-on pas attendu Descartes pour étudier les
fonctions de la vie supérieure d'après la méthode des médecins physiologistes et cliniques.

Jean de Wier, au nom de la médecine, arracha les possédés et les sorciers aux exorcistes et aux légistes qui les
condamnaient au feu, en démontrant le premier que ces
malheureux étaient hallucinés ou aliénés. Un siècle après
ce grand bienfaiteur, Marin Cureau de la Chambre, médecin ordinaire de Louis XIII et de Louis XIV, membre de
l'Académie française et de l'Académie des sciences, ami
de Richelieu et du chancelier Seguier, se montra digne de
tant d'honneurs par des travaux qui le montrent à la fois

excellent écrivain et philosophe indépendant. Son *Traité de la connaissance des animaux* (1648) est une saine et forte réfutation de la théorie cartésienne sur les animaux-machines ; et *les Caractères des passions* (1640), antérieur de neuf ans au livre de Descartes sur *les Passions de l'âme*, compte parmi les ouvrages les plus originaux du XVII° siècle. Le but de l'auteur était de fonder l'*Art de connaître les hommes* (c'est le titre d'un ouvrage postérieur, dont la seconde partie est intitulée *le Système de l'âme*), sur les connaissances acquises par la médécine. Il ouvrait ainsi aux moralistes une voie qu'ils n'ont pas suivie, parce que l'observation empirique demande moins d'efforts que l'observation scientifique ; de sorte que la morale se partagea entre les théologiens et les littérateurs ; et l'on eut après Montaigne et Charron, moralistes à la manière de Sénèque et de Plutarque, le *Tableau des passions humaines, de leurs causes et de leurs effets*, par N. Coeffeteau, conseiller du roy en ses conseils d'État et privé (Paris, 1664) ; *De l'usage des passions*, par le R. P. Senault, prêtre de l'Oratoire ; les *Maximes* de La Rochefoucault ; les *Caractères de la Bruyère*, et les *Essais de morale* de Nicole.

Tous ces livres renferment des observations fines et ingénieuses, avec des tendances diverses, selon que les auteurs sont croyants ou sceptiques, optimistes ou pessimistes. Les uns moralisent et sermonnent, comme de vrais directeurs de conscience ; les autres raillent et frondent ; tous courent après le paradoxe ; et aucun ne nous apprend rien de solide sur la source et la nature des passions. Ce n'est point Descartes qui pouvait les en instruire. Quand on a lu son traité en trois parties sur la matière, il faut se résigner à reconnaître le peu de mérite intrinsèque de cet ouvrage composé pour Christine, reine de Suède. La physique animale qui en fait la base ne vaut guère mieux que la classification, qui est arbitraire. Ce qu'il y a de plus clair dans la doctrine, c'est la distinction, chère à l'auteur, de l'âme et du corps ; la négation de la division ancienne fondée sur les deux principes, irascible et concupiscible ; la résidence habituelle de l'âme dans la glande pinéale, sur le passage des esprits qui montent sans cesse du cœur au cerveau. Du reste, il ne sait pas au juste si les passions partent du cerveau ou du cœur ; et malgré le rôle prépondérant du foie, suivant la doctrine de Galien mêlée à celle de Harvey, on ne voit pas que la moindre part soit faite aux viscères profonds, aux entrailles et au système nerveux de la vie intérieure et viscérale appelé le grand sympathique.

C'est par là surtout que Descartes se montre très inférieur aux anciens, qu'il connaissait peu, et surtout à La Chambre, qui avait ouvert la voie si heureusement, que Bordeu, excellent juge, le proclame un des précurseurs de Locke, sur l'histoire des fonctions de l'âme ; non sans faire remarquer que Locke, très savant en médecine, raisonne à la manière des médecins, principalement dans le plus fameux de ses ouvrages, celui qui a fondé son grand renom de philosophe. En réagissant contre la tradition de l'école, qui subordonnait le physique au moral, en établissant les rapports incessants et mutuels de ces deux éléments indissolublement unis, il a frayé non sans peine le chemin à cette philosophie réelle et positive qui restitue la psychologie à la physiologie, en dépit de Descartes et des cartésiens. Voilà ce qu'a fait d'essentiel ce médecin philosophe, l'ami de Barbeyrac et de Sydenham. On a donc eu raison de dire que la médecine a des droits sur les ouvrages de ce grand homme. Ce n'est pas une petite gloire pour La Chambre que d'avoir été un de ses pré-

curseurs. Il ne fut pas le seul des médecins de son temps
à penser avec indépendance et originalité.

La fondation du Jardin Royal des plantes par Guy de
la Brosse, médecin ordinaire de Louis XIII (1626), avait commencé l'émancipation des médecins. La fondation de
l'Académie des Sciences par Colbert, quarante ans après
(1666), acheva de les affranchir du joug pesant de la Faculté. Grâce au premier établissement, l'histoire naturelle,
un peu négligée depuis le XVIᵉ siècle, renoua alliance avec
la médecine; et la botanique fut cultivée avec succès par
des hommes de premier mérite, parmi lesquels il suffit de
citer Tournefort et Vaillant, l'un et l'autre protégés par
Fagon, premier médecin de Louis XIV, et directeur, en
cette qualité, du Jardin Royal. Il faut savoir gré à cet habile courtisan d'avoir aimé la science jusqu'au point de
mettre en lumière les vrais savants.

Le même amour recommande au souvenir les trois
frères Perrault, dont le plus illustre, Claude, n'a pas fait
moins d'honneur à la médecine qu'à l'architecture. Peu
d'esprits furent aussi curieux des choses de la nature. Il
fit une très heureuse application de ses connaissances en
physique et en mécanique à l'étude des animaux, dont il
disséqua un grand nombre. Les trois premiers volumes
des *Mémoires de l'Académie royale des sciences de
Paris* sont remplis de ses recherches de physique et
d'histoire naturelle. Il peut être considéré comme un des
fondateurs de l'anatomie comparée; et l'on estime encore
tout ce qu'il a écrit sur la mécanique animale. Il fit de
son mieux pour donner un caractère positif à la physiologie naissante. La plupart de ses dissections furent faites
avec l'aide du célèbre anatomiste Du Verney, de l'Académie des sciences, professeur au Jardin du Roi, et le

restaurateur de l'anatomie en France. Claude Perrault
mourut à Paris, le 16 octobre 1688, à l'âge de soixante-
quinze ans, après avoir disséqué un chameau en état de
putréfaction. La Faculté, fière à bon droit d'un tel homme,
plaça son portrait dans sa grande salle, entre ceux de Fernel
et de Riolan. Ce n'est pas d'après le bilieux Boileau qu'on
doit juger ce savant illustre, qui joignait une rare modestie et une grande bonté à des talents si divers. Après l'avoir
dignement loué, Fontenelle termine son éloge par ces
mots : « Quand on a bien du mérite, c'en est le comble
que d'être fait comme les autres. »

Ajoutons que ce génie plein d'originalité ne s'enticha
d'aucun système ; il considérait même les siens, qui sont
extrêmement ingénieux, comme de simples probabilités ;
et il ne fut pas dogmatique, quoiqu'on trouve dans ses
écrits beaucoup de pensées nouvelles. Parce qu'il a dit,
dans son *Traité du bruit*, que c'est l'âme qui préside aux
fonctions du corps, il n'en faut pas faire un animiste, pour
se donner la satisfaction de rapporter l'animisme de
Stahl à la doctrine cartésienne. La monarchie de Descartes n'a été ni aussi absolue, ni aussi étendue, ni même
aussi longue que se le sont persuadé ses admirateurs.

Le bonhomme Gassendi, comme l'appelaient ses com-
porains, tint aussi son rang dans la phalange d'élite qui
marchait alors à la recherche de la vérité ; et dans le
groupe de Gassendi se trouvaient plusieurs médecins d'un
esprit hardi, parmi lesquels Bernier, à qui l'on doit un
excellent abrégé de la philosophie de son maître. Gassendi
connaissait la physiologie, il faisait lui-même des recherches anatomiques ; son nom est mêlé à l'histoire de la circulation du sang ; et l'on sait que son bon ami Peiresc,
un des plus savants hommes de ce grand siècle scienti-

fique, esprit curieux de toutes choses, faisait des expériences avec Pecquet. Gassendi n'écrivait pas en français,
et pour cause. En réhabilitant le premier, et d'une manière incomparable, la doctrine d'Épicure, il porta un coup
terrible à cette louche scolastique, qui s'abritait depuis
des siècles à l'ombre du grand nom d'Aristote. La philosophie qui devait renverser de fond en comble la trop ingénieuse construction de Descartes, et qui triomphante, dès
le milieu du xviii° siècle, prépara le retour des esprits à la
véritable comtemplation de la nature et à l'étude des lois
naturelles, cette philosophie a ses origines en France, et
Gassendi en a été le promoteur et le parrain.

Du reste, les médecins français du xvii° siècle n'eurent
guère que des doctrines de tradition ou de reflet : dans la
première moité, ils se divisèrent en galénistes et chimistes ;
dans la seconde, grâce à l'Académie des Sciences et à la
ménagerie du Jardin du Roi, qui offrait tant d'animaux
de toute espèce à la curiosité, ils se préparèrent sans
bruit par de sérieuses études de physique, de mécanique,
d'histoire naturelle et d'anatomie comparative, à jouer
brillamment leur partie dans l'admirable concert du dix-
huitième siècle.

Avant d'entrer de plain pied dans cette mémorable
époque, il convient d'examiner de près la période de transition, afin de savoir au juste comment les vieux dogmes
se transformèrent, et quels furent les résultats de cette
transformation.

Boerhaave ne fut pas le seul à tenir un rôle considérable dans ce drame que jouaient des écoles rivales, bien
qu'il eût assuré à celle de Leyde, dont il fut la gloire, un
incomparable éclat. Deux hommes nouveaux, dans une
université nouvelle, sans tradition locale, sans autre auto-

·rité que le génie, ouvrirent à la médecine un champ plus vaste, et préparèrent l'ère moderne, en suivant chacun sa voie. Ces deux rivaux de gloire et de doctrine, illustres à des titres divers, fondèrent l'enseignement médical à la Faculté de Halle et le mirent de niveau avec celui des écoles le plus justement renommées. Grâce à Frédéric Hoffmann et à Georges-Ernest Stahl, l'Allemagne prit rang dans la médecine dogmatique, et la régenta pendant un demi-siècle.

Hoffmann naquit à Halle, en Saxe, le 19 février 1660, dans une famille qui comptait plusieurs générations de médecins et d'apothicaires. Après avoir étudié les humanités et la philosophie, il s'appliqua aux mathématiques avec ·beaucoup de succès, et ne cessa de montrer un goût très vif pour les sciences exactes, qu'il recommandait comme étant très utiles aux médecins. Entraîné vers la médecine par une impulsion héréditaire, il en commença l'étude à l'université d'Iéna, sous Wolfgang Wedel, professeur et praticien renommé, qu'il eut pour président de sa première thèse, en 1679. L'année suivante il fut l'auditeur assidu de Gaspar Cramer, qui enseignait la chimie à Erfurt. Il retourna à Iéna pour y prendre le bonnet de docteur, qu'il obtint le 5 février 1682. Dès le mois de mai de la même année, il se faisait connaître par un traité sur l'antimoine, où l'on admira ses grandes connaissances en chimie, et encore plus cette méthode simple et lumineuse qui lui valut un grand concours d'auditeurs lorsqu'il fut chargé d'enseigner cette science à Iéna. Après ce cours d'une année, il se rendit à Minden en Westphalie, auprès d'un parent, conseiller de l'électeur de Brandebourg. Il y mena pendant deux ans une vie très active et y opéra de brillantes cures. Il fit ensuite un voyage en Hollande, dont il visita les universités, reçu partout avec honneur, et en particulier à Leyde, où professait alors son compatriote et concitoyen Paul Hermann, qui devint son hôte et son ami. Il n'eut pas moins à se louer de l'accueil que lui firent les savants d'Angleterre, quand il visita Cambridge, Londres et Oxford; et il dut être particulièrement flatté des marques d'estime que lui prodigua l'illustre physicien et chimiste Robert Boyle; l'un des fondateurs de la Société royale de Londres, promoteur et réformateur de la physique et de la chimie, dans lesquelles il introduisit la saine observation et la méthode expérimentale la plus sévère ; homme rare par le nombre et l'importance de ses découvertes, digne d'être comparé à Newton, et qui a bien mérité de la médecine pour avoir le premier rabattu les prétentions insensées des chémiatres ou médecins chimistes de l'école de Sylvius et de Willis. Hoffmann dut beaucoup à ce grand homme, dont l'inflexible bon sens tournait toute la science en applications à l'amélioration de la vie humaine. Partisan de la philosophie corpusculaire, Boyle ne voyait dans la nature que matière et mouvement ; par ses analyses de l'air et du sang, il ouvrit de nouveaux chemins à la chimie pneumatique, et à cette autre chimie dite organique, si utile pour les recherches de physiologie et de pathologie ; il appliqua le premier avec méthode l'hydrostatique à la préparation des remèdes que fournissent les minéraux et les plantes; il fut un des premiers à signaler les bons effets des eaux thermales et minérales; en un mot, par tout ce qu'il fit ou tenta en vue des progrès de l'art médical, il fut le digne disciple de l'université de Leyde, où s'achevèrent ses études, et de Thomas Sydenham, son guide constant dans la médecine pratique.

De retour à Minden en 1685, Hoffmann n'y demeura pas plus de trois ans, malgré tous les honneurs et les

avantages que lui prodigua Frédéric-Guillaume, électeur
de Brandebourg. Il alla s'établir, en 1688, à Halberstadt,
dans la Basse-Saxe, où son savoir et son mérite mirent le
comble à sa réputation. Il se maria, en 1689, à la fille d'un
habile apothicaire, avec laquelle il vécut heureux près
d'un demi-siècle; il en eut un fils, qui fut le digne héritier
de son nom. En 1693, il devint premier professeur à l'université de Halle, récemment fondée par Frédéric III, électeur de Brandebourg et premier roi de Prusse en 1700, et
rédigea les statuts de la Faculté de médecine. Bientôt
l'éclat de son enseignement répandit sa renommée dans
toute l'Allemagne et au delà de la frontière allemande ; et
il fut associé aux Académies de Vienne, de Berlin, de
Saint-Pétersbourg, et à la Société royale de Londres. La
plupart des souverains d'Allemagne l'appelaient à leur
cour pour le consulter, et le comblaient d'honneurs et de
titres. L'empereur Charles VI le nomma son médecin aux
bains de Carlostadt, et lui fit faire l'analyse des eaux de
Sedlitz, sur lesquelles il avait publié un traité spécial,
en 1717. Quoiqu'il ne fût pas insensible aux distinctions,
— tel est le côté faible de la plupart des hommes, et des
Allemands en particulier, — Hoffmann ne se plut pas longtemps à la cour du roi de Prusse. Appelé à Berlin en 1708,
il quitta cette ville en 1712, et reprit ses occupations à
Halle. Il y partagea son temps entre ses malades, son en-
seigement et les travaux de cabinet. Il avait soixante ans
quand il commença son *Système de la médecine rationnelle,* le plus considérable de ses ouvrages. Il y consacra
vingt ans; et comme diversion à ce grand travail, il publia
des dissertations sur des sujets divers, des consultations
qui renfermaient les cas les plus curieux de sa pratique,
et trois livres d'observations physico-chimiques. L'unique
distraction que se permettait cet homme laborieux, c'était

l'exercice de son art. En 1727, il fut nommé comte palatin par le prince Schwartzenbourg, qu'il avait ramené des portes du tombeau. En 1734, se trouvant à Berlin, près de sa fille et de son gendre, il y passa une année, retenu par une maladie grave du roi de Prusse. Boerhaave, consulté, conseilla au roi de se confier avec assurance à Frédéric Hoffmann. Après cinq mois de traitement, la guérison fut assurée, et le grand médecin reçut pour lui et les siens tous les témoignages d'estime qu'on peut attendre d'un prince reconnaissant. En vain voulut-on le retenir à Berlin; il retourna la même année dans sa bonne ville de Halle, où il avait obtenu pour son fils une place de professeur et le titre de médecin consultant. Son bonheur constant fut troublé par la mort de sa femme, en 1737. L'année suivante, il n'échappa lui-même à une fièvre de mauvais caractère qu'avec beaucoup de peine. Il s'éteignit, le 12 novembre 1742, à l'âge de quatre-vingt-deux ans, après une vie heureuse de labeur et de gloire.

Outre ses rares talents et ses vastes connaissances, ce maître illustre eut la modération d'un sage. Son caractère doux et sociable ne s'altéra jamais; il se montra toujours affable et poli, même pour ses adversaires. Sa douceur et sa bonté se montrent jusque dans sa pratique; il recommande les remèdes bénins, et quoique dévoué aux principes de la médecine mécanique et chimique, il ne traite point les maladies comme un despote ; et les préoccupations du système ne lui font pas oublier les malades, qui, pour le commun des sectaires, ne sont que des sujets d'observation et d'expériences. Il est dommage que tant de belles qualités soient gâtées par une pointe de charlatanisme qui se montre dans sa manie de faire mystère de ses moyens curatifs; et que ses ouvrages, si instructifs, ne soient pas resserrés en un moindre nombre

de gros volumes. Il est ordinairement diffus et trivial, et
sa prolixité ne peut se comparer qu'à celle de Galien.
L'exubérance de l'expression, soit qu'on écrive, soit qu'on
parle, n'annonce pas en général des convictions profondes. Les génies originaux concentrent leur pensée, et
ont l'originalité de la forme. Hoffmann eut certainement
plus de facilité que de génie. Il naquit pour être heureux
et ne connut jamais l'effort ni la contrainte ; il eut un
heureux tempérament, une heureuse fortune, un heureux
caractère, un bonheur inouï.

Hoffmann fut l'heureux interprète d'une doctrine représentée avant lui, en Italie, par trois médecins de premier ordre, Borelli, Bellini et Baglivi, qu'on doit considérer comme les vrais fondateurs du solidisme, pour avoir
tenté les premiers l'application de la statique et de la
mécanique à l'étude des phénomènes de la vie animale et
organique. Comme leurs contemporains Malpighi, Val-
salva, Pacchioni, Lancisi, ils étaient tous anatomistes et
physiologistes, et appartenaient à la grande école d'observateurs et d'expérimentateurs dont le véritable chef fut
Galilée. C'est par ces investigateurs des secrets de la nature que le champ reçut les semences fécondes. A le bien
prendre, Hoffmann n'eut qu'à faire la moisson et à lier
les gerbes. Sa modestie proverbiale s'explique très bien
par la facilité qu'il eut à devenir pontife. Au fond, il
connut le scepticisme des gens à qui tout réussit. C'est
lui qui a écrit ce singulier aphorisme : « Gardez-vous des
médecins et des remèdes, si vous tenez à la santé. »
L'Allemagne lui doit l'industrie des eaux minérales et
thermales, qui est une des sources de sa richesse. La
médecine lui doit Stahl, qui fut son émule et son constant adversaire.

Jamais hommes ne furent plus dissemblables : il suffit

de voir leurs portraits, qui nous représentent à merveille le vivant contraste du médecin *Tant-Pis* et du médecin *Tant-Mieux*, mis en scène par le fabuliste. Hoffmann était ouvert, expansif, avenant, bienveillant, beau parleur, confiant et sans fiel, heureux d'être et de paraître. L'autre, au rebours, avec sa longue figure, ses traits sévères et amaigris, son front plissé et soucieux sous une vaste perruque, sérieux et grave, méditatif, étranger aux choses extérieures, a la mine d'un homme qui digérait mal et ne riait jamais. Blumenbach a fait de ces deux illustres rivaux une peinture achevée. »

Georges-Ernest Stahl, né à Anspach, en Franconie, le 21 octobre 1660, étudia la médecine à l'Université d'Iéna, où il fut reçu docteur en 1684. Il se fit connaître de bonne heure par des cours particuliers, qui le placèrent au premier rang des professeurs. Ses succès comme praticien ne furent pas moindres. En 1687, il devint médecin ordinaire du duc de Saxe-Weimar. C'est en cette même année, que Robert Boyle publia à Londres sa dissertation sur la nature, qui n'est que la réfutation de la théorie stahlienne, suivant laquelle l'âme dirige les fonctions du corps et guérit les maladies. On sait que Robert Boyle était l'ami de Frédéric Hoffmann. Ce dernier n'a eu que plus de mérite à se donner un rival qui était déjà célèbre en Europe, quand il lui fit accepter une chaire de médecine dans l'Université naissante de Halle. C'est en 1694 que Stahl y parut avec un éclat digne de sa réputation. Alors commença cette lutte mémorable où deux athlètes, presque d'égale force, soutinrent, pendant quarante ans, par la parole et par la plume, des doctrines bien différentes, et illustrèrent à jamais le principe de la liberté d'enseignement, qui fait encore aujourd'hui la

prospérité des grandes écoles d'Allemagne. Ce glorieux
exemple de réelle tolérance mérite d'être rappelé à nos
Facultés, qui ont fait une médecine officielle et orthodoxe, au nom de laquelle ont été proscrits les dissidents.
Si les allopathes ont peur des homœopathes, Hoffmann ne
redoutait pas le voisinage de son ancien condisciple, et il
s'honora à tout jamais en l'appelant auprès de lui, pour
qu'il brillât sur le même théâtre. Peut-être mettait-il au-
dessus de l'orthodoxie et de l'unité dogmatique le libre
examen et le respect des opinions ; et, dans ce cas, il comprenait excellemment l'instruction de la jeunesse.

Les leçons et la pratique de Stahl portèrent au loin sa
réputation. En 1700, il fut associé à l'Académie des
curieux de la nature. En 1717, Frédéric-Guillaume, roi de
Prusse, l'appela à sa cour. Il eut de fréquentes occasions
de se rendre à Berlin, et c'est dans cette ville qu'il
mourut, le 14 mai 1734, dans sa soixante-quatorzième
année.

Stahl est un des plus grands noms de la médecine, et
il y en a peu qui puissent entrer en parallèle avec lui. Ce
qui rend extrêmement difficile l'appréciation de cet
homme rare, c'est sa supériorité dans plusieurs branches
de la science. Il fut le premier des chimistes avant Lavoi-
sier, auquel il prépara la voie, non seulement par ses découvertes, mais par une théorie qui commença à porter la chimie au rang des sciences. Il eut au plus haut
degré le génie de la physiologie, non pas comme expérimentateur, car il n'eut jamais la tentation de traiter les
faits de la vie organique par la méthode des chimistes ;
mais comme observateur pénétrant et profond, habile à
saisir les rapports des phénomènes, et à s'élever par l'induction aux causes qui les déterminent. Peu d'observateurs eurent comme lui ce sens divinatoire, ce sentiment

de la vie et des fonctions vitales, qui fait le physiologiste.
A tous ces dons de la nature, perfectionnés par l'exercice
et la méditation, il joignit une puissance d'abstraction et
de généralisation qui ne s'était jamais vue depuis Aristote, son véritable ancêtre spirituel. Grand chimiste et
grand médecin, Stahl eut le génie d'un métaphysicien, ou
pour mieux dire, le génie de la métaphysique. C'est par
là qu'il se distingue de tous les médecins qui, avant ou
après lui, ont philosophé sur les phénomènes de la vie et
les fonctions vitales. C'est à cause de cela que beaucoup
de médecins l'ont critiqué à faux ou condamné sans le
comprendre. Parce qu'il appartenait par sa naissance à
la secte des protestants piétistes, on a supposé que ses
principes et sa doctrine émanaient de ses croyances, et
que son système était fondé sur la religion ; comme si
l'art de guérir avait besoin d'une sanction dont la morale
elle-même peut se passer.

Les adversaires du stahlianisme qui ont fondé là-des-
sus leurs objections, à moins qu'ils n'aient été de mauvaise foi, ne connaissaient, il faut bien le dire, ni l'homme
ni le système.

Que Stahl eût ses travers de caractère, qu'il fût quin-
teux, bilieux, atrabilaire, mélancolique, d'une humeur difficile, concentrée, comme sont les esprits profonds, peu
facile aux concessions, absolu et autoritaire, c'est ce
qu'on ne saurait contester. Mais ce n'est pas de là qu'il
faut partir pour juger le chef d'école. Peut-être n'eut-il pas
pour Frédéric Hoffmann tous les égards qu'il devait à un
collègue de ce mérite, qui était de plus son bienfaiteur ;
mais sa conduite n'a rien à faire dans l'appréciation de
sa doctrine. D'ailleurs, cet homme, qu'on a voulu faire passer pour insociable, a su s'attacher des disciples fidèles
et dévoués, qui continuèrent et propagèrent après lui son

enseignement dogmatique, trois entre autres, dont le nom a survécu, Juncker, Alberti, Storch, sans parler de ceux qui défendirent ses idées, étant encore sur les bancs de l'école, dans des thèses qui ont été recueillies et qui renferment des documents précieux.

A force d'austérité, de sévérité, de sincérité, ce maître, doué d'un génie profond et ardent, dominait et fascinait la jeunesse. On lui savait gré de s'humaniser en descendant des hauteurs où l'emportait sa grande intelligence, et l'on écoutait avidement cet athlète qui se mesurait avec les plus redoutables adversaires, et avec le plus illustre de tous, G. Leibnitz. Il est regrettable qu'il n'ait pas eu pour ses lecteurs la même condescendance que pour ses auditeurs. Ses écrits sont un épais fourré, où l'on est sans cesse arrêté par les ronces et les épines ; mais dans ces broussailles, il n'y a point de bois mort. On y voudrait seulement un peu plus d'air et de lumière. En revanche, le lecteur patient est bien payé de sa peine. Si les phrases sont lourdes, pénibles, enchevêtrées, interminables ; elles renferment toujours des idées neuves, originales, justes pour la plupart ; à chaque page se trouvent des vues profondes, des aperçus fins, des réflexions pénétrantes. Et, sous une forme scolastique et rebutante, la raison suit son chemin avec une force de logique et une puissance de dialectique incomparables. Il n'est pas donné à l'homme de raisonner avec plus de force, d'analyser avec plus de profondeur, de démontrer avec plus de puissance, d'induire et de déduire avec plus de rigueur. Il n'y a guère que les écrits philosophiques d'Auguste Comte, si lourds et si pleins, qui puissent donner quelque idée de cette forme brumeuse, pesante, embarrassée, à travers laquelle l'auteur poursuit imperturbablement sa démonstration, avec la sûreté de méthode d'un géomètre.

Un volume suffirait à peine pour une analyse sommaire des doctrines qui se trouvent répandues dans les nombreux ouvrages et opuscules de Stahl. Ecartant ceux qui touchent à des sujets divers, chimie théorique et pratique, métallurgie, docimasie, médecine et chirurgie clinique, matière médicale, et autres matières variées, il en est trois où le stahlianisme le plus pur se trouve substantiellement résumé et condensé : 1° *la Vraie Théorie médicale*, fondement de la physiologie et de la pathologie (1708) ; 2° *l'Occupation oiseuse* (1720) ; 3° *l'Art de guérir par l'expectation* (1730).

Le premier est une exposition complète du système, renfermant la méthode d'investigation et d'étude, et les principes de la science de l'homme sain et malade. Il n'y a point de livre dogmatique plus complet ni plus achevé dans l'histoire de l'art. C'est une construction monumentale, dont la solidité massive rappelle l'architecture cyclopéenne. Le second, sous son titre ironiquement plaisant, est une réponse incisive aux objections de Leibnitz, partisan du mécanicisme, comme devait l'être un mathématicien. Le troisième est un traité de haute thérapeutique, fondée sur l'expectation, non pas empirique, mais raisonnée, d'après les fonctions ordinaires des organes sains. C'est le premier essai dogmatique d'une théorie de l'art de guérir ayant pour base la physiologie normale. En l'écrivant, Stahl s'est proposé de séparer nettement la méthode expectante de l'expectation par laquelle Gédéon Harvey, médecin ordinaire de Charles II et de Guillaume III d'Angleterre, sceptique résolu, prétendait traiter et guérir toutes les maladies.

Le médecin anglais, philosophe à sa manière, se moque volontiers de ses confrères, et il a fait contre eux une satire spirituelle et très vive, dans laquelle il les classe

plaisamment d'après les moyens curatifs qu'ils préfèrent.
Son intention évidente était de discréditer les drogues ;
comme Guibert et Guy Patin en France, il publia un
*Manuel de médecine et de pharmacie domestique*. Et
non content d'avoir mis à nu les abus de la polypharmacie,
il poussa l'amour du paradoxe jusqu'à vouloir supprimer
la médecine active. Tel est le fond de son livre, qui parut
en anglais (Londres, 1689) et fut bientôt traduit en latin. Il
en fit un autre, qui fut le dernier, et qu'il intitula hardiment : *Vanité de la philosophie et de la médecine*
(Londres, 1700).

Stahl ne pouvait permettre que sa méthode thérapeutique fût confondue avec cette négation absolue de l'art;
et bien qu'il n'abusât point des préparations de la pharmacie, il ne poussait pas le préjugé de l'abstention jusqu'à
l'extrême, comme ce praticien qui disait plaisamment à
son lit de mort : « Je laisse après moi deux grands médecins, la diète et l'eau. » L'expectation qu'il pratiquait
était vigilante et active, dictée par la prudence, qui recommande au médecin expérimenté de n'intervenir qu'à
propos et à bon escient, pour éviter que le remède ne soit
pire que le mal. Ce prétendu respect de l'action de la
nature, qu'on a tant reproché à la méthode expectante,
est avant tout un sentiment de conservation. Cette réserve
systématique est un témoignage de sollicitude pour le
malade, auquel il faut pour le moins avoir autant d'égard
que pour la maladie. Galien a fort bien dit : « L'opportunité est l'âme de la thérapeutique ; » mais Hippocrate
recommande au médecin d' « être utile ou de ne pas
nuire ». Toute la méthode expectante est dans ce sage
précepte; et les homœopathes n'ont fait que l'appliquer à la
lettre, en réduisant la matière médicale à presque rien,
avec leurs dilutions et leurs globules. Samuel Hahnemann,

le fondateur de l'homœopathie, dérive de Sthal ; mais dans
la théorie de Stahl, pas plus que dans sa pratique, il n'y
avait la moindre pointe de charlatanisme.

Les moyens préventifs veulent être appliqués à temps ;
les moyens abortifs sont dangereux ; et les moyens héroïques suppriment le malade quand ils ne triomphent pas
de la maladie. « Aux grands maux les grands remèdes, » est
un aphorisme peut-être plus applicable en morale et en
politique, qu'en médecine, où la douceur et la prudence
sont toujours de mise. En somme, c'est sur la vie qu'il
faut compter, et sur les forces du malade pour rétablir la
santé, c'est-à-dire l'équilibre des fonctions troublées ; et la
patience et la prudence, dans ce cas, valent beaucoup
mieux que les procédés révolutionnaires. Loin de troubler,
il convient d'apaiser. D'ailleurs, l'action des médicaments
n'est jamais certaine, d'une certitude absolue, même quand
il s'agit de spécifiques appliqués à des maladies parfaitement connues et bien déterminées. Il est beau pour un
chimiste de cette force, d'avoir compris que l'organisme
vivant n'est pas une cornue, un vase inerte. Cette âme
directrice des fonctions et des organes qui les accomplis-
sent à tous les degrés de la vie, n'est pas autre chose
qu'une formule qui exprime l'unité vitale ; l'harmonie et
la coordination des forces inhérentes à la matière organique : mouvement, sensibilité, intelligence, vitalité, en un
mot, sous toutes les formes.

Telle est l'âme de Stahl, animiste à la manière d'Hippocrate et d'Aristote, qui ne savaient rien du péché originel
et de la déchéance qui en fut la suite. Vouloir qu'un tel
homme ait subordonné sa doctrine aux mystères de la foi
et aux articles du dogme, c'est outrager son génie et méconnaître son enseignement écrit. Ce n'est pas de l'âme,
entité abstraite, qu'il déduit les phénomènes de la vie ;

mais de l'étude de ces phénomènes, qu'il distingue de
ceux qu'étudient la physique et la chimie, il s'élève à la
conception d'un principe, d'une cause substantielle, qui ne
saurait se confondre avec la matière. Loin de procéder
par déduction, comme on le lui a reproché sans fondement,
il induit, après une analyse rigoureuse et complète; et le
résultat de l'induction, c'est que la vie est cause et non
effet. Ce n'est donc pas sur une hypothèse que repose le
système de Stahl ; ce principe, auquel il ramène tous les
phénomènes de l'ordre organique et vital, est une inconnue, un $x$ algébrique ; on n'en saurait déterminer l'essence ; mais, quel qu'il soit, il représente la vie générale
dans toute ses manifestations.

En procédant ainsi du particulier au général, en cherchant à déterminer la loi des phénomènes par les rapports
qu'ils ont entre eux, Stahl a suivi la bonne méthode de
philosopher, et c'est par là surtout que son action a été
salutaire. Il a ramené la conception de la vie à l'unité; il a
vu que la fonction déterminait l'organe, que tous les organes, tous les appareils, tous les systèmes de l'économie
vivante étaient dans une mutuelle dépendance. Il les a considérés comme les membres d'une république, ayant des
attributions diverses et des droits égaux, concourant tous
à une fin commune ; et pour qu'il ne restât aucun doute,
il a réhabilité les viscères du bas-ventre, condamnés avant
lui à une sorte d'infériorité, et a fait voir de combien de
maux ils sont la source, quand la circulation du sang y est
troublée. S'il a parfaitement établi l'influence du physique
sur le moral, il n'a pas négligé l'influence inverse, notamment dans cette admirable dissertation où il démontre que
les hommes sont, plus que les bêtes, sujets aux maladies.

Cabanis, bon juge dans cette partie, le proclame le plus
grand des médecins qui aient paru depuis Hippocrate.

Bordeu le regarde comme un des plus grands génies qu'ait eus la médecine, tout en déplorant les rêveries subtiles de ses disciples, qui, en haine des mécaniciens, allaient jusqu'à faire fi de l'anatomie, et donnaient à l'âme beaucoup trop d'occupation. Mais les chefs d'école ne doivent pas être responsables des excès que commettent à leur suite des disciples trop zélés.

Stahl, n'était pas seulement une forte tête, meublée de mille belles connaissances ; il fut aussi grand praticien, peintre incomparable des maladies, de celles surtout qui naissent des passions, et en particulier des variétés de l'affection complexe connue sous le nom d'hypocondrie. Il eut le courage très rare de braver le préjugé populaire, en proscrivant les drogues, en réduisant à presque rien la matière médicale, en poussant beaucoup plus loin que Sydenham le penchant à l'expectation.

En résumé, cet homme illustre fut un beau génie et un grand bienfaiteur. Ses disciples immédiats plièrent sous la supériorité d'un tel maître. Juncker et Alberti firent entrer la théologie dans la médecine, qui n'en a que faire. Le premier est remarquable par la méthode et la clarté qu'il sut mettre dans ses ouvrages de propagande stahlienne, et par une dissertation célèbre, où il soutient que l'usage de la chimie en médecine se réduit à peu près à rien. Le second publia plus de trois cents dissertations pour exposer et défendre la doctrine de son maître. Il invoqua tour à tour la théologie, la philosophie et la médecine en faveur de cette thèse, que l'âme raisonnable préside à la formation, à la conservation et à la santé du corps, où elle a élu domicile. Nenter, docteur et professeur de la Faculté de médecine de Strasbourg, autre partisan du stahlianisme, fut le moins spiritualiste des disciples de Stahl. Ses ouvrages sur la physiologie et la pathologie sont d'un esprit juste et net. C'est lui cependant qui reproche amèrement aux médecins chimistes et mécaniciens d'accorder tant d'attributions à la matière, qu'ils ne laissent plus rien à faire à la pauvre âme. Qu'on juge par là de l'exagération des sectaires.

Tandis qu'en Allemagne, les mécaniciens et les animistes, à bout d'arguments, se disaient des injures, une lutte intestine divisait la Faculté de Montpellier, où les doctrines physiques, chimiques et mécaniques tenaient depuis longtemps en échec la tradition galénique et hippocratique. Les doctrines de Stahl pénétrèrent dans cette corporation peu d'années après la mort de cet homme illustre. Bientôt professeurs et docteurs furent divisés en boerhaaviens et en stahliens. Les principaux agitateurs étaient Lamure et Venel.

Le premier était un créole de la Martinique, qui, suivant sa vocation, se fit médecin malgré son père, et arriva au professorat malgré ses compétiteurs et ses émules. Avant d'avoir une chaire dans la Faculté, il avait conquis la réputation d'un maître par son enseignement privé. Il est dommage que ses occupations de praticien l'aient empêché de consigner par écrit tous les résultats qu'il devait aux vivisections et aux recherches expérimentales. C'est lui qui donna à l'école dont il faisait partie le goût des recherches physiologiques et de la méthode expérimentale.

Venel, son contemporain et son collègue, né dans une famille de médecins, se passionna pour la chimie. Il eut pour maître le chimiste Rouelle, dont les leçons étaient fort courues à Paris. Après avoir dirigé pendant sept ans le laboratoire du duc d'Orléans, il voyagea en Allemagne, analysa patiemment les eaux minérales de Seltz et de Selters, et découvrit la fabrication des eaux gazeuses arti-

ficielles. Il fut un des collaborateurs de l'*Encyclopédie*
pour la chimie et la médecine. Il illustra la chaire de matière médicale par les applications qu'il fit de la chimie à
la préparation des médicaments. L'analyse de toutes les
eaux minérales de France, dont il fut chargé avec Bayen,
eut une influence considérable sur la thérapeutique ; une
arme nouvelle fut mise aux mains des médecins, et la
polypharmacie reçut un grand coup. Aux moyens de
l'hygiène, qui tendaient à prévaloir sur les drogues, vint
s'ajouter cette pharmacie naturelle dont l'officine est sous
terre, et que la pharmacie artificielle peut bien contrefaire,
mais non pas imiter.

L'école de Montpellier, dont la pratique était célèbre
dans tout le monde civilisé, transformait insensiblement
son dogme traditionnel, assez mal défini, par les deux
instruments d'investigation et d'analyse qui ont le plus
servi à connaître mieux la nature organique, l'anatomie et
la chimie. Grâce à leur emploi, les tendances vers la médecine physique et mécanique furent ralenties, amoindries ;
et c'est par les réactifs et le scalpel, par l'analyse chimique
et anatomique, qu'on réfuta les mathématiciens qui éva-
luaient les forces vitales et la puissance des organes par
les calculs des géomètres. C'est ainsi que la physiologie
s'acheminait dans la voie ouverte par Stahl, et qu'elle
touchait aux problèmes les plus ardus dont la philosophie
s'était jusque-là réservé l'examen dans le sanctuaire impé-
nétrable de la métaphysique.

Tout en interrogeant la nature par des moyens plus
précis, les investigateurs de la nature prenaient l'habitude
de penser avec méthode et de philosopher profondément.
Sauvages, le premier des nosologistes par la date et par le
mérite, n'était point un de ces classificateurs à la douzaine,

qui se croyaient philosophes parce qu'ils singeaient les
botanistes. Botaniste lui-même et excellent mathématicien, il entreprit de ruiner les doctrines mécaniques, qui
régnaient alors à Montpellier; et c'est en s'appuyant sur
le stahlianisme qu'il enseigna la pathologie pendant trente-
trois ans et qu'il refondit sa *Pathologie méthodique*,
pour en faire cette *Nosologie méthodique*, qui est un des
plus beaux monuments de cette grande école (1759-1763).
Dans ce siècle, où les naturalistes firent tant pour l'avan-
cement des sciences organiques, qu'ils enlevèrent à la
direction tyrannique et compromettante des mathématiciens et des physiciens, Sauvages mérite une belle place
parmi les rénovateurs. Il fut des premiers à reconnaître
la nécessité de fonder la doctrine des maladies et celle des
moyens de traitement sur la connaissance des fonctions
organiques et vitales ; en autres termes, il vit clairement
que la physiologie, qui est la science des actions et réactions de la vie normale, doit être le fondement de la pathologie et de la thérapeutique. Aussi s'enquit-il avec beaucoup de sagacité des causes de chaque phénomène vital,
avec une puissance d'analyse et d'induction qu'on ne trouve
guère chez les simples classificateurs. La *Nosologie méthodique*, qui est un riche répertoire de toutes les maladies
alors connues, un vrai trésor, ne fait connaître que l'observateur et le peintre. Le philosophe se montre dans ses
dissertations spéciales sur la théorie de la fièvre, de l'inflammation, de la circulation et du pouls, de la douleur,
du sommeil, des convulsions, des forces vitales, de l'empire
que le moral exerce sur le cœur, du mouvement des muscles, de l'absorption par les vaisseaux capillaires, et dans
d'autres traités particuliers, mémoires et opuscules, recueillis en partie par Gilbert, sous le titre de *Chefs-
d'œuvre* de Sauvages (Lyon, 1771, 2 vol. in-12).

C'est en parcourant ces écrits pleins de faits curieux, d'observations et de raisonnement solides, qu'on sent tout le prix de la méthode stahlienne, et tout ce que lui doit cette physiologie philosophique dont Sauvages a été un représentant illustre. C'est lui, en effet, qui introduisit définitivement dans l'école de Montpellier ce stahlianisme mitigé, épuré, éclairé, progressif, dont le premier effet fut de ramener les esprits à l'étude sérieuse de la nature animale et humaine, par une réaction, légitime autant qu'opportune, contre les rêveries systématiques des médecins qui se croyaient exacts et positifs, parce qu'ils appliquaient rigoureusement aux phénomènes de la vie les calculs des géomètres et les expériences des physiciens. Depuis Sanctorius et ses patientes pesées, la statique s'imposait aux écoles; les humeurs étaient soumises aux principes de l'hydraulique, et les solides, à ceux de la mécanique. Les résultats étaient représentés par des formules algébriques et par des chiffres qui différaient selon les expérimentateurs.

Ces divergences, qui démontraient mathématiquement l'inanité du système, n'ouvraient point les yeux aux fanatiques. En vain Sydenham donnait l'exemple du bon sens appliqué à l'observation et à la pratique; en vain Gédéon Harvey, son auxiliaire, concluait-il au scepticisme; après l'Italie et la Hollande, ce fut l'Angleterre qui s'enticha de ces méthodes exactes et précises, excellentes dans les sciences physico-mathématiques et inorganiques, déplacées dans les sciences de l'ordre organique et vital. Willis et Hales firent école, non seulement dans leur pays, mais au dehors, et particulièrement à Montpellier, où les idées des iatro-mécaniciens et des iatro-chimistes se prévalaient du grand nom de Boerhaave.

Le désordre qui régnait alors dans les esprits se per-
sonnifie dans un homme qui fut célèbre entre tous les
médecins de son temps par ses paradoxes et les témérités
de sa pratique. Chirac, immortalisé par le type du docteur
Sangrado, — car c'est lui, dit-on, que Le Sage à voulu peindre
dans son roman de *Gil Blas,*—Chirac croyait fermement à la
médecine,.et se moquait de la tradition. Il traitait Hippocrate et Galien d'empiriques et de maréchaux-ferrants ; se
moquait de la nature, et, comme Démosthène, il mettait
l'action au-dessus de tout. Sa tête était bien bouillante,
selon la remarque de Bordeu. Le fait est que cet homme du
Rouergue, dur, volontaire et tenace, ne douta jamais de rien.
Il commença par étudier la théologie, fut précepteur du
fils d'un maître apothicaire, qui se destinait à la profession
médicale, et lui-même l'embrassa, un peu tard. En 1680,
quand il commença ses études en médecine, il passait la
trentaine. Reçu docteur trois ans après, il continua avec
un grand éclat les cours particuliers d'anatomie qu'il faisait
avec succès, étant encore étudiant. En 1687, il eut une
chaire de médecine, grâce au crédit de son protecteur, le
chancelier de l'Université, dont il élevait les enfants.
En 1692, il fut nommé médecin des armées du roi en Cata-
logne, et en 1696, médecin du port de Rochefort. Malgré
une interruption de cinq ans, il trouva, en reprenant son
enseignement, un auditoire empressé. Sa grande réputation le désigna au choix du duc d'Orléans, qui l'emmena
comme son médecin en Italie et en Espagne. Ce prince,
blessé à la bataille de Turin, fut rapidement guéri de sa
blessure par un traitement des plus simples, l'usage externe des eaux de Balaruc. Il voulut que Chirac le suivît
à Paris, et son premier médecin étant mort en 1715, il lui
donna sa place. Là ne devait pas s'arrêter sa fortune.
En 1731, il devint premier médecin de Louis XV, et ne

parvint pas, malgré sa haute position, à réaliser deux
projets qui lui font le plus grand honneur. Le premier
consistait à fonder une Académie de médecine, qui devait
concentrer à Paris toutes les observations recueillies dans
les hôpitaux du royaume. Il eut donc l'initiative d'un progrès qui devint une réalité par la fondation de l'Académie
de chirurgie, l'année même où il prenait possession de sa
charge. Le second projet, réalisé en partie de son vivant
à la Faculté de Montpellier, était de faire recevoir des
médecins-chirurgiens, afin de réconcilier, au plus grand
profit de l'art, la médecine et la chirurgie.

Tout cela annonce un esprit large et libre de préjugés.

L'esprit positif de Chirac ne le portait point à la spécula-
tion ; mais il ne dédaignait pas l'hypothèse, et il semble
avoir préféré l'explication subtile des phénomènes à l'observation pure et simple. Il s'imaginait que les solides et
les liquides du corps devaient obéissance à la médecine ;
aussi la voulait-il active et entreprenante. Il purgeait à
Montpellier de deux jours l'un ; il saignait à Paris suivant
la même méthode. Par les purgatifs réitérés et les fréquentes saignées, il prétendait dompter l'inflammation et
la fièvre. Son disciple Fizes, qu'on peut considérer comme
son continuateur à Montpellier, suivit les mêmes errements,
en exagérant, comme le font les imitateurs ; et à tel point
que le célèbre Fouquet, fondateur de la clinique à Montpellier, racheta tous les exemplaires qu'il put trouver de
son *Traité des fièvres* pour les anéantir, comme un livre
qui déshonorait l'école. Fizes était un esprit faux, plus
habitué à suivre l'imagination que la raison ; mais, comme
Chirac, il savait la pratique, et la nature l'avait fait pour
être médecin. Les hommes de ressource n'ont pas toujours
l'esprit droit.

Chirac fut surtout un anatomiste curieux et original, et

qui aurait pu servir utilement la physiologie, si son attache-
ment opiniâtre aux théories purement physiques et mécaniques ne l'avait aveuglé sur les phénomènes qu'il observait
si bien, ainsi que le prouvent, indépendamment de ses
écrits de médecine, ses recherches sur la structure des
cheveux, sur les mouvements du cœur et sur le mécanisme du vomissement.

On le voit, même au milieu de cette anarchie des opinions, la médecine, un moment égarée par les promesses
illusoires des mathématiciens, des physiciens et des chimistes, tendait, malgré tout, à devenir physiologique,
autant dire autonome.

A côté des empiriques indifférents aux systèmes, et des
théoriciens affiliés à tant de sectes diverses, il y a le
groupe des esprits justes et indépendants qui s'inquiètent
des prétentions et des empiètements des sciences dites auxiliaires. Ce sont les vrais médecins, jaloux de s'éclairer par
tous les moyens d'investigation et de contrôle, mais décidés
à ne point faire de l'accessoire le principal. On pourrait leur
appliquer le mot charmant du philosophe : Possédons Laïs,
à la bonne heure, mais n'en soyons pas possédés !

A la tête de ces amis de la tradition et du progrès se
place un homme sans pareil, original, hardi, clairvoyant,
entreprenant, doué d'une sagacité merveilleuse, d'une imagination créatrice, d'un esprit profond, juste et fin, lumineux
surtout, prompt à saisir les rapports des choses, à généraliser sans perdre de vue les détails, riche d'observations,
de vues, d'aperçus ; novateur et réformateur, anatomiste,
physiologiste, médecin incomparable, né en un mot pour
pénétrer les secrets de la nature vivante ; digne du plus
haut rang parmi les plus grands hommes et les meilleurs

écrivains français. C'est en Théophile de Bordeu que s'incarne, pour ainsi dire, la médecine française du xviii° siècle ; c'est de lui qu'émane en grande partie celle du xix°. Il a semé à pleines mains, et beaucoup de germes répandus par ce fécond génie sont encore en voie d'éclosion.

Né à Iseste, dans la vallée d'Ossan, le 22 février 1722, dans une famille de médecins, il fut destiné par son père, Antoine de Bordeu, intendant des eaux minérales d'Aquitaine, à la carrière de ses aïeux. Après avoir terminé ses études au collège des Jésuites de Pau, il alla suivre le cours de l'école de Montpellier, où régnaient en rivales les doctrines de Stahl et de Boerhaave. A peine initié aux premiers éléments de l'anatomie, il se mit à la démontrer, enseignant afin de mieux savoir. Dès lors commencèrent ces recherches scrupuleuses et persévérantes qui devaient répandre tant de clartés sur la structure intime des organes et des tissus organiques. Il s'éleva bientôt des démonstrations aux expériences, passant de l'étude des appareils à celle des fonctions, avec une ardeur et une subtilité qui faisaient pressentir un maître.

Dès sa première thèse sur le sentiment (1742), ce jeune homme conquit tous les suffrages des professeurs et des étudiants. Les mécaniciens devinèrent un adversaire redoutable, et les partisans de Stahl saluèrent en lui le défenseur brillant des doctrines naturistes et vitalistes. L'année suivante, nouvelle thèse sur la digestion, où l'on voit la chimie et la mécanique à peu près exclues de cette fonction complexe et fondamentale : la formation du chyme dans l'estomac, sa réduction en chyle dans la partie des intestins où se fait l'absorption du liquide nourricier, et sa distribution par les vaisseaux qui le transportent dans le torrent de la circulation. Cette dissertation, remarquable par ses tendances doctrinales, renferme le germe

des théories chères à l'auteur, sur l'importance de l'estomac, et sur l'action des glandes qui concourent à l'élabo-
ration des matières alimentaires.

Donner des arrhes à un âge où l'intelligence n'a pas
encore atteint sa majorité, c'est promettre à l'avenir un
esprit supérieur. Bordeu montra dans ses premiers travaux toutes ses aptitudes d'observateur sagace et de pen-
seur original ; et quoiqu'il écrivît en latin, selon l'usage,
il a déjà ce je ne sais quoi qui fait l'écrivain. En 1744, il
obtint le titre de médecin-chirurgien, grâce à la réforme
introduite par Chirac dans la collation des grades ; il s'en
montra toujours digne, et n'obéit jamais aux préjugés
d'école. Il croyait, avec Celse, que le meilleur médecin est
celui qui, par ses connaissances universelles, peut le plus
dans la théorie comme dans la pratique.

Après quelques mois de repos dans sa famille, Bordeu
vint reprendre à Montpellier ses cours et ses recherches.
Désireux de se perfectionner, il fit un voyage à Paris, et
retourna dans son pays avec le titre de surintendant des
eaux minérales d'Aquitaine. Il se mit à étudier les effets de
ces eaux, qui lui doivent en grande partie leur réputation,
et pour les faire connaître il publia ses *Lettres sur les
eaux minérales du Béarn* et de quelques-unes des provinces voisines (1746-1748), en même temps qu'il rédigeait
avec son père et son frère le *Journal de Barèges*. Malgré
ses occupations de praticien, il ne négligeait point ses études
de prédilection. Ayant envoyé à l'Académie des Sciences
de Paris un mémoire sur les articulations des os de la
face, il fut nommé membre correspondant de cette savante
compagnie. Ce succès l'encouragea, et il vint s'établir
à Paris, en 1752, à l'âge de 30 ans. Il apportait un livre qui
devait fonder sa réputation, les *Recherches anatomiques
sur la position des glandes et sur leur action.*

Ce petit volume appela tout de suite l'attention sur ce nouveau venu, qui osait attaquer dans leur sanctuaire les doctrines séduisantes et faciles de Boerhaave. On y prouvait, contre les mécaniciens, que les glandes ont une action vitale et propre, et que la sécrétion qu'elles opèrent est éminemment active. La démonstration essentiellement anatomique de cette théorie donnait beaucoup de force aux raisonnements de l'auteur. Ce coup d'éclat était aussi un coup de maître. Bordeu fut recherché de tout ce qu'il y avait de distingué à Paris, et il se trouva associé à l'immense travail du *Dictionnaire encyclopédique*. Il donna à ce recueil célèbre l'article *Crise,* qu'il fit paraître à part en un petit traité, l'an 1753. Les crises sont des solutions qui se présentent dans le cours des maladies, mais d'une manière irrégulière, et partant difficile à prévoir. En les admettant, Bordeu ne donna point dans les illusions où la superstition du système pythagorique fit tomber le grand Hippocrate, et après lui tant d'autres médecins, qui croyaient à l'influence mystérieuse des nombres trois, sept, quatorze, vingt-et-un. Il admettait donc les crises, mais non les jours critiques; montrant par là combien son respect de la tradition était éclairé. Les partisans des jours critiques se faisaient forts de prédire les crises qui jugent les maladies à jour fixe, comme les astronomes annoncent avec précision l'apparition d'une comète ou d'une éclipse. La même année il envoya à l'Académie royale de chirurgie un mémoire sur les écrouelles, qui fut couronné. Les faits y sont bien présentés, mais les explications sont hypothétiques. Le goitre est fréquent dans les montagnes, mais il dépend beaucoup moins de la crudité des eaux et de la vivacité de l'air, que de l'absence du soleil dans les vallées étroites et profondes, dont les habitants boivent de l'eau de neige insuffisamment aérée.

Malgré sa célébrité, ses titres et ses couronnes académiques, Bordeu ne pouvait exercer légalement l'art de guérir, tant qu'il n'appartiendrait pas à la Faculté de Paris. Il fut donc obligé de se refaire étudiant, et de présenter successivement les trois thèses de rigueur. C'est ainsi qu'il fut agrégé à une corporation puissante et jalouse, où son rare mérite lui fit bientôt de nombreux ennemis. De nouveaux succès excitèrent contre lui l'envie et la haine ; et l'on dit qu'il n'est pire haine que celle des médecins. Nommé médecin inspecteur de l'hôpital de la Charité , il se livra avec une nouvelle ardeur à des recherches sur le pouls, et publia un traité complet sur la matière. Les connaisseurs furent émerveillés de cette puissance d'analyse, et trouvèrent qu'il avait dépassé en subtilité Galien lui-même, et le médecin espagnol Solano de Luque, dont l'ouvrage sur le pouls, traduit depuis peu en anglais et en français, jouissait d'une grande réputation. Comme Bordeu généralisait toujours ses observations, il exagéra naturellement l'importance des pulsations des artères et des battements du cœur pour le diagnostic et le prognostic des maladies. Ce qu'on ne pouvait méconnaître dans ce livre fameux, dont le retentissement fut immense, c'est la classification savante des nombreuses variétés du pouls d'après la nature des maladies et comme signes précurseurs des crises. Si les subdivisions sont en nombre excessif, en revanche toutes ces nuances délicates révèlent un tact prodigieux et une habitude peu commune de la médecine clinique.

A trente-quatre ans, Bordeu marcha de pair avec les premiers praticiens de la capitale. Un des plus connus, Bouvart, renommé pour la sûreté de ses prognostics, homme d'un rare mérite et d'une grande instruction, associé de l'Académie des Sciences, professeur célèbre à la Faculté de médecine et au Collège de France, capable d'actes généreux, et d'un désintéressement peu commun, Bouvart ne put souffrir un tel rival, et se déchaîna contre lui avec tant de fureur, qu'il l'accusa d'avoir volé des bijoux à un de ses malades. Calomnie atroce et inepte. Un autre, plus modéré dans sa haine, se contenta de faire rayer le nom de Bordeu de la liste des docteurs de la Faculté. Il fallut un arrêt du Parlement pour le remettre en possession de son droit d'exercer la médecine. Cette persécution odieuse ne fit qu'accroître sa réputation et sa clientèle.

Tous les gens d'esprit, et tous ceux qui se piquaient d'en avoir, recherchaient Bordeu comme médecin. Au milieu de ses occupations, il trouvait le temps de travailler et de composer des écrits où il sut mêler à de bonnes observations et à d'ingénieuses théories des traits sanglants contre ses implacables ennemis. Ces traits ne manquent point dans ses *Recherches sur la colique métallique*, qu'il inséra par fragments dans le *Journal de médecine* ; mais où ils abondent, c'est dans ses très curieuses *Recherches sur l'histoire de la médecine*, qui sont dignes de figurer à côté des plus beaux livres du dernier siècle. Il en est peu qui soient aussi instructifs, variés, intéressants et amusants. Sous prétexte d'examiner les arguments pour et contre l'inoculation, dont il était partisan, l'auteur passe en revue toute la médecine et tous les médecins connus, et il juge les écoles, les doctrines et les hommes avec une sagacité et une justesse remarquables. Tout est vivant dans ce vaste panorama ; les figures s'y meuvent sans confusion ; les faits s'y multiplient sans fatigue pour le lecteur ; et, sans ordre apparent, l'exposition est vive, lumineuse, entraînante.

On dirait, en le lisant, que Montesquieu, Voltaire et Diderot ont concouru à la composition de cet ouvrage unique, où l'érudition la plus étendue et la plus sûre se

cache sous les grâces de l'esprit et de la bonne humeur,
et où la verve éloquente et parfois comique du narrateur
ne laisse pas au lecteur séduit le temps de remarquer
quelques fautes de goût et des incorrections qu'on pourrait
prendre pour d'heureuses négligences. Le *Médecin des
Pyrénées*, épisode satirique et critique, où l'auteur a
voulu glorifier son père, est une invention des plus heureuses, digne de Cervantès.

Bordeu est un de nos bons écrivains, et le premier à coup
sûr de ceux que la médecine a donnés à la France. Nul plus
que lui, depuis Montaigne, n'a tant honoré la Gascogne. Et
il faut le reconnaître, jamais la Gascogne n'a été mieux
louée. L'homme du Midi prend sa revanche des gens du
Nord qui l'ont persécuté, calomnié, tout fait pour l'avilir,
et il met les rieurs de son côté. Combien d'écrivains
célèbres qui n'ont pas le quart de son mérite! Si on lisait
encore dans nos écoles de médecine, les œuvres de Bordeu
devraient être le bréviaire des étudiants et des maîtres.
Et si nos littérateurs étaient plus curieux, cet écrivain de
race prendrait rang parmi les premiers de la langue.

Dans cet ouvrage de critique historique, Bordeu vida
son carquois ; et ses ennemis, criblés de traits, n'osèrent
renouveler leurs attaques. Il n'est plus question d'eux
dans ses *Recherches sur le tissu muqueux* (1767), où ce
grand physiologiste, doué au plus haut degré de l'instinct de la chair humaine, cherche à démêler la trame
primitive et comme la gangue de tous les organes. Malgré
les erreurs inévitables qu'il contient, malgré les conclu-
sions prématurées d'une analyse imparfaite, cet essai est
de tous les écrits de l'auteur celui qui a le mieux préparé
les voies à l'anatomie générale.

En 1775, parut le premier volume de ses longues et
patientes *Recherches sur les maladies chroniques*,

fondées sur un nombre infini d'observations. Tout Bordeu
est dans ce livre, qu'on peut considérer comme son testament médical. C'est là surtout qu'on le voit préoccupé
d'enchaîner, pour ainsi dire, la pathologie à la physiologie, et de ramener les affections chroniques au type des
maladies aiguës. C'est là qu'il montra de quelle ressource
sont les eaux minérales, quand il s'agit de détruire un
mal invétéré et de refaire l'économie délabrée. Qu'importe qu'il y ait dans cet ouvrage des erreurs et des paradoxes ; les vues d'un tel esprit sont fécondes, même
quand il ne voit pas juste. Le besoin impérieux qu'il a de
généraliser le pousse à conclure prématurément ; mais si
son imagination est trop prompte, il a un instinct supérieur qui lui fait deviner, pressentir et entrevoir ce que
d'autres seulement devaient voir et constater longtemps
après lui et grâce à lui.

A la fin de ce livre sur les maladies chroniques, se
trouve un morceau presque lyrique, intitulé *Analyse médicinale du sang*. C'est une protestation éloquente en
faveur de la physiologie contre les empiètements de la
physique et de la chimie. Avec ce sentiment profond de
la vie, avec ce tact exquis des phénomènes vitaux, aiguisé
par l'observation et l'expérience, Bordeu se défie des
sciences auxiliaires ou accessoires, qui n'ont que des rapports indirects avec le monde organique. Pour lui, tout se
réduit dans l'animal vivant au mouvement et à la sensibilité ; mais toutes les parties de l'organisme se meuvent et
sentent. Les nerfs, organes spéciaux du mouvement et de
la sensibilité, n'en ont pas le monopole exclusif ; ils gé-
néralisent et coordonnent. Les sensations internes sont la
manifestation de la vie intime ; la conscience de cette vie
n'est pas renfermée dans le crâne et dans l'épine dorsale,
étuis du cerveau et de la moelle. Il y a un autre système

nerveux qui n'est pas niché dans le canal vertébral, ni dans la boîte osseuse qui le surmonte ; c'est celui du grand sympathique, par lequel communiquent les entrailles, les viscères. C'est ce système nerveux viscéral que Bordeu a voulu mettre en relief dans la théorie ingénieuse du trépied vital, constitué par l'estomac, le cœur et le cerveau. Le diaphragme est le centre phrénique de cette sensibilité, ou mieux de cette vie intérieure, viscérale, animale, qui rayonne dans la région épigastrique, et par le plexus solaire s'étend à toute l'économie.

Bordeu fit soutenir cette doctrine, renouvelée des anciens, avec toutes les ressources de la science moderne, par son parent et ami Louis de Lacaze, docteur de la Faculté de Montpellier, médecin ordinaire de Louis XV, physiologiste ingénieux, auteur de quelques bons ouvrages sur l'homme physique et moral, et d'un traité d'éducation fondée sur la connaissance de la nature humaine. Nul n'entra plus avant dans la pensée de Bordeu ; nul ne comprit mieux que lui que l'idée fondamentale de ce rare génie, était de réhabiliter la chair vivante dans toutes ses parties, dans tous ses éléments, de montrer que la vie est partout dans la matière organique, et qu'il faut la poursuivre dans tous les tissus de l'économie animale, pour la bien connaître à tous ses degrés. Aussi se préoccupait-il moins de la hiérarchie que de l'union, de l'unité, de l'harmonie, du concert de tous les organes et de toutes les molécules organiques pour la production de la vie. Comment s'étonner qu'il ait donné tant d'importance au système viscéral, qui est le centre de la nutrition, c'est-à-dire de la fonction vitale par excellence, de la condition même de la vie ? Ce n'est pas lui qui s'avisera de séparer les liquides des solides, comme les écoles qui l'avaient précédé. Il sait que tout vit, agit, travaille dans le corps,

et que cette action incessante de toutes les molécules
organiques est la vie même.

Voici ce qu'il dit pour peindre cette activité sans repos :
« Le sang n'est aux yeux d'un médecin qu'une masse de
chair fondue ou coulante, une sorte de gelée, un amas de
suc nourricier semblable, à bien des égards, à la partie
d'un œuf qu'on appelle le blanc. » Cet aliment liquide et
plastique, toujours en mouvement, est contenu dans des
vaisseaux et leurs dernières ramifications et dans le
tissu spongieux des parties. Cette chair coulante s'étend
de ces ramifications jusqu'aux gros couloirs, où elle forme
un torrent auquel toutes les portions de chair vivante et
mobile se rencontrent et viennent aboutir ; d'où enfin
elles repartent pour aller retrouver le tissu des parties
solides, se recoller à elles et à leurs interstices, refaire
un même corps avec elles.

L'*Analyse médicinale du sang*, qui forme la sixième
partie des *Recherches sur les maladies chroniques*,
fut le dernier écrit de Bordeu. Fatigué d'une profession
qu'il exerça avec trop de désintéressement, harcelé par la
haine sourde de ses rivaux, menacé par les atteintes d'une
goutte vague, privé de ces joies que procure la famille, il
essaya en vain dans un dernier voyage aux Pyrénées de
recouvrer les forces du corps et la sérénité de l'esprit par
l'usage de ces eaux qui lui doivent leur réputation ; frappé
d'apoplexie la nuit du 23 novembre 1776, il passa doucement du sommeil à la mort. Le mois suivant, le *Journal
de médecine* annonçait cette nouvelle en des termes mal-
veillants, qui prouvent jusqu'à quel point les docteurs de la
Faculté en voulaient à ce confrère illustre, qui, outre une
renommée acquise par d'admirables travaux et une pratique heureuse, avait eu le rare courage de prendre parti
pour le Collège de chirurgie contre la Faculté de méde-

cine. Bouvart, son ennemi implacable, dit ce mot atroce
que l'histoire a retenu : « Je n'aurais pas cru qu'il fût
mort horizontalement. »

La haine est clairvoyante. Les ennemis de Bordeu,
Bouvart tout le premier, connaissaient la valeur de ses
écrits, et pressentaient la ruine du système échafaudé
par les partisans des petits procédés empruntés à la physique, à la chimie, aux mathématiques. Ils voyaient que
les plus ingénieux calculs et les plus minutieuses expériences ne pouvaient tenir contre les vues supérieures
d'un homme qui demandait le secret de la vie à la vie
même, qui connaissait à fond l'organisme et les organes,
qui affranchissait la médecine des pratiques et des méthodes étrangères à l'art de guérir, qui n'admettait que
l'observation et l'expérience, aidées de l'induction et de
l'analogie, et dont le vif génie, heureusement complexe,
rappelait à la fois Hippocrate, Asclépiade, Van-Helmont,
Sydenham et Stahl. Ils ne se trompaient nullement dans
leurs appréhensions. C'est de Bordeu qu'émane toute
l'école moderne, vitaliste et organique, celle qui a ramené
l'étude de l'homme sain ou malade à la connaissance de
la nature humaine, en chassant à jamais du domaine
médical les hypothèses et les entités d'école.

Une autre considération qu'il ne faut pas oublier, pour
expliquer ces ressentiments féroces, c'est que la plupart
des hommes qui courent la même carrière obéissent plus
volontiers à leurs intérêts et à leurs passions qu'à des
principes. Or les rivalités d'école ne sont pas moindres
que les rivalités de profession. Les compétitions de doctrine sont peu de chose à côté des préjugés de clocher.
Théophraste Renaudot eut moins contre lui son génie
entreprenant et ses fondations utiles que sa provenance

de la Faculté de Montpellier. Cette Faculté qui, pendant
des siècles, fournit des médecins aux rois de France, n'en-
tretenait pas de bons rapports avec celle de Paris. Et bien
que la Faculté de Paris comptât au xviiie siècle des hommes qui lui ont fait grand honneur, entre autres Sénac et
Lorry, il était dur et mortifiant pour elle de ne pouvoir
opposer aucun des siens à des hommes tels que Bordeu et
Astruc, qui apportèrent de Montpellier dans la capitale,
l'un, son merveilleux génie, l'autre, son prodigieux savoir,
qu'il fit paraître dans ses ouvrages et dans la chaire de
médecine du Collège de France. Lieutaud, médecin savant
et judicieux, excellent anatomiste, fondateur de l'anatomie pathologique en France, comme Bonet et Manget le
furent en Suisse, et Morgagni en Italie ; Lieutaud, membre
de l'Académie des Sciences, de la Société royale de
Londres, premier médecin du roi de France, sortait de la
Faculté d'Aix et avait passé par Montpellier. Beaucoup de
médecins français exerçant à Paris venaient des facultés
de province, particulièrement de celle de Reims. On sait
à quelle condition ils pouvaient se livrer à la pratique : il
fallait être inscrit au tableau, comme les avocats, après
s'être rassis sur les bancs de la Faculté comme de simples
étudiants.

Sous ce régime d'exclusion jalouse, les hommes de mérite sentaient tout le prix des institutions d'enseignement
qui leur épargnaient l'ennui ou l'humiliation de nouvelles
épreuves. Mais la Faculté faisait bonne garde, et elle usait
de ses privilèges jusqu'à les faire consacrer par les tribunaux, surtout lorsqu'elle pouvait compter sur l'appui du
premier médecin du roi. Winslow, le grand anatomiste,
pensionnaire du roi de Danemark, converti au catholi-
cisme par Bossuet, en 1691, fut accueilli par la Faculté de
Paris, grâce à sa conversion, et fut reçu docteur le

4 octobre 1705. La protection de Duverney lui ouvrit l'Académie des Sciences et le Jardin royal. Cet étranger fit pour l'anatomie, en France, ce que Huyghens avait fait pour l'astronomie et la physique; avec cette différence que Winslow dut sa fortune moins à ses talents qu'à son changement de religion, tandis que le grand mathématicien hollandais renonça à sa patrie d'adoption lorsque la révocation de l'édit de Nantes l'eut mis en demeure d'opter entre ses fonctions officielles et sa conscience.

Winslow ne fit guère que des recherches anatomiques, sans perdre toutefois de vue la physiologie et la chirurgie. Il mourut le 3 avril 1760, à l'âge de quatre-vingt-onze ans. Il eut pour successeur au Jardin du Roi Antoine Ferrein, une des gloires de la Faculté de Montpellier, où il avait été reçu docteur en 1728, déjà connu à cette époque par les cours d'anatomie, de physiologie et de médecine qu'on l'avait prié de faire à Marseille pour les chirurgiens de l'hôpital des forçats. A peine nommé docteur, il eut la suppléance d'Astruc, qui donna sa démission de professeur pour continuer à Paris ses beaux travaux d'érudition. N'ayant pas été nommé à la chaire qu'il venait de disputer dans un concours. avec une grande supériorité, il vint lui aussi à Paris, où ses cours d'anatomie furent très suivis. Employé par le gouvernement, à deux reprises, comme chef du service sanitaire de l'armée en Italie et comme médecin-inspecteur des épidémies dans le Vexin français (1733-1735); il se fit recevoir licencié en 1736, et docteur en 1738. Il entra à l'Académie des Sciences en 1741, et l'année suivante il prit possession de la chaire de médecine du Collège de France, vacante par la mort de Nicolas Andry, docteur de la Faculté de Reims, puis de la Faculté de Paris, dont il fut doyen, et qui illustra tristement son

décanat par les prétentions ridicules qu'il afficha contre
le Collège royal des chirurgiens. Les cours publics de
Ferrein n'eurent pas moins de célébrité que ses cours
privés. Il se servit de ses grandes connaissances en anatomie pour éclairer les difficiles problèmes de la physiologie et de la pathologie : bon expérimentateur, il eut à
un très haut degré le tact physiologique et médical. Il est
un de ceux qui ont le plus fait pour mettre hors de doute
la sensibilité des viscères, et particulièrement du foie. Il
eut aussi l'honneur d'introduire, un des premiers, l'enseignement de la chirurgie dans les cours publics de médecine, et se montra par là le digne disciple d'une faculté où
la fondation mémorable de Chirac avait mis sur le même
rang médecins et chirurgiens.

Ferrein mérite de vivre dans le souvenir des médecins,
et par ses travaux, et par le zèle courageux avec lequel il
sut défendre l'enseignement privé. Il était élève de
Vieussens, le plus célèbre anatomiste de la Faculté de
Montpellier, l'auteur de la *Névrographie universelle,*
ouvrage admirable sur tout l'ensemble du système nerveux,
en faveur duquel on pardonne à l'auteur ses théories physiologiques, empruntées au cartésianisme et aux chimistes. Vieussens ressemble beaucoup au médecin anglais
Willis, tant par son anatomie du système nerveux que par
ses théories chimiques sur l'acidité du sang. On connaît
ses longs démêlés avec Chirac.

Pendant que Vieussens relevait à Montpellier la gloire
des études anatomiques, un peu ternies depuis André
Dulaurens, la Hollande portait ces mêmes études à un
haut degré de perfection par les travaux de trois hommes
qui l'ont également illustrée : Antoine Leuwenhoeck, Jean
Swammerdam et Frédéric Ruysch.

Le premier transforma l'anatomie et ouvrit un nouveau chemin aux physiologistes, par l'application du microscope à l'examen des organes et des phénomènes organiques. On peut dire, sans métaphore, qu'il découvrit le monde des infiniment petits; et malgré ses illusions et ses erreurs, il n'est que juste de le ranger parmi les inventeurs et les observateurs les plus distingués. Il pouvait se vanter en effet d'avoir dérobé bien des secrets à la nature, à l'aide de ses instruments de précision et de ses ingénieuses expériences (1632-1723).

Le second est également renommé comme anatomiste et comme naturaliste. On lui doit la découverte des injections anatomiques, précieuses surtout pour la dissection des vaisseaux de toute nature, et l'invention du thermomètre pour apprécier la chaleur des malades et des animaux. L'excès de travail fit tomber ce laborieux investigateur de la nature dans l'hypocondrie, puis après dans l'illuminisme; et sa vie en fut abrégée (1637-1680). Il avait étudié l'anatomie sous Van Horne, en même temps que Reinier de Graef, son adversaire, disciple ardent de Sylvius, et qui laissa la réputation d'un grand anatomiste, bien qu'il soit mort à la fleur de l'âge. Swammerdam accusa son condisciple de s'être approprié les découvertes de leur commun maître; de Graef repoussa victorieusement cette accusation de plagiat, mais il mourut de chagrin pour l'avoir encourue.

Ruysch fut passionné de très bonne heure pour l'anatomie, et ne tarda pas à devenir le premier prosecteur de son temps. Il exerçait la chirurgie à Leyde, avec beaucoup de succès, et consacrait tous ses loisirs aux dissections. Son premier ouvrage sur les valvules et les vaisseaux lymphatiques attira sur lui l'attention des savants, et l'année qui suivit la publication de ce mémoire, il fut

nommé à la chaire d'anatomie d'Amsterdam ; et pendant
plus de soixante ans, il poursuivit ses recherches anatomiques. Il découvrit le moyen de préparer les cadavres de
manière à les conserver indéfiniment, et il perfectionna
l'art délicat des injections, si précieux pour les fines études
d'anatomie. Le cabinet qu'il s'était formé par des préparations patientes passait pour une merveille. Le cza-
Pierre le Grand, qui le visita en 1717, l'acheta pour la
somme de 30,000 florins, et l'envoya à Saint-Pétersbourg.
A cette époque, Ruysch approchait de quatre-vingts ans ;
il eut bientôt fait de reconstituer son musée. Il enseigna
jusqu'à l'âge de quatre-vingt-dix ans ; à la suite d'une
fracture de la cuisse, il résigna ses fonctions, et mourut
le 22 février 1731. Il était membre de l'Académie des
curieux de la nature, de la Société royale de Londres, et
de l'Académie royale des Sciences de Paris, où il avait
succédé à Newton, comme associé libre.

La Hollande disputait alors à l'Italie la prééminence
dans les études anatomiques. Bidloo, né à Amsterdam,
en 1649, nommé professeur d'anatomie à la Haye, en
1688, fut appelé, en 1694, à la chaire d'anatomie et de
chirurgie de Leyde, et continua de la remplir jusqu'à sa
mort (1713). Il n'avait interrompu cet enseignement que
pour donner des soins à Guillaume III d'Angleterre, qui
l'avait nommé son premier médecin, et dont la mort, sur-
venue en 1702, le rendit à ses occupations. Bidloo s'acquit une grande réputation par son *Anatomie du corps
humain*, ouvrage magnifique, en un volume grand in-
folio, dont les planches reproduisaient les dessins achevés
de Girard de Lairesse. Guillaume Cowper s'appropria ce
chef-d'œuvre par une contrefaçon audacieuse. Bidloo
l'accusa de plagiat, et soumit la question à la Société
royale de Londres. Il ne fut pas moins mortifié des cri-

tiques souvent injustes de Ruysch, lequel se plaisait à relever, dans ses cours publics, les erreurs ou les fautes de
son émule.

La dispute ne tarda pas à prendre les proportions d'une
querelle; et les deux antagonistes, à bout de raisons, en
vinrent aux injures les plus grossières.

Rien de plus commun que ces compétitions ardentes
entre professeurs appartenant à des écoles rivales. De
tout temps, les médecins ont fait comme les philosophes :
les dissentiments qui divisaient les anciennes écoles de
Cos et de Cnide, d'Alexandrie et de Pergame, sont bien
connus. Chez les modernes, tous les pays possédant des
universités ont vu de pareilles luttes entre savants : en
Italie, Pise et Bologne ne sont pas plus d'accord que
Padoue et Naples; en Espagne, il y a une ardente émulation entre Alcala et Salamanque; en France, l'animosité ne cesse point entre Montpellier et Paris; en
Angleterre, Oxford et Cambridge se disputent la prééminence; en Belgique, c'est l'Université de Louvain qui,
au nom de l'orthodoxie, prétend à l'hégémonie. L'Allemagne a ses grandes et ses petites universités, et l'émulation va jusqu'à l'antagonisme. Partout les savants se
montrent aussi nerveux, aussi emportés que les poètes, et
la pacifique Hollande n'échappa point, malgré son
flegme, à cette loi fatale.

Il serait puéril de le dissimuler, les médecins n'ont
jamais brillé par l'esprit de confraternité; et ces dispositions peu bienveillantes ont porté les écoles à s'entredé-
chirer par des sentiments de jalousie et d'envie. C'est ainsi
que la science elle-même, qui, selon l'image du poète,
élève l'esprit jusqu'aux hautes régions de la sagesse, par
la sérénité de la raison éclairée, ramène la plupart des
savants à ces luttes de l'arène, qui déshonorent la pro-

ession et amusent la galerie. Les théologiens eux-mêmes, en dépit de leurs lumières surnaturelles et de la charité obligatoire, ont prouvé maintes fois que la fraternité n'est qu'un mythe. Quelqu'un a dit avec raison qu'on ne pêche jamais par excès de charité.

Bidloo s'est illustré autrement que par ses disputes bruyantes avec son adversaire Ruysch et son plagiaire Cowper. Il a contribué aux progrès de l'anatomie, et grâce à ses recherches expérimentales sur les nerfs, il a beaucoup fait pour combattre la chimère d'un prétendu fluide nerveux, hypothèse commode et dangereuse, que la médecine doit aux physiciens. A tous ces titres, ajoutons que Bidloo fut le maître de Boerhaave, et répétons que Boerhaave, chef incontesté de l'école hollandaise, a établi la domination de cette école dans la plus grande partie de l'Europe, pendant un siècle, et au delà.

L'Université de Leyde, la plus libérale et la plus hospitalière de l'Europe, vit ainsi récompenser son désintéressement par une gloire sans pareille ; et grâce à son exemple, à son ascendant, à son influence, la médecine occidentale arriva, sinon à l'unité doctrinale, du moins à l'unité d'institutions. C'est un résultat considérable.

Sans doute la valeur d'un enseignement dépend de ceux qui le donnent et de ceux qui le reçoivent ; mais, comme les talents sont rares, et chez les maîtres, et parmi les étudiants, il est bon que la moyenne des intelligences trouve des garanties suffisantes d'instruction dans l'organisation du matériel et des ressources. Rien n'est plus difficile à recruter que le personnel enseignant ; mais, à défaut de professeurs illustres, une faculté peut vivre et suffire aux besoins de la pratique, si elle offre aux étudiants

toutes les ressources qu'exige l'étude complexe et encyclopédique de la médecine. C'est par là que l'esprit positif
des Hollandais servit utilement l'art de guérir, en instituant les chaires indispensables et ces établissements où
l'on peut voir et toucher tout ce qui se démontre : officicines, jardins botaniques et zoologiques, collections de
plantes et d'animaux, conservés par des procédés ingégieux, amphithéâtres d'anatomie, laboratoires de physique,
de chimie, de physiologie, salles d'observation, d'expérimentation et d'expertise, bref tous les moyens d'étudier
pratiquement l'homme physique et moral, les maladies et
les procédés de traitement.

Tout ce travail d'organisation, commencé dès la seconde
moitié du xviie siècle, se poursuivit au xviiie, et fut mené
si loin, que nous n'avons plus qu'à perfectionner l'œuvre
admirable de nos prédécesseurs. C'est à ce point de vue de
la fondation et du progrès des institutions utiles qu'il convient de se placer pour bien apprécier les services de
quelques hommes actifs, laborieux, patients, qui ont moins
servi l'art par le génie profond et créateur, que par des
fondations et des institutions durables. Ces serviteurs
utiles n'excitent pas toujours l'admiration, que le vulgaire
accorde volontiers aux brillants inventeurs de paradoxes,
mais ils commandent aux honnêtes gens la considération
et le respect, avec la reconnaissance.

Ce qui reste aujourd'hui des théories mécaniques de
Frédéric Hoffmann se réduit à bien peu; mais nul ne lui
contestera la gloire d'avoir fondé la réputation et démontré
l'utilité de la plupart des sources minérales et thermales
d'Allemagne. De même Haller et Van-Swiéten, les plus
illustres des disciples de Boerhaave, ont eu de leur vivant
une renommée peut-être au-dessus de leur mérite, quelque
grand qu'il fût; mais on ne saurait contester à l'un et à

l'autre la gloire d'avoir fondé d'une manière durable la physiologie expérimentale et la médecine clinique.

Albert de Haller appartient plutôt à la catégorie des prodiges qu'à celle des grands hommes. Comme Linnée, son contemporain, avec lequel il offre plus d'un point de ressemblance, il eut le génie de la classification et de la nomenclature, et il porta dans ses immenses et volumineux travaux la précision et la régularité d'un instrument enregistreur. Il eut plus d'amplitude que de grandeur, plus d'envergure que d'originalité. Figure imposante à coup sûr, mais sans grand relief. Beaucoup d'étoffe et peu de physionomie. Une puissance extraordinaire d'absorption et même d'assimilation, mais une originalité médiocre, une conception faible, une compréhension où l'abondance des souvenirs l'emporte sur l'esprit de discernement. Les traits du visage ne démentent point l'homme : cette large face, calme, placide, épanouie, annonce plutôt un athlète qu'un héros de l'intelligence. Ce masque un peu plat est celui d'un bon Suisse, croyant, rangé, économe, patient, persévérant, industrieux, positif et pratique, conservateur plutôt que novateur.

Il naquit à Berne, le 16 octobre 1708. A l'âge de huit ans, il dressait déjà de longues listes de mots grecs, hébraïques et chaldaïques ; à dix ans il faisait des vers latins et allemands contre son précepteur. A douze ans, il avait extrait les dictionnaires de Moréri et de Bayle. A treize ans, il resta orphelin et presque sans fortune. Malgré son penchant pour les lettres, il céda à son goût pour la médecine, et alla l'étudier à Tubingue, en 1733. Sous la direction de son maître Duvernois, il réfuta, dès l'année suivante, une erreur anatomique d'un professeur de l'Université de Halle. En 1725, il se rendit à Leyde, et profita beaucoup des leçons de Boerhaave, d'Albinus et de Ruysch, dont le cabinet de pièces conservées le ravit d'admiration. Il fut reçu docteur à dix-huit ans, un peu tôt, même pour cette époque où les docteurs de vingt ans n'étaient pas rares. Il passa ensuite en Angleterre, et se perfectionna dans la pratique médicale et chirurgicale, guidé par des hommes remarquables, entre autres Douglas et Cheselden.

En France, il fut accueilli par Geoffroy, Jussieu, Le Dran, chirurgien et opérateur célèbre, et plus particulièrement par l'anatomiste Winslow, qu'il se proposa pour modèle, comme un observateur affranchi de tout système. Son séjour à Paris se trouva abrégé par l'indiscrétion d'un ouvrier, qui le dénonça à la police pour l'avoir surpris disséquant dans sa chambre. Haller s'enfuit après s'être caché quelque temps, de peur des galères, dit-il lui-même, en exagérant sans doute. A son retour en Suisse, il suivit avec assiduité les leçons de Jean Bernouilli, qui enseignait les mathématiques à Bâle. Rentré à Berne, il fit de la médecine pratique avec succès. Jusqu'en 1736, il fut attaché à un hôpital de la ville. Dès 1734, il démontrait l'anatomie dans un amphithéâtre que les magistrats avaient fait construire exprès. Il menait de front la clientèle, la pratique de l'hôpital, les dissections, la poésie et la bibliographie. En 1735, ayant été nommé directeur de la bibliothèque publique, il dressa un catalogue raisonné de tous les livres, et classa dans un nouvel ordre plus de 5,000 médailles avec une table chronologique. En 1736, il quitta Berne pour l'Université de Gœttingue, où il se chargea d'un triple enseignement : anatomie, chirurgie, botanique. Il prit pour texte de ses leçons les *Instituts de médecine* de Boerhaave. Ses commentaires étant fort goûtés de ses auditeurs, il les publia en 1739, en six volumes in-12.

Le disciple adopta entièrement la doctrine mécanique

du maître; mais il n'a pas su lui emprunter cette forme
simple, rapide et lumineuse, qui est le seul ornement com-
patible avec la science. Cette prose sèche et obscure est
encore ralentie par une érudition surabondante; et le fond
ne dédommage pas toujours le lecteur.

Haller se délassait de ses travaux sédentaires par des
herborisations dans les Alpes, où il eut souvent pour
compagnon son ami Gesner l'humaniste, professeur d'éloquence et bibliothécaire de l'Université de Gœttingue.
En 1742, il publia la classification méthodique de la flore
helvétique, en deux volumes in-folio avec de belles planches,
suivant l'ordre naturel, adopté par Boerhaave, et recommandé par lui-même dans un manuel de botanique, publié
en 1736. Il travailla quatorze ans à ce grand ouvrage, dont
la partie historique et bibliographique abonde en renseignements utiles et curieux. De 1743 à 1753, Haller publia
un atlas d'anatomie, contenant la représentation exacte de
quelques organes particuliers et de tout le système artériel. En 1745, il donna un ouvrage sur les monstruosités,
dont le programme avait paru en 1735. Ses mémoires et
opuscules sur l'anatomie sont innombrables.

Même fécondité et même richesse en ce qui concerne la
physiologie. Les *Instituts de médecine* de Boerhaave, sa-
vamment commentés, servirent de texte pendant quinze
ans aux leçons de Haller. Ces préleçons, comme on disait
alors, grâce aux notes, aux réflexions et aux additions du
commentateur, formaient un répertoire où beaucoup puisaient, où d'autres trouvaient à redire. Parmi ces censeurs,
deux surtout montrèrent une grande animosité : Nortwidk,
médecin de Leyde, et bon anatomiste; et Hamberger, professeur à Iéna. L'auteur incriminé répondit à ses adversaires sans amertume, et poursuivit ses recherches.

En 1747 parurent les *Premiers Éléments de la physio-*

*logie,* ouvrage complet, malgré sa brièveté, et qui est resté jusqu'au commencement de ce sièce le meilleur des manuels pour l'enseignement. Ce livre mémorable doit être considéré comme l'introduction à la grande physiologie, qui parut de 1757 à 1766, en huit gros volumes in-4°. Ce monument de patience et d'érudition laborieuse est une véritable encyclopédie, un inventaire de tout ce qui était acquis au moment de la publication. Cette vaste compilation est peut-être de tous les écrits innombrables de ce savant homme celui qui donne la plus exacte idée de cet esprit curieux, patient, méthodique, beaucoup plus porté à décrire et à classer qu'à raisonner. Il n'y a dans ce volumineux recueil ni doctrine ni système ; les faits et les citations d'auteurs y tiennent toute la place. Cet observateur infatigable, cet érudit consciencieux, se montrait plus que sobre de raisonnements par respect pour la raison. Du fameux précepte de Buffon : « Amassons des faits pour nous faire des idées, » il ne suivait à la lettre que la première partie. Il peut passer pour le chef de cette école si nombreuse d'expérimentateurs, qui consignent sévèrement la raison à la porte de leur laboratoire. Contents d'enregistrer, ils laissent à d'autres la satisfaction de penser et de conclure. Cette abnégation ne va pas toujours avec la modestie.

En composant cette œuvre fondamentale, Haller doit s'être souvenu du grand ouvrage de Galien, sur l'usage des parties, c'est-à-dire, sur les fonctions des organes, ainsi que semble le prouver le dessein qu'il eut vers la fin de sa vie de refondre sous un titre analogue ce grand travail d'un demi-siècle. La régence de Hanovre ne pouvait mieux rencontrer en confiant à Haller la surintendance de l'Université de Gœttingue. Outre la Société royale des Sciences et le journal littéraire de cette ville, Haller fonda ou organisa tous les établissements utiles aux sciences naturelles et médicales, avec beaucoup d'ordre et d'esprit pratique.

Au bout de dix-sept ans de professorat, après avoir monté et mis en mouvement cet outillage, qui fonctionnait à merveille, il songea à la retraite, et obtint en 1753 de rentrer en Suissse. Sa ville natale le combla d'honneurs, et utilisa ses talents de savant et d'administrateur. Cet homme si tempérant, qui, étant encore tout jeune, avait renoncé à l'usage du vin, de peur de l'ivresse, et dont la vie semblait soumise à une règle inflexible, ne sut jamais se modérer dans le travail. Il vivait littéralement dans sa bibliothèque, il y couchait, y prenait ses repas. C'est là qu'il se livra sans réserve à sa passion favorite, lisant et écrivant sans repos, compilant avec une patience rare ces prodigieux *Répertoires historiques et bibliographiques d'anatomie, de botanique, de médecine pratique et de chirurgie,* formant en tout dix énormes volumes in-4°, auxquels on peut joindre l'édition refondue et considérablement augmentée de la *Méthode pour étudier la Médecine,* de Boerhaave, in-4°, et le *Recueil de dissertations anatomiques,* en sept volumes in-4° (1745-1751).

Mais à quoi bon essayer d'énumérer les écrits de Haller? Ils forment à eux seuls une bibliothèque dont le catalogue ne renferme pas moins de cent cinquante articles, sans compter les œuvres littéraires et les ouvrages d'économie politique. Peu d'auteurs ont écrit autant que lui, et jamais médecin, depuis Galien, ne se montra si fécond en productions de tout genre. La variété de ses travaux était son principal délassement. Sa vieillesse prématurée fut encore avancée par les maladies graves, qui ruinèrent son tempérament robuste. Il mourut épuisé à l'âge de soixante-neuf ans, le 12 décembre 1777, laissant une place vacante dans toutes les académies et sociétés savantes de l'Europe.

Une curiosité insatiable, une mémoire prodigieuse, une puissance extraordinaire de travail, un esprit tout objectif et pratique, un goût irrésistible pour la description et la classification : telles furent les principales aptitudes de cette intelligence encyclopédique. Il doit être considéré comme le dernier des médecins qui peuvent prétendre à l'universalité des connaissances.

Ce caractère disparaît avant la fin du xviiie siècle. Leibnitz en a été le type le plus achevé chez les modernes. Les accroissements de toutes les branches de la science, et la division du travail, qui en est la conséquence forcée, semblent peu favorables à la formation de ces esprits qui savaient toutes choses et qu'on appelait universels dans le passé.

On a vu que, par ses disciples, Boerhaave continua son empire sur la médecine européenne durant près d'un siècle. Ses deux commentateurs se partagèrent, pour ainsi dire, le monde germanique. Haller régna sur l'Allemagne, et Van Swieten en Autriche. L'un et l'autre eurent de dignes successeurs qui les représentèrent, en les continuant, bien au delà des premières années de ce siècle.

Gérard van Swieten appartenait à une grande et opulente famille de Hollande. Il naquit à Leyde, le 7 mai 1700. Un goût précoce pour les sciences et pour les lettres fut le premier signe de ses talents. Resté orphelin, il parvint à suivre sa vocation malgré des tuteurs négligents ; leur incurie l'obligea de devenir lui-même son propre maître. A seize ans, ayant terminé ses humanités, il alla étudier la philosophie à Louvain, et à la fin du cours, il obtint la premier rang. Suivant son inclination pour la médecine, il revint à Leyde et commença ses études sous Boerhaave, le [maître incomparable. Au bout de sept ans, il reçut les

honneurs du doctorat ; et, comme les hommes d'un grand
mérite, il se mit à travailler avec une ardeur nouvelle
après avoir parcouru le cercle des études académiques.

Boerhaave, qui depuis longtemps le traitait comme son
fils, et qui voyait en lui l'héritier de sa doctrine et de sa
gloire, se vit obligé de modérer sa passion pour le travail.
Il ne cessa de lui prodiguer ses conseils, ses lumières, et
les trésors d'un savoir et d'une expérience qu'on admirait
dans ses leçons et dans ses écrits. Pendant vingt ans, Van
Swieten profita des avantages d'une amitié si précieuse,
et s'en montra toujours digne. Il professa lui-même avec
un tel succès, que son mérite lui attira l'envie. Ses ennemis réclamèrent contre lui l'application rigoureuse des
lois de l'État. Comme il était catholique, et incapable de
s'avilir par des concessions honteuses, il se vit réduit à
descendre de sa chaire, et poussa la générosité jusqu'à pro-
téger ses persécuteurs menacés par la jeunesse irritée. Il
consacra ses loisirs à la composition d'un savant commentaire sur les *Aphorismes* de Boerhaave. Il arrivait à la fin
du second volume de ce grand ouvrage, lorsque l'impératrice Marie-Thérèse d'Autriche le pressa de venir se fixer
à sa cour, où elle lui offrait une position brillante. Malgré
sa modestie et son amour de l'étude, Van Swieten ne put
décliner une offre si flatteuse. Il quitta Leyde, et arriva
Vienne, le 7 juin 1745.

Devenu premier médecin de la cour impériale, comble
d'honneurs et de titres, enrichi par la munificence de la
souveraine, il déploya un nouveau zèle pour la science.
Voulant introduire des réformes urgentes dans la Faculté
de médecine de Vienne, il prêcha d'exemple, et trouva le
temps de remplir lui-même les pénibles fonctions de professeur. L'Université se transforma sous la direction de
cet homme de bien, dont nul ne contestait les talents, la

capacité, le savoir étendu, et dont chacun appréciait les vertus. Il excellait à discerner le mérite, et à le mettre en lumière. Tous les esprits distingués s'associèrent à cette œuvre de rénovation ; et non seulement des bâtiments nouveaux furent construits pour la commodité des études de tout genre, mais ces études mêmes se trouvèrent régénérées par le matériel et le personnel de l'enseignement. On peut dire que la rénovation fut complète, et qu'elle se fit sans bruit, sans éclat, comme toutes les réformes durables. François I<sup>er</sup> et Marie-Thérèse récompensèrent dignement tant de services, en faisant placer en 1763, dans le grand amphithéâtre de l'École de médecine, le portrait du réformateur, avec une inscription commémorative d'une belle simplicité.

Avant lui, la Bibliothèque impériale était un riche dépôt de livres, mais les lecteurs ne pouvaient faire des extraits ni prendre des notes. Nommé directeur de cette collection précieuse, Van Swieten l'ouvrit libéralement à tous les curieux, et il n'oublia rien de ce qui pouvait faciliter le travail. Observateur rigide des lois et des règlements, il veillait partout au maintien de l'ordre, et ne tolérait point les abus, pas plus qu'il ne souffrait le mensonge. Aussi l'aimait-on pour sa sincérité et sa droiture inflexible, malgré sa sévérité ; et son autorité à peu près absolue ne rencontrait point d'opposants. On le savait animé du plus pur amour de la vérité, et tout dévoué au bien public ; et l'on admirait la souveraine dont le discernement avait choisi un tel homme pour l'œuvre ardue de la réformation des études. Il était comme le surintendant des sciences et des lettres. Aussi ne déclina-t-il aucune des charges dont il fut investi par la confiance impériale ; et toujours à la hauteur de sa tâche, il déploya dans les dernières années de sa vie la même ardeur, la même activité. Rien ne fut capable d'interrompre ses travaux ; mais le tempérament le plus robuste ne résiste pas à l'excès de fatigue. En 1769, il ressentit les premières atteintes du mal qui devait l'emporter trois ans après. A la fin de mars 1772, il fut obligé de se préoccuper sérieusement d'un état qui devenait grave. Il succomba, le 18 juin de la même année, à Schœnbrünn, avec la résignation tranquille d'un croyant, à l'âge de soixante-treize ans. Marie-Thérèse voulut que son corps fût enterré dans une chapelle des Augustins de Vienne, réservée à la sépulture des héros ; et elle lui fit ériger dans une des salles du palais de l'Université une statue dont l'inscription renferme dans sa brièveté le plus bel éloge du mort. L'impératrice rend simplement hommage à son savoir et à sa probité.

Van Swieten, dont la vie fut si bien remplie, laissa deux grands monuments de sa gloire. Le premier est son docte *Commentaire des aphorismes de Boerhaave sur la connaissance et le traitement des maladies*, l'un des meilleurs ouvrages classiques de la médecine, auquel il faut joindre un *Traité des maladies qui règnent communément dans les armées*. Le second est cette incomparable école clinique de Vienne, qui, née de celle de Leyde, a fini par l'éclipser et a servi de modèle à toutes les autres institutions du même genre, grâce auxquelles l'enseignement de la médecine pratique s'est transformé dans toute l'Europe, avant la fin du xviii<sup>e</sup> siècle.

C'est à cet enseignement fondamental que l'école de Vienne a dû sa haute réputation. Les hommes illustres qui l'ont soutenue avec tant d'éclat, se rattachaient tous à Boerhaave, dont la méthode porta ses meilleurs fruits en Autriche, grâce à ses fidèles disciples.

Antoine de Haën, qui partage avec Van Swieten la gloire
d'avoir fondé cette école fameuse, était né à la Haye,
en 1704. Il fut un des élèves les plus distingués de l'Université de Leyde, un des favoris de Boerhaave. Il jouissait
d'une excellente réputation comme praticien dans sa ville
natale, lorsque son compatriote van Swieten l'appela auprès de lui comme coopérateur de la réforme des études
médicales et de l'exercice de la médecine en Autriche.
C'est en 1754, que de Haën s'établit à Vienne, dans les conditions les plus avantageuses. Il inaugura aussitôt cette
clinique célèbre, dont il nous a laissé un monument impérissable dans sa *Méthode de traiter les maladies,* un
des plus beaux livres de médecine pratique du dernier
siècle. Ce grand praticien était un esprit très cultivé et
très indépendant, ainsi que le prouvent ses écrits sur
l'inoculation et ses thèses de physiologie contre le système de Haller. Son érudition était solide et choisie, et il
savait en user avec à-propos, soit dans sa chaire, soit au
lit du malade. A la mort de van Swieten, il lui succéda
dans sa charge de premier médecin de l'impératrice et de
directeur de l'enseignement et de l'exercice de la médecine.
Il mourut le 5 septembre 1776, avec la réputation d'un
praticien et d'un observateur hors ligne.

A côté de lui brillait un homme beaucoup plus jeune,
que ses talents et la protection de van Swieten poussèrent rapidement aux grandes charges. Né à Sulgau, en
Souabe, le 21 février 1731, reçu docteur en 1757, à Vienne,
Antoine Stoerk fut nommé bientôt après professeur de
médecine au grand hôpital et médecin de l'empereur
en 1760. Il remplaça van Swieten dans quelques-uns de
ses emplois, et ne cessa de mériter et de recevoir de nouveaux honneurs jusqu'à sa mort, qui arriva en 1803. Il est
moins célèbre par ses écrits que par l'usage qu'il fit de

quelques plantes toxiques pour le traitement de certaines maladies réputées incurables. Il maniait avec une rare dextérité la ciguë, l'aconit, le datura stramonium, la jusquiame, le colchique ; et il introduisit un des premiers dans la médecine clinique la méthode expérimentale, ou mieux l'expérimentation. Il aimait la thérapeutique active. La science des poisons végétaux lui est redevable d'un très grand nombre de faits et d'observations qui n'ont pas été perdus pour la toxicologie.

Son contemporain Stoll était, comme lui, né en Souabe, en 1742. Il eut pour premier maître son père, habile chirurgien. Elevé par les Jésuites, il entra dans leur société en 1761. A la fin de ses études à Ingolstadt, il fut nommé professeur d'humanités dans l'Université de Hall en Tyrol. Il fut disgracié pour avoir voulu réformer la méthode d'enseignement du grec et du latin. Les hommes qui sont en possession de diriger les études se montrent rarement favorables aux réformes dont ils n'ont pas eu l'initiative. De là tant de lenteur dans les progrès de la pédagogie. Stoll savait trop bien les langues anciennes pour s'endormir dans la routine. Il fut remercié parce qu'il devenait gênant. Du reste, il était trop supérieur pour s'incliner docilement devant l'arbitraire. Ayant eu connaissance de quelques articles secrets de la Société de Jésus, il rentra dans le siècle en 1767, et suivit sans dévier sa vocation véritable.

Il commença ses études médicales à Strasbourg. Attiré à Vienne par la réputation d'Antoine de Haën, il fut reçu docteur en 1772. Bientôt après, il reçut du gouvernement la mission d'aller étudier en Hongrie quelques maladies épidémiques. De retour à Vienne, il suppléa de Haën, et ne tarda pas à lui succéder dans sa chaire de médecine clinique. Grand praticien, et profond

observateur, Stoll donna un puissant relief à l'enseignement pratique de l'art de guérir. Il reprit avec un éclatant
succès les idées de Baillou et de Sydenham sur les rapports des maladies avec les saisons et l'état de l'atmo-
sphère. Il n'y a point de médecin qui ait jamais plus fait
pour établir sur des bases solides la doctrine des constitutions médicales, et qui ait mieux apprécié l'influence des
causes extérieures. Il excelle surtout à peindre la nature
avec une fidélité surprenante, de telle sorte qu'il est impossible de ne pas reconnaître les affections qu'il décrit,
tant ses tableaux sont animés et ressemblants. Non content
de dessiner le caractère des maladies en traits saillants,
il institue le traitement avec beaucoup de sagesse; et
même de nos jours, dans les écoles où se conserve le respect de la tradition, les méthodes curatives de Stoll sont
enseignées et appliquées avec grand profit pour les
malades et pour les jeunes gens qui suivent les cliniques.

Dans tous ses écrits, même dans ceux qui n'ont point
pour objet la médecine, on trouve une supériorité
d'esprit et une maturité d'autant plus remarquables, que
ce grand médecin mourut à l'âge de quarante-quatre ans,
le 22 mars 1788. Son expérience pouvait s'accroître ;
mais sa renommée était faite.

A ne considérer que l'influence de sa pratique et le
succès de ses œuvres, il peut passer pour le plus illustre
de cette pléiade éclatante de l'école de Vienne. Rival
de Pringle et de Huxham dans la théorie des constitutions
médicales, il mérita d'être comparé à Sydenham pour la
sagesse de sa pratique ; et il ne fit pas moins pour l'illus-
tration de l'école à laquelle il appartenait que n'avait fait
Boerhaave pour celle de Leyde. La clinique de Stoll se
composait de douze lits. Ce ne sont pas les grands hôpitaux qui font les maîtres praticiens, ni les vastes amphi-

théâtres, les bons professeurs. Quarin, son émule, qui fut
pendant vingt-huit ans médecin en chef du grand hôpital
de Vienne, n'a pas laissé à beaucoup près un nom aussi
glorieux.

.De tous les modernes, Sydenham et Stoll sont ceux qui
ont exercé sur la médecine pratique l'influence la plus
heureuse et la plus durable. Cependant les médecins anglais de l'école de Sydenham n'ont pu empêcher la révolution opérée par Brown, pas plus que les praticiens allemands de l'école de Stoll n'ont pu conjurer la réforme
radicale de Hahnemann. Tant il est vrai que l'esprit révolutionnaire, en toutes choses, est le caractère dominant
du xviiie siècle.

L'homœopathie est trop connue pour qu'il soit nécessaire d'en parler avec quelque détail. On sait qu'elle consiste essentiellement dans la substitution d'une maladie
artificielle à la maladie existante, par des remèdes d'une
grande efficacité, administrés à doses impondérables. Si l'on
écarte les nuages qui obscurcissent le système, on trou-
vera au fond une doctrine qui n'était pas inconnue à Hippocrate, une méthode thérapeutique fondée sur l'usage
expérimental des poisons, et un effort très méritoire pour
arracher la médecine pratique aux entreprises de la chimie
et à la polypharmacie, à l'abus des remèdes.

La révolution dont Brown se fit l'apôtre n'a rien de
mystique ; elle ressemble en tout à celui qui l'a faite.
C'était un homme extraordinaire, et qui rappelle en bien
des points Paracelse. Il naquit dans une pauvre famille de
Buncle, village du comté de Berwick, en Ecosse. Il commença par être apprenti tisserand ; mais telle n'était pas
sa vocation. Il entra à l'âge de seize ans à l'école de

Dunse, où il fit des progrès rapides, quoiqu'il fût obligé de travailler de ses mains pour se procurer la subsistance. Bientôt il devint sous-maître de sa classe. Il essaya du métier de précepteur, et ne tarda pas à y renoncer. Il étudia simultanément à Edimbourg la philosophie et la théologie. Le résultat de ces études parallèles fut l'incrédulité.

L'étude de la médecine le tentait, mais il était sans ressources. De 1758 à 1759, il se vit obligé de reprendre, pour vivre, ses fonctions de sous-maître. Revenu à Edimbourg, il se mit à traduire en latin les thèses des candidats aux examens. Assuré de vivre par ce travail, il sollicita et obtint des professeurs la faveur de suivre pour rien leurs leçons. Il en profita si bien, que d'étudiant il passa maître ; au lieu de traduire les thèses qu'on lui présentait, moyennant quelques guinées, il en composa de son crû sur toute sorte de sujets. Ces travaux lucratifs le préparaient à l'enseignement.

Dès 1763, il jouissait d'une grande considération dans l'Université. S'étant marié en 1765, il prit chez lui des étudiants en pension ; mais, au bout de trois ans, il fit banqueroute. Dès lors commença une vie de désordre, d'excès, de crapule, sans que l'activité intellectuelle se ralentît. Cullen, professeur célèbre, lui procura des élèves, qui trouvaient en lui un répétiteur très instruit. Brown, qui poursuivait toujours ses études, se brouilla bientôt avec son bienfaiteur.

Un livre magistral devait consacrer son autorité. En 1779, il publia ses *Éléments de médecine*, et expliqua cet ouvrage dans ses leçons. Il eut pour auditeurs les meilleurs et les pires des étudiants ; les uns attirés par la nouveauté de la doctrine, les autres par le caractère d'un maître si irrégulier dans sa conduite.

Ce maître n'était pas conciliant. Il eut bientôt contre lui

tout le corps enseignant d'Edimbourg. Se sentant persécuté, il ne mit aucun ménagement dans ses attaques. Les haines s'envenimèrent, et la guerre éclata entre les partisans de Brown et les docteurs de l'Université.

Au milieu de ces querelles, le réformateur fut mis en prison pour dettes. Toutes les fois que l'enseignement libre est donné par des hommes supérieurs et indépendants, ces conflits sont inévitables. Il n'en continua pas moins ses cours, qui étaient fort suivis.

En 1786, il quitta Edimbourg pour Londres, dépourvu de ressources, livré depuis longtemps à des habitudes incorrigibles d'intempérance ; du reste, plein de confiance et comptant sur le triomphe prochain de son système.

En 1787, il publia un ouvrage anonyme à l'usage du peuple ; mais le peuple resta insensible. Brown était un métaphysicien, et jamais la métaphysique pure ne fut populaire. Il mourut en 1788, d'une attaque d'apoplexie qui le surprit pendant le sommeil. Sa vie fut abrégée par l'abus qu'il faisait journellement des liqueurs fortes et du laudanum à haute dose. Il laissait dans la misère sa veuve, deux fils et quatre filles.

Brown était né pour l'enseignement et la propagande, ayant la foi et l'ardeur d'un apôtre. Jamais maître ne professa comme lui : il commentait ses *Éléments de médecine* avec une passion et une verve où l'ivresse et l'enthousiasme entraient pour une égale part. Il parlait comme un oracle, et foudroyait ses adversaires avec une exaltation d'ivrogne. Peu de connaissances positives, nulle lecture, à peine quelques notions d'anatomie; en revanche une imagination féconde et une grande puissance d'induction.

Toute sa doctrine, comme on sait, se réduit à un principe,

à un seul, dont la justesse est indiscutable : C'est l'incita-
tion qui entretient la vie; l'incitabilité des organes et l'action des incitants en sont les deux facteurs. Tous les
agents internes ou externes sont des excitants; la vie et la
santé résultent de leur influence plus ou moins intense.

Cette doctrine plausible, mais étroite et exclusive, était
une réaction bien légitime contre les théories des mécaniciens et des animistes, auxquelles on peut appliquer le
jugement de l'éclectique Leibniz, à savoir qu'elles sont
vraies dans ce qu'ils affirment, et fausses dans ce qu'ils
nient, c'est-à-dire incomplètes.

En effet, il faut, pour être dans le vrai, tenir également
compte et de l'autonomie des organes, qui sont les instruments des fonctions de tout ordre, et des circonstances
extérieures au milieu desquelles se produit la vie.

La formule, il faut le reconnaître, était excellente,
et le principe inébranlable ; mais, au lieu d'observer patiemment et d'induire, Brown préféra généraliser avec
beaucoup de logique, sans s'inquiéter des faits, négligeant l'essentiel, c'est-à-dire l'étude de ces phénomènes
d'action et de réaction incessante qui sont la manifestation
même de la vie.

Les rapports de poportion qu'il a établis très ingénieusement entre les incitants et l'incitabilité sont d'une subtilité extrême; mais il a très bien vu que la médecine doit
veiller à maintenir ou à rétablir la juste corrélation des
deux agents de la vie, puisque cette exacte correspondance
des excitants et de l'incitabilité est la condition essentielle
de la vie normale ou de la santé. La trop grande énergie
des excitants provoque les maladies sthéniques, où l'exci-
tation excessive amène l'épuisement de l'incitabilité.
L'insuffisance des excitants produit les maladies asthéniques, ou la faiblesse directe. La disposition ou oppor-

tunité est l'état intermédiaire entre la santé et la maladie : elle est sthénique ou asthénique, et détermine par conséquent le caractère des maladies. La sthénie peut dégénérer en asthénie, cela dépend du traitement. La santé, l'opportunité, la maladie et la mort ne sont que des degrés différents d'un état unique. La maladie est universelle ou locale, selon qu'elle intéresse tout le système organique ou une seule partie. La première est précédée d'une opportunité ; la seconde éclate soudainement. Les maladies locales peuvent devenir universelles. Le traitement diffère suivant la nature et le caractère du mal. S'il est universel, les remèdes devront avoir une action générale ; l'action des remèdes sera circonscrite, au contraire, si la maladie est locale. Dans les maladies universelles, l'excitabilité est modifiée ; dans les maladies locales, l'organisme est lésé.

Contre les maladies sthéniques il faut employer le repos absolu, l'abstinence de toute alimentation animalisée, l'air froid, l'eau en boisson, les purgatifs ; contre les maladies asthéniques, la nourriture substantielle, les boissons excitantes et spiritueuses, le vin, les toniques, la chaleur et la lumière, le quinquina, l'alcali volatil, l'éther, l'opium, bref tous les stimulants les plus énergiques.

D'un côté la diète et les moyens de l'hygiène ; de l'autre tous les excitants naturels et artificiels.

La simplicité de la doctrine séduisit un grand nombre d'esprits. Elle se propagea rapidement en Angleterre, puis en Allemagne, où elle eut un interprète infidèle et trop ambitieux, Girtanner ; et enfin en Italie, un interprète discret, Moscati, la fit connaître avantageusement. Après l'Angleterre, l'Allemagne et l'Italie sont les pays qui accueillirent avec le plus de faveur les doctrines de Brown, grâce aux travaux de deux fervents apôtres, Weikard et

Rasori. Les plus célèbres médecins allemands et italiens prirent une part active aux discussions ardentes qui furent soulevées à ce sujet. En France, la propagande ne se fit point dans les écoles ; mais le système, simple et commode dans la pratique, fut accueilli et appliqué par un grand nombre de praticiens, embarrassés de choisir entre les théories des humoristes, renouvelées avec de nouvelles prétentions par la chimie savante, et celles des solidistes, qui semblaient prévaloir un peu partout.

Au milieu de l'incertitude des systèmes, l'occasion était bonne pour les novateurs. Brown vint en un temps favorable ; et, avec un sentiment de la réalité qu'il ne montra jamais dans sa conduite, il comprit que le meilleur moyen de réussir dans un art qui consiste tout entier en applications, c'était de réduire à la fois la théorie et la pratique à la plus extrême simplicité. Pour un métaphysicien comme lui, cette conception a de quoi surprendre ; mais l'histoire enseigne que les esprits supérieurs et mal équilibrés réussissent mieux par l'instinct qui les pousse, ou si l'on veu par la partie inconsciente de leur génie, que par la raison. Malgré les désordres de sa vie débraillée et une exaltation cérébrale voisine de la folie, Brown n'est pas sans ressemblance avec les hommes remarquables de son temps qui fondèrent avec tant d'éclat l'école philosophique écossaise. Comme eux, le génie de sa race l'emporta vers la pratique, bien que, par goût et par nature, il fût foncièrement théoricien. Du reste, il n'y a point incompatibilité entre ces deux tendances de l'esprit ; et c'est peut-être à leur coexistence que l'on reconnaît le mieux les grands médecins.

Il en est peu qui aient autant de droits à ce titre que P.-J. Barthez, qui est probablement, avec Stahl, la plus forte tête de la médecine moderne. Ce n'est pas ici le lieu de comparer ces deux maîtres de la pensée.

Barthez naquit à Montpellier, le 11 décembre 1734, dans une famille d'ancienne bourgeoisie, et reçut sa première éducation à Narbonne, où résidait son père, excellent mathématicien, ingénieur de la province de Languedoc. Tout enfant, il manifesta pour l'étude un goût extraordinaire, qui devint insensiblement la passion dominante de sa vie. On le punissait en l'empêchant de lire, et son amour de la lecture s'en accrut. A l'âge de dix ans, il connaissait à fond les livres élémentaires de mathématiques et de physique, et les principaux poètes et écrivains de l'antiquité. En même temps qu'il amassait des connaissances, son esprit critique se développait. Un jour il découvrit un solécisme dans la composition d'un régent du collège des Pères de la Doctrine chrétienne, où il faisait ses classes; et il fut obligé d'aller étudier la rhétorique et la philosophie à Toulouse, dans la même congrégation. Un sujet de cette valeur eût été une excellente recrue pour l'Église. Il eut d'abord l'idée de suivre la carrière ecclésiastique; mais le scepticisme le gagna, et il se décida pour la médecine. Il commença ses études à Montpellier, et fut reçu docteur au bout de trois ans, en 1753. L'année suivante, il se rendit à Paris, ayant à peine vingt ans, et ayant déjà la tête bien meublée. Falconet, médecin fort érudit, membre de l'Académie des Inscriptions et Belles-Lettres, lui ouvrit les trésors de sa riche bibliothèque, composée de cinquante mille volumes, et il lui fit connaître les savants et les littérateurs en renom dont sa maison était le rendez-vous. Barthez s'attacha particulièrement à d'Alembert et à l'abbé Barthélemy, montrant dans cette prédilection son goût dominant pour les sciences et l'érudition.

Tout en étudiant avec ardeur, Barthez songeait aussi à la pratique. Ses amis le firent nommer médecin ordinaire dans l'armée, et il ne tarda pas à prouver ce qu'il savait faire, dans une épidémie qui éclata parmi les troupes du camp de Granville. Le résultat de ses observations fut envoyé à l'Académie des Sciences, qui les fit imprimer avec honneur dans ses mémoires. Peu de temps après, il obtenait deux prix à l'Académie des Inscriptions.

En 1757, poussé par la curiosité, il quitta le Cotentin pour se rendre à l'armée de Westphalie. Il y fut atteint du typhus, et reçut les soins de Werlhoff, premier médecin du roi d'Angleterre, à la cour de Hanovre, célèbre par ses travaux savants et judicieux. De retour à Paris, il obtint le titre de censeur royal, et une pension de 1200 francs pour travailler à un commentaire qui devait orner la traduction de Pline de Poinsinet de Sivry. Il entra bientôt après dans la rédaction du *Journal des Savants*, pour la médecine, et donna quelques articles à l'*Encyclopédie*. En 1760, il concourut pour une chaire vacante à la Faculté de Montpellier, et l'emporta sur ses compétiteurs, à l'unanimité des suffrages. Installé comme professeur, le 17 avril 1761, il inaugura son enseignement avec un succès extraordinaire, ravissant un auditoire assidu par son ardeur, son éloquence et l'immensité de son savoir dans toutes les branches de l'art de guérir. Montpellier pouvait se vanter d'avoir un maître dans l'art d'enseigner qu'on a justement comparé à Boerhaave. Sa réputation de praticien n'était pas moindre.

Barthez se souciait moins de la fortune, bien qu'il eût un beau patrimoine, que des honneurs et des dignités. Le 2 mars 1773, il fut nommé chancelier-adjoint de l'Université de Montpellier. Ce titre ne suffisait pas à son ambition. Dès 1778, il avait pris les degrés dans la Faculté de droit, et en 1780, il entrait dans la magistrature, comme conseiller à la cour des aides. Peu de temps après,

il sollicita pour son père des lettres de noblesse et une
charge de secrétaire du roi. Au commencement de 1781,
il revint à Paris, et sa grande réputation, ainsi que le crédit
de ses amis, lui valurent une belle position. Il succéda à
Tronchin dans la charge de premier médecin du duc
d'Orléans. L'année suivante, on le comptait déjà parmi les
praticiens les plus répandus de Paris. Bouvart, l'adversaire de Bordeu et de tous les médecins dont le mérite
lui portait ombrage, se déclara son ennemi ; et dans une
consultation où ils se rencontrèrent, ils en vinrent aux
voies de fait. Barthez, aussi impérieux et despotique que
Bouvart, n'était pas homme à lui céder.

En 1785, Barthez devint chancelier titulaire de l'Université de Montpellier, et pas plus que son prédécesseur Im-
bert, il ne se crut tenu à la résidence. Il se trouvait trop bien
à Paris, où ses talents lui valurent les titres d'associé de
l'Académie des Sciences, de l'Académie des Inscriptions, et
de la Société royale de Médecine. Il était du petit nombre
de ceux qui touchaient une pension. Membre de la plupart
des sociétées savantes de l'Europe, Barthez aimait les
places rétribuées. Il fut nommé successivement médecin-
consultant du roi et médecin en chef de tous les régiments
de dragons. En 1788, il fut appelé à siéger dans le Conseil
de Santé, récemment établi. Il avait aussi une pension
comme homme de lettres. Enfin, pour que rien ne man-
quât à son bonheur, il eut une place au Conseil d'État.
Toute sa métaphysique ne l'empêchait point d'être très
positif.

C'était beaucoup pour un seul homme. Comment s'étonner qu'un savant aussi bien pourvu trouvât parfait l'ancien
régime ? A l'ouverture des états généraux, ce noble de
fraîche date écrivit en faveur des prérogatives de la noblesse, et prétendit qu'elle devait conserver le droit de

délibérer séparément. Aussi s'empressa-t-il de quitter
Paris après la réunion des trois ordres. A la fin de novembre 1789, il se rendit à Narbonne. Il passa quinze
années dans le Languedoc, exerçant la médecine gratuite-
ment et composant ses consultations si estimées, et quelques-uns de ses meilleurs ouvrages. Cet homme officiel,
disgracié et mécontent, se consolait en remplissant ses
loisirs de travaux utiles.

Dans la réorganisation des écoles de santé, en l'an III
de la République, Barthez fut écarté comme réactionnaire.
Sous le Consulat, le chimiste Chaptal, alors tout-puissant,
le rendit à l'enseignement, au mois de nivôse de l'an IX.
Barthez ne reparut dans sa chaire qu'à la condition d'être
nommé professeur honoraire. Il fut confirmé dans ce titre,
en l'an XI, et continua de toucher son traitement intégral.

En 1802, le premier consul ayant créé deux places de
médecin du gouvernement, en donna une à Barthez et
l'autre à Corvisart.

Quoique comblé d'honneurs, considéré, admiré, glorifié,
il n'était pas heureux ; son amour-propre excessif, son
caractère despotique, son humeur acariâtre, tout concourait
à le rendre malheureux. Célibataire endurci, il ne connut
pas les joies de la famille, et ne put se consoler d'avoir
perdu une gouvernante qui tenait sa maison depuis quarante ans. C'est en 1804 qu'il éprouva ce malheur, qui le
faisait pleurer comme un enfant.

Jaloux de sa gloire et ingénieux à se tourmenter, il
lui semblait qu'on ne rendait pas justice à son mérite, à
ses découvertes, à ses travaux, et il voyait partout des plagiaires. A chaque page de ses écrits, on le voit réclamer
avec aigreur ses droits de priorité, et récriminer contre
des critiques injustes ou des dénis de justice. Ces préoccupations mesquines empoisonnèrent ses dernières années.

Rien de plus rare que le parfait accord entre le génie et le caractère. Beaucoup d'esprits supérieurs ont manqué de sagesse, et partant de bonheur.

Cet orgueilleux ne reconnaissait point d'égaux, tout en s'efforçant de rendre justice à tout le monde, et particulièrement à ceux dont il ne redoutait pas la supériorité. Le cerveau chez lui dominait tous les autres organes, et les sentiments affectueux ne le gênaient guère. L'égoïsme de la science dessécha son cœur ; sa grande, son unique passion fut la curiosité ; c'est par là qu'il resta toujours jeune. On pourrait le définir un savant sans entrailles.

Nulle part, dans ses écrits, si fortement conçus, si solidement composés, on ne trouve la moindre trace d'un sentiment tendre. Sa reconnaissance même a quelque chose de singulier. Il ne tarit pas quand il loue Napoléon comme un souverain qui lui a prodigué les marques de sa munificence, et surtout comme le pacificateur de la Révolution, qu'il détestait ; il est plein de déférence pour le chimiste Chaptal, à qui il devait d'être rentré dans l'enseignement actif ; et l'on assure qu'il garda toujours le souvenir de d'Alembert, comme celui d'un ami vrai.

On a raison de dire que la physionomie est l'image de l'homme intérieur. Barthez était tel que le représente son portrait : belle tête, front proéminent, yeux petits et caves ; figure ridée et peu avenante, encore plus déplaisante que sévère. On devine un homme qui ne cesse de penser, et profondément, mais d'humeur peu commode, et d'un caractère peu sociable. L'âge accentua ces défauts, et la maladie les aggrava. Quand il revint à Paris, au mois de juin 1805, sa santé était compromise. Atteint de la pierre, il ne consentit pas à l'opération en temps utile, et après plusieurs semaines d'horribles souffrances, il succomba, le 15 octobre 1806, et fut inhumé avec les honneurs que méritaient son rang et ses talents. Il laissa ses livres à l'école de Montpellier, et ses manuscrits à un de ses disciples, M. Lordat, homme distingué, professeur éminent, qui devait honorer sa mémoire et corrompre sa doctrine.

Barthez ne pouvait plus mal choisir son légataire intellectuel. En effet, c'est à ce successeur indigne, à ce continuateur infidèle, que la méthode barthézienne, dont l'influence a été si restreinte en dehors du lieu où elle a pris naissance, dut d'être altérée, pervertie, faussée, méconnue au profit d'une petite Église intolérante et superstitieuse. Plein de vénération et de respect pour son maître, le disciple l'encensa, l'adula, l'exalta, le traita comme une divinité, et se fit insensiblement le grand-prêtre d'une religion à laquelle Barthez ne songea jamais.

Cette jonglerie, qui a duré un demi-siècle et au delà, a eu le résultat qu'on pouvait attendre. La Faculté de Montpellier a été abaissée par celui dont la manie ridicule était de faire une médecine orthodoxe et reconnue par l'Église ; et Barthez, le plus grand homme de cette Faculté, a subi les conséquences de cette manie théologique. Il a été tellement travesti par ses prétendus commentateurs et interprètes, que nombre de médecins qui ne le connaissent que de nom, se le représentent comme un dévot, comme un défenseur du dogme catholique, comme un spiritualiste d'une irréprochable orthodoxie.

C'est là, on ne saurait le dire trop haut, ni le répéter trop souvent, une erreur absolue, d'autant plus grave dans ses conséquences, qu'à l'abri de cette réputation imméritée, des plagiaires, c'est-à-dire des voleurs d'idées, ont mis la main sur un bien qui ne leur appartenait point. Et après ce détournement inqualifiable, on pourrait dire cet abus de confiance, ils ont prétendu, avec la complicité tacite de son infidèle interprète, pour mieux cacher leurs larcins, que l'obscurité la plus profonde enveloppait ses écrits. On les a pris au mot, et ces écrits immortels sont restés dans l'ombre et presque dans l'oubli.

C'est ainsi que Barthez a été cruellement puni de son formidable orgueil, qui allait jusqu'à méconnaître tout ce qu'il devait à ses prédécesseurs, et de la sécheresse qu'il a mise dans sa manière d'écrire. Loin de sacrifier aux grâces, comme on dit, et de chercher à plaire, il expose froidement, méthodiquement, comme un géomètre qui résout des problèmes et démontre des théorèmes; avec une phraséologie particulière, où l'expression est juste et la tournure étrange ; car il emploie toujours les termes propres ; mais il les arrange en algébriste plutôt qu'en écrivain. Il ne s'agit que d'entendre ces formules d'un langage abstrait, au service d'une pensée profonde, nette et lumineuse, à la fois très haute et très positive. C'est moins la lumière qui fait défaut que la vie et la chaleur. Cet esprit géométrique n'a point l'élégance des géomètres; il produit ses idées sans art, sans ornement, dans leur froide nudité ; mais dans un ordre parfait et admirable, où l'on voit toute sa force de tête. L'enchaînement des propositions est rigoureux, le raisonnement sévère, les conclusions irréprochables. Plus de logique que de dialectique, et jamais de subtilité captieuse. Cette cervelle est trop puissante pour descendre aux rubriques de l'école. Il réduit et induit franchement, avec une sincérité prodigieuse. A mesure qu'on le suit, le chemin s'éclaire; et l'on est émerveillé des trésors que renferme cette mine profonde. Partout l'unité, et jamais de contradiction. Les mots ont toujours un sens et ne servent jamais à dérober la pensée. On dirait que ce philosophe, qui ne connaît ni les concessions, ni les faiblesses, a juré de ne faire absolument aucune avance au lecteur.

C'est par là qu'il se distingue de tous les novateurs : aucune séduction, point d'apparence de charlatanisme, rien d'entraînant ; ni déclamation, ni rhétorique ; rien que la vérité toute nue. Le raisonnement même, où il excelle, est d'une extrême sobriété. Il ne court pas après l'originalité, mais il a conscience d'être profondément original. Aussi n'entend-il pas être confondu avec des précurseurs illustres de sa doctrine, tels que Van-Helmont, Stahl et Bordeu ; avec raison, car il n'est ni croyant, ni mystique, ni animiste, et l'imagination n'est pour rien dans les conceptions de son esprit. Il s'étonne même qu'on ait voulu faire de lui le chef des vitalistes. Et de fait, ce principe vital, dont il ébaucha pour la première fois la théorie, en 1772, dans un discours d'ouverture ; théorie qu'il développa deux années après dans sa *Nouvelle doctrine des fonctions de la nature humaine* (1774, en latin, comme le précédent) ; qu'il amplifia dans ses *Nouveaux éléments de la science de l'homme* (1778) ; ce principe vital n'était à ses yeux qu'une formule commode, un $x$ algébrique, dont il se servait pour grouper et coordonner les faits, en vue de l'unité du système. Sur la nature de ce principe, aussi bien que sur celle de l'âme, son scepticisme absolu ne varia jamais.

Il avait non pas peur, comme on l'a dit, mais horreur des entités et des essences ; et, malgré son aptitude pour la métaphysique, il s'est déclaré très nettement contre cette ontologie scolastique qui a peuplé les régions supérieures où se plaît la raison de fantômes et de chimères. Il a banni de son domaine tous ces revenants d'école, esprits, archées, facultés et autres fictions. Il n'admet que des forces diverses, mais de même nature, et coordonnées, dont la résultante est la vie ; et non pas, comme on l'a cru, soumises et subordonnées à un être de raison, à une entité métaphysique. Nul doute à cet égard. Il s'en est expliqué sans ambages, et dans sa *Nouvelle mécanique des mouvements de l'homme et des animaux* (1798, in-4°), ouvrage unique dans son genre, où le géomètre ne domine point le physiologiste ; et plus particulièrement dans la seconde édition de ses *Nouveaux éléments de la science de l'homme* (1806, 2 vol. in-8°), qui est son livre fondamental, et comme le manuel de sa doctrine.

Cet ouvrage n'est pas sans rappeler, par certains côtés, les écrits dogmatiques de Stahl ; ce qui semble assez naturel, ces deux hommes se ressemblant beaucoup, et par leur génie spéculatif, et par l'objet de leurs spéculations ; mais le seul grand livre auquel on puisse le comparer, c'est le *Traité de l'âme* d'Aristote, qu'on doit considérer comme un premier et admirable essai de haute physiologie générale. Même force de tête, même puissance de coordination et de généralisation, même esprit d'analyse, même scepticisme invincible sur l'essence de la vie organique, animale et intellectuelle. Ce qui recommande surtout cette philosophie nouvelle de la nature humaine, c'est la richesse des faits qu'une érudition immense et discrète a réunis avec discernement, et qui font des notes si variées, si curieuses et si instructives de la seconde édition un commentaire perpétuel du texte.

Comme sa méthode, essentiellement scientifique et philosophique, a pour fondement l'expérience, il ne raisonne que d'après les faits, il ne généralise qu'à bon escient, se fiant moins à sa raison si éclairée qu'aux vérités acquises par l'observation personnelle des phéno-

mènes de la vie végétale et animale, dont il avait acquis
la connaissance expérimentale en enseignant successivement la botanique, l'anatomie, la physiologie, la pathologie, la thérapeutique et la matière médicale, avec une
égale compétence, et un succès extraordinaire.

On ne sait pas assez, et c'est pour cela qu'il faut insister
sur ce point, que ce maître incomparable dans l'art d'enseigner séduisait et dominait son auditoire, non seulement
par l'extrême facilité de son élocution élégante, par sa
merveilleuse clarté; mais encore par son prodigieux savoir,
qui lui permettait d'aborder toutes les parties de l'encyclopédie médicale, et par cette puissance d'induction qui
faisait concourir tous les faits qui meublaient sa mémoire
à la démonstration et à l'unité de la doctrine.

C'est par cette méthode sûre qu'il s'élevait aux grandes
conceptions doctrinales, telles que la théorie des forces
radicales et agissantes; l'antagonisme des organes doubles,
et particulièrement des systèmes nerveux et musculaire;
l'action et la réaction des organes par sympathie et syner-
gie; la réduction de tous les cas pathologiques à quelques
éléments irréductibles, diversement combinés pour produire tant de maladies différentes; la distinction des
méthodes thérapeutiques en naturelles, empiriques et
analytiques; la classification des remèdes d'après les indications qu'ils remplissent dans le traitement.

Chaque proposition générale a pour fondement un
nombre infini de faits acquis par l'observation, confirmés
par l'expérience, choisis avec discernement; de sorte qu'il
est extrêmement difficile d'ébranler un édifice aussi solidement assis sur ses bases.

Comme l'hypothèse n'est admise dans le système qu'avec
beaucoup de réserve, et seulement à titre provisoire, la
méthode reste debout, ferme comme un roc.

Au milieu de tant de ruines accumulées par la chute de tant de systèmes éphémères, cette méthode du philosophe naturaliste par excellence est, à coup sûr, la plus positive et la plus féconde. Il n'est pas permis aux médecins qui pensent, pas plus qu'aux philosophes qui font profession de penser, d'ignorer les écrits d'un homme dont toute la vie fut consacrée à chercher le vrai dans la réalité. Nul n'a plus fait pour la science de l'homme, nul n'a montré plus de force de tête, ni autant d'indépendance d'esprit. Jamais génie ne philosopha avec tant de liberté ; jamais la libre pensée ne fut représentée par une intelligence à la fois plus émancipée et plus disciplinée. Ses moindres productions sont empreintes de la force virile d'un grand et libre esprit. A quelque sujet qu'il touche, il reste toujours dans son domaine. Le *Traité du beau* (1807, in-8°) soutient la comparaison avec les plus beaux chefs-d'œuvre de l'esthétique ; et le *Discours sur le génie d'Hippocrate* (1801, in-4°) renferme plus de substance, de vues originales et d'aperçus profonds, en quelques pages substantielles, que les dix volumes que des savants laborieux, mais sans génie, ont consacrés à l'édition, à la traduction et au commentaire des écrits hippocratiques.

Avec une telle supériorité de talents, l'orgueil se comprend et s'excuse. Barthez ne fut ni bon, ni aimable, et son profond égoïsme est aussi incontestable que son esprit de domination. Beaucoup d'autres exemples semblent prouver que les facultés affectives et les sentiments de bienveillance sont peu compatibles avec une grande force de tête. On a dit que le génie était une névrose ; il serait plus juste de dire qu'il ressemble parfois aux monstruosités.

La Faculté de Montpellier, dont Barthez est la gloire la plus éclatante, lui a érigé une statue, à côté de Lapeyronie,

homme admirable par le sens droit et la bonté du cœur.
Il était né pour faire le bien, et il le fit simplement, sans se
lasser jamais. La chirurgie lui doit son émancipation définitive, et la France, une institution qui fut sans pareille
et sans rivale. Avant d'esquisser la biographie de cet
illustre bienfaiteur, quelques éclaircissements sont nécessaires pour préparer le lecteur à bien comprendre toute
mportance de son œuvre.

Sous le despotisme des médecins, les chirurgiens re-
staient dans un rang inférieur, confondus avec les barbiers. En vain quelques esprits progressifs essayèrent-
ils de relever la corporation de Saint-Côme. Les fondations de Bienaise et de Roberdeau, qui établirent à leurs
frais des charges de démonstrateurs aux écoles de chirurgie, ne relevèrent point l'enseignement chirurgical.

Rien d'étonnant. Comment des particuliers auraient-ils
réussi, lorsque l'Académie des Sciences elle-même fut
impuissante contre le vieux préjugé, soutenu par une tradition absurde ? La plupart des anatomistes qui furent
membres de cette compagnie, et dont les travaux ont été
appréciés par Fontenelle, appartenaient à l'École royale
de chirurgie du jardin des plantes, réformée en 1671 par
une déclaration de Louis XIV. Désormais ce fut un chirurgien qui enseigna et démontra la chirurgie.

Dionis, praticien habile et savant professeur, chargé
d'enseigner l'anatomie et les opérations, s'acquitta de cette
double tâche avec un grand succès, de l'an 1673 à l'an
1680, où il fut appelé à d'autres fonctions. Les deux traités
d'anatomie et de médecine opératoire, qui renferment la
substance de ses leçons et de sa pratique, sont restés
classiques jusqu'à la fin du xviii° siècle.

Les apprentis chirurgiens accouraient avec empressement et de toutes parts, à ces démonstrations dont la Faculté de médecine ne leur offrait pas l'équivalent. Les étrangers même affluaient aux leçons que donnaient avec toute l'autorité du savoir des anatomistes tels que Duverney, Littre, Méry, Winslow. Ajoutons que les chirurgiens, plus avisés que les médecins, enseignaient pratiquement, conduisant les élèves au lit des malades, à la manière des anciens, ou dans les hôpitaux; de sorte qu'on peut dire aussi à leur honneur qu'ils préludèrent à l'enseignement pratique de leur art, plus d'un siècle et demi avant l'institution des cliniques régulières.

Ce fait, que la plupart des historiens de la chirurgie ont laissé dans l'ombre, prouve que, même sous le régime du bon plaisir, l'initiative personnelle peut beaucoup pour la cause du progrès. Il est vrai qu'un heureux concours de circonstances favorisa cette restauration, ou mieux cette régénération de l'art, à laquelle travaillèrent tant d'hommes distingués par leur mérite. Il ne faut pas le dissimuler, les chirurgiens qui approchaient les rois servirent bien mieux que les médecins les intérêts de la science; et la plupart d'entre eux songèrent moins à leurs intérêts propres qu'au relèvement de leur art et à la dignité de leur corporation.

La fameuse fistule de Louis XIV n'est qu'un accident dans l'histoire générale, mais qui marque la date d'une ère nouvelle dans l'histoire de la chirurgie. Tous les mémoires du temps parlent de l'opération que subit le roi, le 21 novembre 1687. Charles-François-Félix de Tassy, qui la pratiqua heureusement, n'osa l'entreprendre qu'après deux mois d'exercices et d'expériences; preuve certaine que l'art chirurgical se relevait avec peine de sa longue décadence. Cette opération réputée nouvelle était familière aux chirurgiens de l'antiquité, comme on le voit par les descriptions de Celse et de Paul d'Égine.

Félix mourut le 25 mai 1703, dans un âge peu avancé, comblé de biens et d'honneurs. Il eut pour successeur dans sa charge de premier-chirurgien du roi, Georges Mareschal, né à Calais, en 1658, élève de Le Breton, dont il suivit l'enseignement particulier, puis de Morel et de Roger, chirurgiens de l'hôpital de la Charité. Lui-même prit la direction chirurgicale de cet hôpital célèbre, peu de temps après sa réception comme maître en chirurgie (1688). Avant de le nommer son premier chirurgien, Louis XIV savait par expérience ce que valait cet opérateur célèbre, dont les lumières l'avaient délivré d'un mal très grave, qui mit sa vie en danger, l'an 1696. Récompensé royalement pour ses précieux services, il les continua avec la même faveur au jeune roi Louis XV, qui le fit chevalier de l'ordre de Saint-Michel, de même que son bisaïeul lui avait accordé une place de maître d'hôtel et des lettres de noblesse. Cet habile et honnête homme mourut dans son château de Bièvre, le 13 décembre 1736, âgé de soixante-dix-huit ans, fort regretté des pauvres au soulagement desquels il consacrait ses loisirs.

Mareschal mérite la reconnaissance des chirurgiens, et par l'honneur qu'il fit à la corporation, et par le discernement qu'il montra dans le choix d'un successeur qui valait encore mieux que lui. C'est en 1719, qu'il s'associa La Peyronie et qu'il assura ainsi l'avenir de la chirurgie.

François de La Peyronie naquit à Montpellier, le 15 janvier 1678. Son père exerçait la chirurgie. A quinze ans, ayant achevé ses humanités chez les Jésuites, il fit deux années de philosophie, selon l'usage, et redoubla son cours de physique, afin de se mettre en état de suivre avec fruit les leçons et démonstrations d'anatomie.

Il apprit ensuite la théorie et la pratique chirurgicales

en s'attachant de préférence aux praticiens en renom, en suivant les hôpitaux, sans négliger l'enseignement des meilleurs professeurs de la Faculté de médecine. A dix-neuf ans, moyennant une dispense d'âge, il fut admis aux examens rigoureux de la maîtrise en chirurgie. Il les soutint avec un grand éclat ; et Chirac, l'oracle de l'École, conseilla à son père de l'envoyer à Paris. Mareschal, alors chirurgien en chef de l'Hôtel-Dieu, le prit en pension chez lui et l'initia aux difficultés de l'art. Instruit par un tel maître, La Peyronie retourna à Montpellier et se fit connaître avantageusement par ses leçons particulières d'anatomie et de chirurgie. Sa réputation grandissant, il fut nommé professeur public aux Écoles de médecine, puis chirurgien en chef de l'Hôtel-Dieu, et quelque temps après chirurgien-major de l'armée des Cévennes, commandée par le maréchal de Villars.

Sur ces entrefaites, le duc de Chaulnes se trouvant attaqué d'une fistule réputée incurable, Chirac, bon juge du mérite, conseilla d'appeler La Peyronie, et la fistule fut opérée heureusement. Chirac et le duc de Chaulnes, avec l'assentiment de Louis XIV, n'oublièrent rien pour retenir à Paris un homme de ce talent. Agrégé à la corporation de Saint-Côme, La Peyronie reçut bientôt le brevet de chirurgien-major de la compagnie des Chevau-Légers Quelque temps après, il fut nommé chirurgien en chef de l'hôpital de la Charité. Et, ce qui mit le comble à son bonheur, il eut la double charge de démonstrateur d'anatomie au Collège des chirurgiens et au Jardin du Roi. En 1717, sur la demande expresse de Mareschal, il fut nommé premier chirurgien du roi en survivance. Devenu titulaire en 1736, il reçut de nouvelles marques de la bienveillance de Louis XV. En 1721, il obtint des lettres de noblesse, étant déjà pourvu d'une place de maître d'hôtel.

de la reine. En 1737, il eut une pension de dix mille livres ; et l'année suivante, ayant guéri le dauphin d'une maladie grave, il dut accepter comme honoraires une charge de gentilhomme ordinaire de la chambre.

Ces honneurs, qui n'ajoutent rien à la gloire de celui qui les méritait, sont mentionnés ici pour montrer que la cour même renonçait aux préjugés d'un autre âge. Désormais les chirurgiens marchaient de pair avec les médecins. En 1732, La Peyronie était entré à l'Académie des Sciences en qualité d'associé libre. A peine la confiance de Mareschal l'eut-elle appelé à la cour, qu'il conçut le projet de régénérer la chirurgie par des fondations et des institutions durables, et il n'eut pas de peine à faire partager ses vues à son maître et protecteur. En 1724, cinq places de démonstrateurs furent créées dans l'amphi_théâtre de Saint-Côme, création urgente qui releva immédiatement l'enseignement chirurgical. Dès 1731, ces deux hommes de bien eurent la permission d'établir à Paris une Académie de chirurgie.

L'idée de réunir en corps tous les chirurgiens du royaume, pour les faire travailler à la régénération d'un art jusqu'alors avili, est une idée de génie. Il s'agissait d'appeler la plèbe des chirurgiens au droit de bourgeoisie scientifique, de fonder la doctrine, et d'affranchir la corporation, composée en majeure partie de praticiens illettrés, dominés par les médecins et habitués au joug.

Les médecins orgueilleux n'avaient point d'Académie. En créer une pour les chirurgiens, c'était leur donner une force contre le despotisme de la Faculté. Si chimérique que parût l'entreprise, elle réussit par la générosité des fondateurs. Ils ne songèrent pas un instant à créer un corps privilégié, une aristocratie dans cette démocratie misérable. Tous les chirurgiens sans exception furent conviés à travailler de concert à l'œuvre d'émancipation et de délivrance; tous pouvaient communiquer directement avec la compagnie, établie à Paris à seule fin de concentrer, pour les fondre ensemble, toutes les observations, tous les travaux de toute provenance. Des délégués, distribués dans toutes les provinces, veillaient aux intérêts des corporations locales, facilitaient et provoquaient ces communications. L'Académie les accueillait toutes, les examinait, faisait un choix, et avec ces matériaux divers élaborait soigneusement ces mémoires dont l'ensemble forme une vaste encyclopédie chirurgicale, œuvre collective et anonyme de tous les chirurgiens laborieux. Elle ne se réservait que la préparation, la rédaction et la mise en œuvre.

Jamais corporation savante ne comprit, ni ne fit mieux son devoir. Outre ce travail colossal, dont nous goûtons aujourd'hui les fruits, les prix proposés par l'Académie produisirent une autre série de travaux individuels, qui mirent en lumière bien des noms inconnus, dont l'éclat rejaillit sur toute la corporation. C'est ainsi que la chirurgie française, désormais hors de tutelle, se fit son code et son livre d'or. Comment ne pas bénir la mémoire d'un homme que l'amour de son art soutint constamment dans cette entreprise mémorable, et qui dota son pays d'une institution sans pareille, qui reste encore le meilleur des modèles ?

L'Académie royale de chirurgie se distingue de toutes les autres compagnies savantes, parce que, bien mieux qu'une association, elle fut une société coopérative, ouverte largement à tous les hommes de bonne volonté. Aussi ne tarda-t-elle pas à devenir un dépôt unique de connaissances et un foyer ardent de lumières. Une émulation salutaire et féconde s'empara de cette plèbe de

serfs de la Faculté ; et bientôt les démonstrateurs de
Saint-Côme et les membres de l'Académie de chirurgie,
par leurs succès éclatants, mirent en lumière le néant de
l'enseignement médical. Les seigneurs et maîtres des chirurgiens, comme ils s'appelaient ridiculement, furent
obligés de se mettre à l'école et de se réformer petit à
petit sur le modèle de leurs esclaves affranchis. Le mot
n'est pas trop fort pour peindre cette délivrance, définitivement assurée par la déclaration du roi, qui rétablit
les chirurgiens de Paris dans l'état où ils étaient
avant l'année 1655, et ordonne que le premier chirurgien du roi en demeurera le chef, ainsi que par le
passé.

Cette ordonnance, donnée à Versailles, le 23 avril 1743,
garantit la dignité du corps chirurgical, en exigeant le
titre de maître ès arts des futurs maîtres en chirurgie ; en
leur défendant l'exercice de tout art non libéral, c'est-à-
dire en les séparant nettement des barbiers, en ne
permettant plus désormais l'exercice simultané de
la chirurgie et de la barberie, en défendant expressément aux maîtres barbiers-perruquiers-baigneurs-
étuvistes d'exercer aucune partie de la chirurgie, et
en les plaçant sous la direction et le contrôle du premier chirurgien du roi ; en dérogeant enfin à tous édits
déclarations, lettres patentes, statuts et règlements contraires à cette déclaration, qu'on peut considérer comme
la grande charte des chirurgiens.

Comme tous les grands bienfaiteurs, La Peyronie était
prévoyant. Avant de mourir, il fit un testament par lequel il léguait à la communauté des chirurgiens de Paris
les deux tiers de sa fortune, sa riche bibliothèque, son
domaine de Marigny, que le roi acheta pour deux cent
mille livres. Et il n'oublia pas sa ville natale. Il légua à la

communauté des chirurgiens de Montpellier deux belles maisons avec cent mille livres pour la construction d'un amphithéâtre semblable à celui de Paris, plus le tiers de ses biens. Ce grand bienfaiteur, qui doit une réputation durable à ses rares talents autant qu'à ses belles fondations, fut constamment l'ami et le bienfaiteur des pauvres, et il sut vivre avec une simplicité modeste au milieu des dons de la fortune. Il eut ce mérite si rare, de reconnaître les hommes distingués, de les mettre en lumière, et de les faire servir à l'accomplissement de ses desseins. C'est lui qui arracha Quesnay à l'obscurité, et qui devina les talents de Louis.

La Peyronie mourut à Versailles, le 25 avril 1747, à l'âge de soixante-dix ans. Son successeur, Lamartinière, qui présida l'Académie pendant trente-six ans, se montra constamment dévoué à l'honneur et aux intérêts de la compagnie. Caractère ferme, esprit judicieux, il remplit très bien le rôle de pacificateur dans les dissentiments qui divisaient les médecins et les chirurgiens, et celui de modérateur dans les compétitions intestines qui faillirent compromettre plus d'une fois l'avenir de l'Académie de chirurgie, par l'établissement fâcheux d'une hiérarchie, dont le dernier résultat fut d'amener la ruine de l'institution au nom de l'égalité.

Lamartinière, né en 1696, agrégé au corps des chirurgiens de Paris en 1728, par une charge de chirurgien du roi, se distingua particulièrement dans le service sanitaire des armées, où il occupa les plus grandes charges. Chacun rendait justice à son zèle, à son activité, à ses talents de chirurgien et d'administrateur. Son discernement se montra quand il se trouva au plus haut de l'échelle, par le soin qu'il mit à suivre l'exemple de son prédécesseur et à entrer dans ses vues. C'est là ce qui le recommande au souvenir.

Parmi les fondations utiles qu'on doit à son initiative, il faut citer les écoles de chirurgie établies dans les principales villes du royaume ; la création de nouvelles chaires dans celles de Paris ; l'école pratique établie et dotée à ses frais ; l'édifice superbe qu'il obtint de la liberalité de Louis XV, pour le Collège des chirurgiens et l'Académie de chirurgie, et où se trouve installée la Faculté de médecine, un hospice clinique, dû à la bienfaisance de Louis XVI, et où lui-même fonda dix lits.

Ce bienfaiteur actif était la providence des pauvres de la commune de Bièvres, où il possédait une maison de campagne, connue de tous les malades et de tous les malheureux des environs.

La fermeté inflexible de Lamartinière contribua beaucoup à réformer les abus que la vanité et la paresse tendaient à introduire dans le corps académique des chirurgiens ; et les mesures prévoyantes qu'il fit passer dans la constitution de l'Académie obligèrent les esprits brouillons et mécontents à respecter la liberté des travailleurs.

On peut dire, en vérité, que cet homme de bien, rempli de zèle pour les progrès et la gloire de l'art, dont il fut comme le grand-maître, consacra la seconde partie de sa vie à discipliner une corporation dont la plupart des membres rappelaient un peu trop les chirurgiens-barbiers d'autrefois. Nul plus que lui ne sut ce qu'il en coûte de volonté, d'efforts et de persévérance pour élever la plèbe de la servitude à la démocratie. Les abus se perpétuent par l'indifférence de ceux qui en souffrent.

Dans cette tâche ardue, où il déploya un zèle, une sollicitude, une générosité sans bornes, ce digne continuateur de l'œuvre de La Peyronie, fut constamment soutenu, secondé, servi, avec une intelligence merveilleuse et un dévouement inépuisable, par un homme supérieur, Louis. Il naquit à Metz, le 13 février 1723, dans une famille noble, qu'il devait illustrer par la noblesse qui s'attache aux travaux de l'esprit. Son éducation, très soignée, se fit chez les Jésuites, qui voulurent l'associer à leur Compagnie à cause de ses talents précoces. Il préféra suivre la carrière de son père, chirurgien-major de l'hôpital militaire de Metz, praticien habile et renommé. C'est sous la direction d'un pareil maître qu'il s'appliqua avec ardeur à l'étude de l'art de guérir. A l'âge de 21 ans, il avait déjà servi dans les armées en qualité d'aide et de chirurgien-major. Son mérite le désigna à La Peyronie, qui le fit venir à Paris. Une place de chirurgien étant vacante à la Salpêtrière, Louis se présenta au concours, et l'emporta sur ses compétiteurs, plus âgés que lui. Ce succès l'anima à conquérir le titre de membre de la Société académique de chirurgie. Il présenta successivement deux mémoires : le premier n'eut que le second accessit; mais le second fut couronné l'année suivante, à l'unanimité des suffrages.

Tout en travaillant à étendre ses connaissances, Louis n'oubliait pas les intérêts et la dignité de son art. Il le défendit avec esprit dans une série d'écrits dirigés contre les prétentions des médecins à régenter la chirurgie. La même habileté de plume se montra dans d'autres écrits polémiques, où le jeune chirurgien repoussait les attaques injurieuses de Lecat, praticien célèbre, mais vaniteux et remuant. Dans toutes les productions qui précédèrent son agrégation au Collège de chirugie, on remarque beaucoup de finesse, de jugement et de solidité. Même en concourant pour des prix académiques, il ne se croyait pas tenu de faire ces concessions auxquelles invitent trop souvent les programmes, et qui facilitent le succès. Ces qualités promettaient un critique; et en effet la médecine n'en compte pas beaucoup de ce mérite.

La déclaration de 1743, rédigée par d'Aguesseau, rétablissait l'ancienne institution des chirurgiens de robe longue, en exigeant des aspirants à la maîtrise en chirurgie le grade de maître ès-arts. Un arrêt du conseil, du mois d'avril 1749, qui mettait fin aux débats juridiques entre médecins et chirurgiens, autorisait ces derniers à faire soutenir à leurs candidats un acte public, analogue aux thèses des Facultés. Louis, qui était maître ès-arts, et associé de l'Académie depuis 1746, à l'expiration de ses six années d'internat à la Salpétrière, sollicita l'honneur de soutenir publiquement une thèse sur les plaies de la tête. La soutenance eut lieu le 25 septembre 1749, aux écoles de chirurgie, sous la présidence de Morand. Trois docteurs de la Faculté de médecine, parmi lesquels le doyen, usèrent de leur droit et interrogèrent le candidat pendant une heure. Tout se passa à merveille, comme on devait s'y attendre, avec des juges qui étaient hommes de mérite et d'esprit, et avec un récipiendaire capable de tenir tête à toute la Faculté. Cette cérémonie, tombée en désuétude depuis plus d'un demi-siècle, fit beaucoup de bruit.

Au milieu de ses succès, Louis fut privé de son bienfaiteur, La Peyronie; mais la protection de Lamartinière répara une si grande perte : grâce à lui, et à son propre mérite, il fut nommé professeur de physiologie au Collège de chirurgie, et commissaire de l'Académie pour les extraits, c'est-à-dire secrétaire adjoint. Il se montra tout à fait digne de ce double choix, non moins distingué dans sa chaire, qu'il occupa plus de quarante ans, que dans ses fonctions académiques, où se déployèrent ses talents. Il maniait avec une égale distinction la parole et la plume, ainsi que l'attestent et le succès de ses cours, et la vogue de ses écrits, qui s'adressaient aussi bien aux hommes de l'art qu'au grand public, par exemple ses *Lettres sur la certitude des signes de la mort*, où il réduit à leur juste valeur les assertions gratuites de J.-S. Bruhier, docteur en médecine, auteur d'un livre populaire, où se trouvaient développées avec une exagération fâcheuse les vues très judicieuses du célèbre anatomiste Winslow. Il faut extirper les erreurs répandues parmi le peuple.

Dans ces écrits de circonstance, Louis se proposait surtout de combattre les erreurs et les préjugés. Les tendances de son esprit, aussi bien que l'habileté de sa plume, le désignaient aux directeurs de l'*Encyclopédie*, et il fut chargé des articles relatifs à la chirurgie, dont le recueil parut en 1772, en deux volumes.

Désireux de se perfectionner dans la pratique, Louis se fit nommer, le 15 avril 1757, substitut du chirurgien en chef de l'hôpital de la Charité, qui était alors une pépinière et une école. Il n'y put rester plus de quatre ans, à cause des différends qu'il eut avec les religieux de cet établissement. Il le quitta pour aller à l'armée du Rhin, avec un brevet de chirurgien-major consultant, qu'il obtint le 23 mai 1761. Atteint d'une maladie grave à Cassel, il passa à Montpellier tout le temps de sa convalescence. Le Collège de chirurgie n'attendit pas qu'il fût de retour à Paris pour le nommer prévôt, c'est-à-dire examinateur. En 1767, cet honneur lui fut conféré pour la seconde fois à l'unanimité des suffrages. Rendu à ses travaux par la paix de 1763, il y déploya une activité que ses fonctions à l'armée n'avaient fait que ralentir sans pouvoir l'interrompre. Son absence servit à faire valoir ses mérites ; et son retour donna lieu à une mesure qui fut des plus heureuses.

Depuis longtemps l'Académie de chirurgie désirait le voir à la place du secrétaire perpétuel, Morand, esprit et

caractère médiocres, qui dut aux circonstances une fortune
imméritée. Dès l'âge de quinze ans, avant même d'avoir
terminé ses études au collège des Quatre-Nations, il recevait un traitement en qualité d'élève en chirurgie de
l'Hôtel royal des Invalides, dont son père était chirurgien-
major et où il naquit, le 2 avril 1697. Reçu maître ès-arts,
le 14 août 1716, il fut nommé la même année chirurgien-
major du camp de Brouage. Deux ans après, il rentrait
comme chirurgien gagnant-maîtrise à l'Hôtel des Invalides, et en 1724, il était agrégé au Collège de chirurgie.
Dès 1722, il avait obtenu la survivance de son père; et peu
de temps après, l'Académie des Sciences le recevait
comme adjoint dans la section d'anatomie. Il lui appartint
pendant cinquante-cinq ans, et en fut plusieurs fois
directeur. Les communications qu'il se croyait tenu de
faire à cette compagnie ne se recommandaient ni par la
nouveauté des faits, ni par l'originalité des aperçus; mais
il saisissait habilement toutes les occasions qui se présen-
taient d'intéresser la curiosité publique, et qui pouvaient
servir sa réputation. On ne sait pas ce que dépensent
d'habileté les hommes médiocres qui sont arrivés à la
notoriété, pour se rappeler sans cesse au public. La spé-
cialité académique de Morand, c'était les phénomènes, les
cas rares. Il était d'une souplesse qui touchait à la platitude.
Sénac l'ayant traité de la belle façon dans un écrit assez
connu, Morand, qui s'était fâché, fut le premier à lui faire
son compliment, lorsque Sénac fut nommé premier médecin du roi; et il se vantait de cet empressement. Un ma-
riage avantageux l'ayant introduit dans la famille de Mareschal, premier chirurgien du roi, il devint, en 1724, démonstrateur royal des opérations de chirurgie, et bientôt après
chirurgien en chef de la Charité. Mareschal lui adressait
des malades et lui confiait les soins consécutifs pour ses

opérés. C'est ainsi que sa clientèle riche fut bientôt égale à celle des maîtres les plus répandus.

Tout semblait conspirer à la prospérité de cet homme heureux. Ses fonctions au Collège de chirurgie, à l'Hôpital de la Charité et à l'Hôtel royal des Invalides, le mettaient en rapport avec tous les étrangers qui venaient se perfectionner à Paris. Pour être en plus intime contact avec eux, il ouvrit chez lui une école d'anatomie et de chirurgie, et reçut des pensionnaires, menant de front deux choses qui ne vont guère ensemble, le soin de sa réputation et celui de sa fortune. L'infatuation suivit la vogue, et cet homme actif et laborieux ne craignit pas de se mesurer avec Jean-Louis Petit, le plus illustre praticien de cette époque. A la mort de ce grand chirurgien, les journalistes osèrent dire qu'à la vérité le vide qu'il laissait était profond, mais qu'il serait comblé avec avantage par M. Morand. Tels sont les jugements courants des ignorants et des compères.

Nul ne se souviendrait aujourd'hui de Morand, sans l'éloge admirable où Louis a finement mis sa médiocrtié en relief, tandis que la mémoire impérissable de J.-L. Petit se passe de toute recommandation.

Grâce au vernis littéraire qu'il devait à son éducation, Morand fut nommé secrétaire de l'Académie de chirurgie lors de sa fondation, en 1731. Il se démit de cette place en 1739, et eut pour successeur le célèbre Quesnay, dont la nomination par le roi fut notifiée à l'Académie, le 17 juin 1740. La constitution de cette compagnie ayant subi une refonte complète en 1751, Morand reçut le titre de secrétaire perpétuel. Dans l'intervalle, il servit dans l'armée comme chirurgien-major des gardes-françaises et fit en cette qualité un voyage en Flandre. Bientôt après, pourvu d'une place d'inspecteur des hôpitaux militaires, il alla, en 1746, inspecter ceux des Trois-Évêchés, et mit à profit cette inspection pour se faire recevoir docteur en médecine dans la petite université lorraine de Pont-à-Mousson. Pour mettre le comble à sa fortune, le roi lui accorda des lettres de noblesse, puis le nomma chevalier de son ordre. A peine est-il besoin de dire qu'il appartenait comme associé à presque toutes les compagnies savantes de l'Europe. Averti par quelques attaques de goutte, il renonça de lui-même aux travaux académiques, et mourut le 21 juillet 1773, après une courte maladie, agé de soixante-seize ans.

On peut dire de Morand, qu'il ne nuisit point à sa fortune. S'il manqua de ces qualités qui font les hommes distingués, il faut reconnaître qu'il n'eut ni vices, ni défauts, ni travers. Le sentiment de la règle, l'amour de l'ordre, le respect de la hiérarchie, l'exactitude et la ponctualité, la politesse extérieure dont le monde se contente : voilà les avantages auxquels il dut l'estime et la considération que ne donnent pas toujours les hautes charges. « Son air était noble et imposant, dit son panégyriste Louis. Il se communiquait très peu. Les personnes qui ont vécu dans sa plus étroite familiarité lui trouvaient l'âme sèche. Il se suffisait assez à lui-même. » Ce dernier trait achève la peinture de ce savant très ordinaire, dont le portrait a pris place dans cette galerie, afin que le lecteur sache, par cet exemple, combien les institutions et les circonstances peuvent contribuer à mettre la médiocreté en relief. Pas plus que le trône royal, le trône académique n'est garanti contre l'incapacité. Celle de Morand était si notoire, qu'elle entraîna sa démision, démission forcée, qui fut obtenue par la fermeté de La Martinière et la politique de Pibrac, alors directeur. Pibrac et La Martinière, hommes de cour, manœuvrèrent avec beaucoup de tact, et dorèrent la pilule à leur confrère, en le faisant nommer directeur pour l'année suivante 1765 (25 novembre 1764).

La retraite définitive de Morand ouvrit la carrière à Louis. Secrétaire perpétuel de fait depuis quelques années, il en eut enfin le titre ; et en dépit de la jalousie et de l'envie, il l'honora et l'illustra par ses rares talents.

Nature fine et nerveuse, Louis ne pouvait souffrir les critiques injustes de ses émules. La Martinière, qui connaissait sa haute valeur, le reconfortait dans ses défaillances, et lui communiquait un peu de ce stoïcisme qui fait mépriser les injures et les jugements téméraires. Pour complaire à son bienfaiteur, il renonça à ses projets de retraite ; mais il n'eut pas la force de fermer la bouche à ses indignes adversaires, en multipliant les publications pour lesquelles tous les matériaux étaient prêts. La mort de La Martinière le plongea de nouveau dans le repos, et l'on attendit vainement pendant dix-huit ans, qu'il donnât suite au cinquième volume des mémoires, publié en 1774. En revanche, d'autres publications importantes occupaient ses loisirs.

Préoccupé avant tout d'être utile, il se faisait l'éditeur et le commentateur de quelques ouvrages classiques de Boerhaave, d'Astruc, de J.-L. Petit ; formait des recueils de pièces destinées à élucider des points de doctrine ; et ne dédaignait point de prendre la plume pour tenir le public crédule en garde contre les impostures des charlatans. Il enrichissait les feuilles périodiques d'articles très solides sur la pratique de la chirurgie et sur la médecine légale, pour laquelle il avait un goût très prononcé. Ses rapports en justice faisaient autorité, et l'on prisait fort ses consultations sur les cas de jurisprudence. Il inspirait une grande confiance aux magistrats et au public par son savoir et sa probité. Il excellait à démêler le vrai du faux dans ces enquêtes difficiles qui n'exigent pas moins de lumières que de discernement ; la sagacité de son esprit juste et critique le servait admirablement dans cette sorte de recherches.

Ses mémoires sur l'affaire des Calas et sur les naissances tardives eurent un grand retentissement et provoquèrent de longues polémiques. Nul mieux que lui ne sut montrer les rapports étroits de la médecine avec la morale et les lois civiles.

Quel dommage qu'un pareil maître n'ait pu mettre en œuvre les matériaux par lui recueillis d'un traité complet de chirurgie légale! On s'étonne que sa vie si laborieuse n'ait pas été plus productive; mais on peut dire que cet homme supérieur, qui sut si bien ménager son temps, ne savait pas régler sa curiosité : il lisait avec intempérance, et annotait presque tous ses livres. Doué d'un esprit vif, il concevait beaucoup de projets qu'il ne pouvait exécuter, et ébauchait des ouvrages qu'il ne menait pas à terme. Il aimait à exercer la critique, et ne la souffrait pas volontiers. De là cette susceptibilité timide et cette hésitation à s'exposer à la censure ; défauts qu'on ne saurait dissimuler, puisque ces appréhensions peu viriles l'ont fait manquer à son devoir de secrétaire perpétuel, qui l'obligeait de donner au public, pour l'honneur de la compagnie et le plus grand profit de l'art, quelques volumes dont les matériaux pourrissent maintenant dans un galetas de l'Académie nationale de médecine.

Louis n'eut pas la force d'âme et de cœur qui soutiennent la vertu militante. Il eut beaucoup trop d'amour-propre, il écouta trop les flatteurs, il suivit sans résister le penchant qui le portait à la critique acerbe ; et quoiqu'il fût bon et charitable, il songea moins à conquérir l'affection que l'estime. Le célibat ne développe guère les sentiments affectueux, et ce n'est pas l'étude qui les fait naître. Il n'y a point de témérité à dire que ce studieux savant aimait peut-être plus ses livres et son repos que son prochain. Quoique le mot d'égoïsme soit bien dur, il n'est guère

possible de l'écarter quand on contemple attentivement le
joli buste de Houdon, qui le représente au naturel, avec son
fin sourire, un peu ironique, les traits réguliers, la face
pleine et bien nourrie, le front lisse et découvert, les
yeux doux et pénétrants, la perruque bien posée sur cette
tête spirituelle. A première vue on croirait que c'est un
chanoine prébendé ou un abbé de cour. Le costume de chirurgien de robe longue, avec la simarre et la large cein-
ture, ajoute encore à l'illusion.

En somme, une intelligence vive, une distinction un
peu empruntée, beaucoup de confiance en soi, avec une
ombre de timidité et de modestie : voilà ce que représente
ce marbre pur et net, œuvre précieuse d'un maître de la
sculpture. Cette figure ne commande pas la sympathie ;
elle a une placidité peu humaine ; les rayons du cœur ne
l'illuminent point. Louis vécut surtout par le cerveau ; il
n'eut pas à lutter contre les difficultés de la vie, et ne
connut d'autres contrariétés que celles qu'il s'attira par
son humeur irritable et un peu vaine, et par un amour-
propre trop susceptible. Il mit contre lui beaucoup de
gens qu'il aurait dû laisser en repos ; ameuta contre les
chirurgiens régénérés la Faculté de médecine, à propos
d'une requête où cette corporation défendait des privilèges surannés, contre l'établissement d'une commission
pour l'examen des remèdes particuliers et des eaux minérales ; suscita des ressentiments implacables parmi ses confrères les académiciens, dont la plupart étaient trop médiocres et trop illettrés pour apprécier toute la finesse de
son talent délicat ; et pour avoir obéi plus que de raison à
des préoccupations personnelles, il ne fit pas pour l'art
chirurgical et pour l'Académie tout ce que l'un et l'autre
pouvaient attendre de ses grandes lumières. Il décéda le
20 mai 1792, un mois après avoir prononcé son dernier éloge.

Louis semblait être né pour enseigner et pour ecrire. Il
posséda la clarté, l'élégance, l'expression heureuse, la
justesse et le goût, qualités rares en tout temps et en
tous lieux, mais particulièrement inconnues de la plupart
de ces chirurgiens sevrés de toute littérature, plus arti-
sans qu'artistes, et dont la profession touchait par tant de
côtés aux métiers manuels. Telle était la majorité à laquelle il fallait plaire. C'est à force d'onction et de simplicité qu'on pouvait s'emparer d'un pareil auditoire. Habitué à parler en chaire, Louis apporta dans ce nouveau
genre, la gravité, l'autorité, l'aisance du professeur qui
sait se faire écouter; et il ajouta à cette éloquence profes-
sorale un peu de cette solennité et de ce ton cérémonieux
que les orateurs académiques ne sauraient négliger sans
dommage, et cet art difficile de faire comprendre les choses
sans circonlocutions ingénieuses, et, ce qui est encore
plus difficile, sans abuser des termes techniques.

Introduire la littérature dans la chirurgie, sans prétention, sans pédanterie, en évitant le pathos et le ridicule :
tel était le problème à résoudre. Louis s'en tira à son
honneur, par ce sentiment des proportions et des convenances qui accompagnait chez lui l'amour sincère de la
vérité. Ses éloges sont de véritables notices biographiques et historiques, très succinctes ou très pleines,
selon les mérites ou les services du mort. Il ne les habille
pas tous à la même mesure ; il ne procède ni à une dissection minutieuse ni à un embaumement soigné, sachant
bien qu'il n'est point de panégyrique qui puisse tromper
la postérité. Il n'a ni le scepticisme de Fontenelle, ni la
majesté de Thomas ; il se rapproche plutôt de d'Alembert et
de Condorcet, et comme ces deux philosophes, il évite la
banalité des lieux communs. Il n'abuse point de cette
forme fleurie et melliflue, qui charme l'oreille sans tou-

cher la raison. Juge impartial, sinon impassible, il montre
partout la conscience du médecin légiste ; dans ces exhumations juridiques, en retrouve la précision et la netteté
qui recommandaient ses rapports d'expert. Sa fermeté ne
craint ni l'ombre des morts, ni la colère des vivants. Peut-
être eût-il mieux réussi dans l'histoire que dans l'éloge ; et
malgré ses succès dans ce genre académique, il ressemble
plutôt à un historien qu'à un panégyriste. Il n'est ni le
premier, ni le seul qui ait compris et traité la biographie
comme un genre historique. Sans s'écarter de la tradition,
il a pris le droit chemin, se tenant à égale distance de
l'oraison funèbre et de la satire ; fidèle aux convenances,
mais réservant les droits de la critique ; plus soucieux de
remplir son devoir que de mériter tous les suffrages ;
écrivant en toute sincérité, comme un juge inflexible,
sans complaisance ni faiblesse.

On ne sait pourquoi il ne publia pas lui-même ces pages
d'histoire qui embrassent un espace de quarante-huit ans
(1750-1792); peut-être par incurie, ou de peur de réveiller
des ressentiments éteints, car ce critique hardi craignait
beaucoup la piqûre des guêpes. L'Académie actuelle de
médecine, dépositaire des papiers de l'Académie royale
de chirurgie, a bien mérité de la chirurgie, et des
lettres, en chargeant son second secrétaire perpétuel de la
publication de ces éloges, qui sont au nombre des
plus précieux documents scientifiques et littéraires du
xviiie siècle.

Il est fâcheux, pour tout dire, qu'on n'ait pas eu l'idée de
joindre à ce recueil la correspondance de Louis. Il est vrai
qu'elle était immense, et qu'il serait peut-être impossible
d'en réunir toutes les pièces ; mais avec ce qui reste, on
formerait une collection curieuse, instructive, variée, où
l'on apprendrait à mieux connaître et à estimer davantage

cet homme actif, laborieux, vigilant, toujours attentif à qui-
conque le consultait, se faisant tout à tous, répondant aux
plus humbles avec bonté, aux plus arrogants avec fermeté,
glissant dans toutes ses réponses un avis salutaire, un
conseil judicieux, un doute prudent, encourageant la
bonne volonté non moins que le talent, amoureux de la
gloire et des progrès de son art, et bienveillant à qui-
conque le servait par ses travaux.

En résumé, Louis fut un des esprits les plus éclairés et
les plus distingués de son temps. Qu'on le considère comme
professeur, comme praticien, comme écrivain, comme
académicien, comme promoteur des réformes utiles ; et
l'on verra que, dans les fonctions et les emplois qu'il remplit, il ne resta jamais au-dessous de sa tâche. Il est du
petit nombre de ceux qui gagnent à être connus de près.

Louis ne vécut pas assez pour voir les horreurs dont il
avait préparé l'instrument. On sait que la machine à déca-
piter reçut d'abord le nom de Louison, bien avant la mort
de Louis XVI, et plus tard celui du docteur Guillotin, qui
a prévalu. Il y a quelque chose d'étrange dans cette sorte
de fatalité qui a voulu que le nom de deux médecins servît
à désigner cet engin de destruction. Louis ne vit pas non
plus la fin de cette compagnie qui devait bientôt disparaître. Quelques-uns de ses membres, obéissant à des
passions mauvaises, hâtèrent sa ruine. La Commune crut
voir dans l'Académie de chirurgie une réunion d'aristo-
crates ; et malgré les démarches courageuses de quelques
membres zélés, la Convention nationale décréta la sup-
pression de ce corps savant, le 8 août 1793. Le 22 du
même mois, l'Académie de chirurgie tenait sa dernière
séance, et se séparait pour obéir à la loi.

En supprimant par décret « toutes les académies et

sociétés littéraires patentées ou dotées par la nation », la
Convention nationale usait rigoureusement de son droit
souverain ; mais elle commettait un abus de pouvoir et
une véritable spoliation, en confisquant les biens d'une
compagnie établie et dotée par La Peyronie. L'iniquité était
flagrante, mais nul ne protesta ; la terreur régnait en
permanence. Comment eût-on osé plaider contre les ter-
roristes, qui à la dernière raison des rois venaient de
substituer le triangle égalitaire de la guillotine ? Et pou-
vait-on résister au courant impétueux qui entraînait la
société vers une ère nouvelle ?

Sans professer cet optimisme béat des partisans du fait
accompli, on peut penser que l'Académie royale de chirurgie disparut au bon moment. Outre qu'elle renfermait
dans son sein des ferments de discorde et des membres
réfractaires à toute discipline, sa tâche était accomplie.
Elle fit dans l'espace de soixante ans une besogne
énorme, un travail colossal. Non seulement elle émancipa
la profession, et rendit aux chirurgiens leur dignité ; mais
elle régénéra la chirurgie, en l'arrachant à l'empirisme, en
la constituant comme un art expérimental et d'observation, en la pliant à une méthode exacte et sévère, en ramenant toute la théorie à l'expérience des faits et à la
clinique. Les mémoires et les prix formaient un recueil de
monographies achevées ; et il suffisait de les classer
dans un ordre méthodique pour en faire un corps de doctrine. L'art chirurgical reconstitué sur des bases inébranlables, renouvelé par l'anatomie la plus savante, affermi
par une pratique plus éclairée, transformé par l'observation intelligente des actes organiques, marchant d'un pas
rapide et sûr aux découvertes de la physiologie par la pathologie : tel fut le résultat de cette collaboration unique,
conçue par le génie de Chirac, assurée par le dévouement

de La Peyronie et le labeur des esprits d'élite que cet homme rare sut intéresser à son œuvre.

Est-il besoin de rappeler les noms célèbres de cette illustre compagnie ? Tous les chirurgiens qui savent tant soit peu l'histoire de leur art n'ignorent pas les services qu'il a reçus de leurs anciens, Roederer, Foubert, Lecat, Ledran, Pibrac, Benomont, Quesnay, Flurent, Houstet, La Faye, Bordenave, David, Faure, Fagner, Hévin, Pipelet, parmi lesquels brillent des étrangers d'un glorieux renom, tels que Bertrandi, Molinelli, Van Swieten, Haller, Villius, les deux Hunter, Cheselden, Camper, et tant d'autres qu'il serait trop long de nommer. Toute l'Europe savante honora de ses sympathies une association qui rivalisa de zèle et d'éclat avec l'Académie royale des sciences, qui fut une pépinière de bons chirurgiens et d'excellents anatomistes, qui n'éprouva jamais de déclin, ayant commencé avec J.-L. Petit et fini avec Desault, qui sont les deux grandes illustrations de cette époque, glorieuses entre toutes, de la chirurgie française.

L'esprit de cette société sans pareille animait les hommes de mérite qui, par leur enseignement ou leurs écrits, devenus classiques, ont marqué la transition du siècle dernier au nôtre : Chopart, Lassus, Sabatier, Chaussier, Pelletan, Sue, Boyer, Antoine Dubois, Baudelocque, Sédillot, Peyrilhe continuateur de l'*Histoire de la chirurgie* de Dujardin, ouvrage inspiré par l'Académie de chirurgie, imprimé à ses frais, et dont le troisième volume, resté inédit, verrait certainement le jour, si l'histoire de l'art de guérir était encore cultivé chez nous, et sérieusement enseigné. Un juge très compétent l'a apprécié en ces termes : « Ce volume est resté inédit. Il n'est pas inférieur en mérite aux précédents, et il embrasse une période de l'histoire beaucoup moins étudiée jusqu'alors

que les époques antérieures ». En reproduisant textuelle-
lement ce jugement de Dézeimeris, nous croyons rendre
service aux détenteurs d'un manuscrit qui appartient au
public, et dont la publication tardive serait une œuvre de
justice et de réparation. Notre littérature médicale est si
pauvre en ce genre, qu'on ne saurait sans crime laisser
incomplet un des monuments qui honorent le plus l'Académie royale de chirurgie, et le seul qui puisse soutenir la
comparaison avec l'*Histoire de la médecine* du savant
Daniel Le Clerc, dont l'érudition solide et la candeur admirable n'ont pas été surpassées.

L'anatomie a eu ses historiens dans Lassus, et surtout
dans Lauth, de Strasbourg. Quant à l'*Histoire de l'anatomie et de la chirurgie* de Portal, en six volumes in-8°
(1770), tous les connaisseurs savent ce que vaut cette
misérable compilation, indigeste et mal écrite, digne en
tout d'un ambitieux qui se servit de la science sans la
servir, et qui ne connut bien que l'art de parvenir et de
se pousser dans le monde. Il est le type de ces hommes
médiocres, intrigants et remuants, qui ne sont pas rares
dans l'histoire des sciences et des lettres, depuis que l'administration a étendu sa lourde main sur les choses de
l'esprit. Il naquit à Gaillac, en Gascogne, le 5 janvier 1742,
fit ses humanités à Alby et à Toulouse, et fut reçu docteur à Montpellier, en 1764. Il arriva à Paris, en 1766, et ne
arda pas à se produire dans la haute société, grâce à ses
protecteurs, Sénac et Lieutaud. Après avoir enseigné
l'anatomie au dauphin de France, il fut nommé, en 1768, à
la chaire de médecine du Collège royal, puis adjoint, et
enfin associé de l'Académie des sciences. En 1777, il
obtint, par la recommandation de Buffon, la place de
professeur d'anatomie au Jardin des Plantes. La Révolu-

tion ne nuisit point à sa fortune, et lors de la Restauration, il fut successivement premier médecin de Louis XVIII et de Charles X. Il mourut le 23 juillet 1832, âgé de quatre-vingt-dix ans, six mois et quelques jours. Bien que Pariset excellât à orner de bandelettes les morts qu'il embaumait dans ses éloges académiques, il n'a pu dissimuler, sous sa phraséologie fleurie, la très petite valeur de cette espèce de charlatan, envers lequel il était obligé à de grands ménagements, car c'est Portal qui fut le vrai fondateur de l'Académie de médecine, dont Pariset a été le premier secrétaire perpétuel.

Fondée en 1820, par ordonnance royale, cette compagnie tint sa première séance publique le 6 mai 1824. C'est dans cette solennité que Pariset, nommé lui-même par décret, le 3 décembre 1822, secrétaire perpétuel, malgré l'ordonnance du 20 décembre 1820, qui reconnaissait à la compagnie la liberté d'élire elle-même son organe ; c'est dans cette séance publique et solennelle que Pariset, avec une rare habileté, en termes éloquents, traça un programme magnifique et porta un prognostic optimiste, trop beau pour être confirmé. Quand on a lu cette pièce d'éloquence, il est facile de se persuader ou que l'orateur a été dupe de son imagination, ou bien qu'il a voulu flatter la vanité de ses confrères, en faisant de la corporation un portrait de fantaisie.

Un mot à ce sujet. Que l'Académie de médecine représente par son personnel toute l'encyclopédie, toute la hiérarchie médicale, tout le monde l'accordera ; en effet, tous les arts et toutes les connaissances qui touchent plus ou moins directement à l'art de guérir, y ont des représentants. Médecins, chirurgiens, vétérinaires, pharmaciens, se rassemblent une fois par semaine dans le même local, avec des physiciens, des chimistes, des natura-

listés ; et il n'y a là rien de bien nouveau. L'Académie des
Sciences a donné la première l'exemple de cette promis-
cuité. Mais il ne suffit pas de juxtaposer les talents pour
les faire concourir à une œuvre commune. Ce n'est point
leur nombre ni leur variété qui fait l'union et la force.
Sans une idée mère et fondamentale qui les anime, ces
compagnies fondées par le bon plaisir d'un seul pour la
satisfaction de quelques amours-propres, ressemblent
parfaitement à un corps sans vie. En vain embaument-
elles leurs morts dans le suaire de l'oraison funèbre ;
l'éloge académique ne sert qu'à mettre en relief le talent
ou la médiocrité de l'orateur en titre ; et les hommes de
mérite qui reçoivent ses louanges n'empruntent point leur
lustre de la compagnie, dont il est l'interprète. Un
Corvisart, un Berthollet, un Pinel, un Percy, un Vauquelin,
un G. Cuvier, un Chaussier, un Dupuytren, un Scarpa, un
Desgenettes, un Laënnec, un Esquirol, un A. Dubois, pour
ne citer que les plus illustres de ceux que la brillante
faconde de Paris et a couverts de fleurs, ne doivent pas une
parcelle de leur gloire à l'Académie de médecine; de même
que les Broussais, les Richerand, les Boyer, les
Récamier, les Magendie, les Geoffroy Saint-Hilaire, les
Chomel, les Thénard et autres, loués ou mordus par le
successeur de Pariset, n'ont fait que grossir l'obituaire
de cette compagnie, réduite à citer des noms, à défaut
d'œuvres durables. L'empressement même qu'un corps
académique met à s'associer des noms connus en dehors
de sa sphère, est une preuve irrécusable de la pauvreté de
l'institution. Les sections diverses sont remplies tant bien
que mal, et servent de refuge à la médiocrité ; tandis que
la plupart des académiciens en renom, généralement peu
mêlés à la vie active et intérieure du corps, ressemblent
aux étiquettes et aux enseignes des marchands ; ces

échantillons ne servent que pour l'étalage. Beaucoup de ces illustres n'ont fait que s'asseoir quelquefois par convenance sur les banquettes de l'Académie.

Le public, presque toujours dupe·des apparences, ne sait pas qu'il y a deux sortes de sociétés savantes : celles qui sont nées de la science même, et de la nécessité où sont les savants de mettre leurs efforts en commun pour obtenir de grands résultats ; et celles qui doivent le jour aux besoins ou aux caprices de l'administration, dont l'empire envahissant s'étend sur toutes choses.

L'Académie royale de chirurgie ne relevait que d'elle-même ; et son fondateur, La Peyronic, lui avait assuré l'indépendance et l'autonomie, en la dotant généreusement. Aussi fit-elle beaucoup et bien dans un espace de temps qui ne dépasse guère soixante ans ; tandis que l'Académie actuelle de médecine, qui ne compte pas moins d'années d'existence, n'a fait jusqu'à ce jour qu'une besogne administrative, par ses commissions diverses qui travaillent sur l'invitation ou sous la direction du gouvernement ; dépourvue d'ailleurs de cette autorité et de cet esprit d'iniative, de réforme et de progrès, que l'autonomie seule confère aux corps savants, quand ils ont une vie propre, une personnalité, une volonté.

Ce n'est point, comme on le croit, l'agrégation d'un nombre déterminé de membres qui constitue la vraie Académie, surtout lorsque ces membres représentent d'autres intérêts que ceux d'un corps unique, collectif, ayant l'union et l'unité qui fait la force. Or, de quoi se compose l'Académie de médecine, à ne considérer que les éléments médicaux ? De trois corporations puissantes qui la renouvellent sans cesse : les professeurs de la Faculté, les médecins des hôpitaux et les membres de la société de chirurgie. Tel est l'état-major. Les pharmaciens et les vétérinaires sont en minorité. Les travaux des commissions de tout ordre reçoivent le visa de l'Académie, et c'est là leur unique sanction, mais il n'y a point de travail collectif et suivi. Les discussions qui remplissent une partie des séances publiques, n'ont abouti jusqu'ici qu'à donner satisfaction aux habitués de la tribune, — car il y a une tribune ; ce qui juge l'institution, — dont les discours remplissent les feuilles spéciales, et vont s'ensevelir dans le *Bulletin* de la Compagnie. Quant aux *Mémoires*, ils n'ont qu'une notoriété restreinte ; il y a longtemps qu'on les a comparés aux catacombes.

Si elle ne ressemble en rien à l'Académie royale de chirurgie, l'Académie nationale de médecine n'est pas sans rappeler la Société royale du même nom, dont il nous reste à parler pour terminer cette revue sommaire de l'art médical au siècle dernier.

Née tardivement, sous le dernier roi de l'ancien régime, abolie par la Convention nationale, avec tous les autres corps savants, la Société royale de médecine représente une de ces nombreuses institutions transitoires qui précédèrent la Révolution. Elle réalisa tant bien que mal durant sa courte existence, la grande idée de Chirac, qui consistait à réunir en un seul corps tous les médecins et chirurgiens du royaume, pour les faire concourir tous ensemble aux progrès de l'art de guérir. L'Académie de chirurgie remplit glorieusement pour sa part ce programme magnifique, et conquit l'indépendance du corps chirurgical, en dépit de la Faculté et de ses prétendus privilèges.

La Société royale de médecine, venue plus tard, et stimulée par cet exemple, s'établit aussi, malgré la Faculté ; mais elle consacra, par son établissement, même la séparation des médecins et des chirurgiens, séparation fâcheuse, qui ne devait disparaître qu'avec la fondation des Écoles de santé, fondation qui a renouvelé l'enseignement de l'art, en rapprochant les deux branches maîtresses.

Quelle fut la pensée des fondateurs de la Société royale de médecine ? Pour répondre à cette question, il importe de remonter un peu haut.

Sous l'ancien régime, les médecins tenaient à la cour une place considérable. Ils comptaient parmi les premiers serviteurs dans la haute domesticité royale. Au nombre des officiers de la maison du roi, de la reine, du dauphin, des autres fils de France et du premier prince du sang, on voit les médecins en bon rang, bien traités, bien payés, et suffisamment considérés. Ceux qui étaient particulièrement attachés à la personne du roi formaient un corps respectable : d'abord le premier médecin, à la tête de la troupe ; puis le médecin ordinaire, qui le remplace en cas d'absence et paraît aux consultations. Au-dessous d'eux, huit médecins ordinaires servant par quartier, c'est-à-dire deux par trimestre ; plus quatre médecins consultants, un médecin spagirique et un autre qui ne sert que lorsqu'on l'appelle.

La charge de médecin ordinaire du roi remonte à l'an 1600. André Dulaurens la remplit le premier. En 1350, sous Philippe de Valois, il n'y avait qu'un physicien ordinaire en cour, qui recevait par jour vingt sols tournois.

Entre autres privilèges attachés à la charge, les médecins de la famille royale pouvaient exercer librement la médecine dans toutes les villes du royaume, la confiance du prince devant commander celle de ses sujets. Le médecin ordinaire prenait le titre de conseiller du roi ; son traitement allait jusqu'à 14.700 livres. Le premier médecin en percevait 34.000 ; il portait le titre de conseiller ordinaire de Sa Majesté en tous ses conseils d'État et privé, et appartenait à la classe des grands officiers. Tous les autres médecins, chirurgiens, apothicaires, lithotomistes, bandagistes, renoueurs et dentistes, lui devaient obéissance comme à leur chef, prêtaient serment entre ses mains, en recevaient des certificats de capacité, bref, dépendaient de lui absolument, et ne pouvaient toucher leurs gages qu'en présentant une attestation, revêtue de son scel et de sa signature.

Le chef du corps des officiers de santé de la couronne exerçait une sorte d'inspection générale sur toute la médecine. Il méritait à tous égards le titre d'archiatre, ou, pour parler selon la hiérarchie du temps, de surintendant. Bien qu'il n'eût aucun droit sur les Facultés de médecine, jalouses de maintenir l'égalité absolue entre leurs membres, on conçoit combien ces corporations tenaient à honneur de voir un des leurs au faîte de la hiérarchie.

Le premier médecin du roi régnait littéralement sur toute la médecine. Son droit de visite et d'examen s'étendait à tous les apothicaires et bandagistes des villes et lieux non jurés, où il pouvait déléguer des médecins de son choix pour y exercer sa juridiction. Les remèdes secrets et spécifiques ne circulaient pas sans son approbation, et il avait l'intendance des bains et des sources thermales et minérales. De ses attributions multiples, on eût formé un petit ministère de la santé publique.

Les vues de Chirac, plus scientifiques qu'administratives, rencontrèrent, comme on sait, un obstacle insurmontable dans l'opposition de la Faculté de Paris, qui ne pouvait admettre qu'un autre corps, composé d'hommes de l'art, fût constitué expressément pour correspondre avec tous les hôpitaux et tous les médecins de France, avec le dessein avoué de répandre les lumières et de travailler aux progrès de l'art de guérir.

La Faculté de médecine, fort amoindrie comme corps enseignant, depuis qu'à côté d'elle l'enseignement médical se relevait par les leçons des professeurs du Collège de France, et surtout par les démonstrations du Jardin du Roi et du Collège des chirurgiens ; la Faculté, rivée à ses vieilles traditions, ne voyait pas que la fin de son empire approchait. Un homme de coterie, dominé par l'esprit de corps, eût peut-être songé à partager avec elle sa responsabilité ; mais il eût échoué dans l'entreprise, et parce que la rénovation ne se fait point par les institutions condamnées à périr fatalement, et à cause de la rivalité des Universités où s'enseignait la médecine. D'ailleurs, il n'appartenait point à une corporation foncièrement routinière, comme l'était celle des docteurs-régents, réactionnaire par principe, de prendre l'initiative d'une réforme qui pouvait passer pour une révolution. Aussi ne s'inquiéta-t-on pas de ce que pourrait faire ou dire la Faculté ; et la Société royale de médecine prit naissance, sous le ministère de Turgot, grâce aux efforts combinés de deux hommes qui en furent les vrais fondateurs, Lassone et Vicq-d'Azyr.

L'un et l'autre doivent trouver place dans cette galerie.

J.-Fr. de Lassone naquit à Carpentras, le 3 juillet 1717. Reçu docteur à Avignon, il vint à Paris, et commença l'étude de la chirurgie, sous Morand. En 1739, ayant à peine vingt-et-un ans, il remporta un prix à l'Académie de chirurgie, succès d'autant plus honorable qu'il était partagé avec Lecat, chirurgien célèbre et adversaire redoutable dans ces luttes académiques. C'est après s'être fortifié dans la pratique de l'anatomie et de la chirurgie, qu'il se fit recevoir, en 1742, docteur à la Faculté de médecine de Paris. A l'âge de vingt-cinq ans, il entra dans l'Académie des Sciences. En 1751, il fut nommé médecin de la reine Marie Leczinska, et après la mort de cette princesse, il eut la même charge auprès de Marie-Antoinette. Louis XV était mort de la petite vérole, le 10 mai 1774. Son successeur se soumit à l'inoculation, alors à la mode, avec ses deux frères ; et le 20 juillet de la même année, Lassone donna lecture à l'Académie des Sciences du rapport des inoculations faites dans la famille royale de France, au château de Marly. A la mort de Lieutaud, Lassone, nommé survivancier, devint premier médecin en titre. Il mourut le 8 décembre 1788. Ses travaux assez nombreux se trouvent épars dans les mémoires de l'Académie des Sciences, de l'Académie de chirurgie et de la Société royale de médecine, dont il devint président à vie après la mort de Lieutaud, la direction de cette société appartenant de droit au premier médecin du roi.

On remarquera à ce propos, que, depuis Chirac, la place de premier médecin du roi fut remplie par des anatomistes très distingués ; cette particularité explique le rapprochement qui tendait à se faire entre médecins et chirurgiens. L'anatomie conduit naturellement ceux qui s'y appliquent à la physiologie et à la chirurgie. Ce qu'il convient encore de remarquer, c'est que les principaux fondateurs de ces institutions utiles à l'art de guérir, étaient venus du Midi. Chirac, homme à projets, esprit hardi et entreprenant, sortait du Rouergue ; La Peyronie appartenait à une famille de Montpellier ; Lassone était Provençal, ainsi que Lieutaud, son prédécesseur.

Vicq-d'Azyr, qui fut pour la Société royale de médecine, ce qu'était Louis pour l'Académie de chirurgie, apparte-

nait, lui aussi, à une race entreprenante. Il naquit à Va-
lognes, en Normandie, en 1748. Son père exerçait la médecine. Après ses humanités, il alla étudier en philosophie
à Caen. Son goût pour les lettres faillit l'entraîner loin de
sa vocation ; il eut un moment l'idée d'embrasser l'état
ecclésiastique. Pour obéir à ses parents, il se décida à
étudier la médecine. Il vint à Paris en 1765, et fut bientôt
séduit par la variété des connaissances que le mouvement
encyclopédique de cette époque faisait entrer dans les études
qui ont pour objet l'homme physique et moral. Il cultiva
avec une prédilection marquée l'anatomie et la physiologie,
sans négliger les sciences accessoires ou auxiliaires, alors
en pleine rénovation, et plus particulièrement l'histoire
naturelle des animaux, à laquelle Buffon ouvrait un empire immense. Curieux comme un jeune homme dont le
principal devoir est de s'instruire, ambitieux de renommée
et d'honneurs, Vicq-d'Azyr se livra au travail avec passion, sans négliger les distractions du monde et les relations qui devaient lui servir autant que la science. Il commença ses exercices de licence en 1772, et les termina
l'année suivante avec beaucoup d'éclat. Sa thèse sur la
position des os de la tête, soutenue avec l'appui de son
maître, Antoine Petit, professeur et praticien célèbre, est
un essai de mécanique animale qui renferme des recherches
nouvelles et quelques vues ingénieuses. Reçu licencié, il
ouvrit des cours privés d'anatomie, humaine et comparée,
suivant la tradition qui vivifiait l'enseignement anatomique
du Jardin des Plantes, depuis les dissections de Claude
Perrault.

Antoine Petit, titulaire de la chaire d'anatomie et de
chirurgie, attirait à ses leçons un grand concours d'auditeurs, et par son savoir, et par son éloquence, et surtout
par ses idées larges et conciliantes. Cet homme remar-

quable était passionné pour la chirurgie, et aimait les
chirurgiens, quoiqu'il fût membre de la Faculté de Paris,
qu'il dota, soit dit en passant, d'une chaire d'anatomie et
d'une chaire de chirurgie, dont les professeurs devaient
être remplacés au bout de dix ans d'enseignement.

Vicq-d'Azyr, animé des sentiments de son maître, réussit
trop au gré des vieux docteurs-régents. Il lui firent fermer
l'amphithéâtre des écoles de médecine, où il avait donné
son premier cours d'anatomie, pendant les vacances de 1773.
Des formalités ridicules servirent de prétexte à cette interdiction mal déguisée. On voit que l'enseignement libre
méritait dès lors la haine des gens qui vivent de monopole et de privilèges. Cette première persécution ne dé-
couragea pas le jeune professeur. Antoine Petit le vengea
de ses persécuteurs en lui confiant la suppléance du cours
d'anatomie qu'il faisait au Jardin du Roi. C'était le désigner
comme son successeur. Malheureusement un autre, moins
digne, mais plus protégé, recueillit cette succession. Buffon
et la cour préférèrent à Vicq-d'Azyr, Portal, déjà membre
de l'Académie des Sciences, et bien résolu dès lors à se
pousser par tous les moyens.

Vicq-d'Azyr, déçu dans ses espérances, se remit à faire
des cours particuliers, dans sa propre maison. Un jour
qu'il se livrait à ses travaux habituels, avec quelques-uns
de ses collègues de la Faculté, on apporta dans la salle où
ils se trouvaient réunis une jeune fille qui venait de perdre
connaissance dans la rue. Vicq-d'Azyr lui prodigua des
soins intelligents et parvint à la ranimer. Il fut bientôt
admis dans la famille et agréé comme mari de la jeune
personne, qui était nièce de Daubenton, médecin naturaliste, compatriote et collaborateur de Buffon. Il ne pouvait
trouver un protecteur plus capable de le guider dans ses
recherches d'anatomie comparée. Sous un pareil maître,

il avança rapidement dans la science qui lui était chère et bientôt ses mémoires d'anatomie et de physiologie le firent recevoir parmi les membres de l'Académie des Sciences, en 1774. Là il trouva un autre protecteur, qui sut utiliser ses talents et les mettre en plus grande lumière. C'était Lassone. Il le désigna à Turgot pour aller étudier sur place une épizootie qui désolait le midi de la France.

A son retour d'une mission où son inexpérience même l'avertit de la nécessité d'unir, en vue du bien public, la médecine de l'homme à celle des animaux; il suggéra à son protecteur l'idée d'établir une commission permanente qui serait chargée d'étudier la question complexe des épidémies et les moyens les plus propres à les conjurer.

Lassone trouva l'occasion excellente pour alléger la lourde responsabilité que faisaient peser sur lui ses multiples attributions; et la commission, instituée d'abord à propos d'épizooties et des eaux minérales, devint bientôt une société régulière destinée à perfectionner toutes les parties de la médecine. Le plan en fut concerté entre Lassone et Vicq-d'Azyr, et l'approbation de Turgot permit à la Société royale de médecine de s'ouvrir en 1776. Une fois les membres fondateurs nommés, les docteurs de la Faculté qui n'y avaient pas été admis, ne pouvant s'attaquer au premier médecin du roi, se déchaînèrent contre Vicq-d'Azyr, secrétaire perpétuel. Aux détracteurs de la société naissante, c'est-à-dire aux mécontents, l'organe de la société répondit comme il faut répondre à l'envie, en redoublant d'activité, en se multipliant, en pressant les membres de la Société de produire des travaux utiles.

L'année même de la fondation vit paraître le premier volume des mémoires; et les années suivantes ne furent pas moins fécondes. A coup sûr les actes de la Société royale de médecine, formant dix gros volumes grand in-4°,

ne valent pas à beaucoup près les mémoires si remarquables
de l'Académie de chirurgie. Il y a là beaucoup de remplis-
sage et de fatras ; et l'on s'étonne qu'un corps académique
ait dérogé à l'usage traditionnel en produisant tant de
choses en si peu d'années. Mais si l'on considère qu'à cette
époque la médecine n'existait que dans les Facultés, isolées
les unes des autres ; que l'enseignement médical n'avait
que des traditions locales ; que l'idée même d'une médecine nationale était plus facile à concevoir qu'à réaliser ;
il faut se résoudre à rendre justice au courage, aux efforts
et à la fermeté persévérante des hommes de mérite, qui
comprirent qu'un art qui intéresse tout le monde ne pouvait demeurer plus longtemps la propriété de quelques
corporations enseignantes, dont quelques-unes se montraient avec affectation hostiles à tout progrès.

En somme, si l'art de guérir cherchait le grand jour,
en sortant des écoles, les privilégiés seuls pouvaient s'en
plaindre, et les charlatans qui prospéraient à l'ombre des
privilèges. La majorité, qui, dans ce grand siècle des lumières ne restait indifférente à rien, la majorité devait
applaudir à la création d'une société fondée expressément
pour veiller sur la santé publique. L'exemple de l'Académie de chirurgie autorisait toutes les espérances. La
Faculté, si déchue d'ailleurs, malgré ses prétentions in-
tempestives, représentait peu de chose à côté d'un corps
qui réunissait pour la première fois, comme en un fais-
ceau, toutes les parties de l'art de guérir, et qui empruntait les lumières de tous les médecins de France et de
l'étranger.

Tandis que les docteurs-régents s'attachaient avec opi-
niâtreté aux vieilles traditions, cette société nouvelle,
fondée par le premier médecin du roi, protégée par un
ministre incomparable, représentée par un organe élo-

quent, prenait possession de la faveur publique ; et dans l'intérêt de sa propre existence, elle se montrait accueillante et hospitalière à tous les travailleurs de bonne volonté. Elle mérite donc l'indulgence et la reconnaissance pour avoir constitué une grande famille de tous ces groupes isolés et rivés aux préoccupations de localité. Pour la première fois, tous les médecins de France se virent associés par leur profession même à l'unité de la patrie ; et l'on comprit aussi pour la première fois tout ce que le bien public pouvait attendre des efforts réunis des membres de la corporation médicale.

Le moment favorisait cette sécularisation de la médecine: Ce siècle, dont la philanthropie finit par dégénérer en manie, provoquait les médecins à éclairer le monde en répandant leurs connaissances de l'homme physique et moral ; et le grand nombre, plein de foi dans l'avenir, attendait qu'un autre Montesquieu donnât aux hommes l'*Esprit des lois* de la nature et de la vie. On sait avec quel enthousiasme fut saluée l'*Histoire naturelle* de Buffon, avec quelle impatience on attendait les volumes de ce grand ouvrage. Jamais on n'a tant écrit sur la nature et les choses naturelles. La poésie chantait les saisons ; la prose se retrempait dans la description des paysages alpestres ; les noms de Réaumur, de Saussure, de Bonnet étaient dans toutes les bouches. On voulait par-dessus tout connaître la vie, les sources et les conditions de la vie.

Pourquoi Helvétius et Condillac conquirent-ils la renommée ? Parce qu'ils s'efforçaient de se rapprocher de la nature organique et vivante, en prenant la philosophie par ce qu'elle offre de plus accessible, les sensations. Le mot sensibilité passa du langage élevé dans la langue populaire. Un homme ne valait que par sa sensibilité. On ne plaisait qu'à la condition d'être sensible. L'admirable article *Sensibilité* de l'*Encyclopédie*, par Fouquet, l'illustre médecin de Montpellier, est le résumé de ce siècle essentiellement nerveux. Le docteur Pomme dut sa réputation et sa fortune au traitement des vapeurs et des maladies nerveuses. Il appartenait aussi à l'école de Montpellier, de même que Tissot, qui illustra la ville de Lausanne, sa patrie, par sa réputation de praticien, égale au moins à celle de Tronchin, de Genève, et surtout par ses écrits populaires sur les maladies nerveuses, sur les maladies des gens de lettres et des gens du monde. Le plus populaire de tous est celui qui a pour titre : *Avis au peuple sur sa santé*. On ne compte plus les éditions de ce livre célèbre qui fut imprimé dix fois en moins de six ans. Comme Tronchin, Tissot fut un des plus fervents apôtres de l'inoculation, dont la pratique s'étendit prodigieusement à titre de méthode préventive.

On voit que la médecine ne perdit rien à se mêler au monde des encyclopédistes et des littérateurs. Elle entrait à son tour dans le mouvement de rénovation, et pénétrait de toutes parts la société.

C'est à cause de cette action continue et de son réel ascendant, que l'hypocondriaque J.-J. Rousseau en a dit tant de mal. Il trouvait que les médecins prenaient trop de place dans la vie publique; et il prétendait les chasser de leur domaine. Il sentait bien, quoi qu'il en dise, qu'ils sont les vrais éducateurs, et qu'ils tiennent la clef de l'éducation par les connaissances qui les conduisent aux principes de l'hygiène et de la morale. Un autre médecin Suisse, Zimmermann, non moins hypocondriaque, ainsi que le prouve son *Traité de la solitude*, mais plus philosophe que Rousseau, soutenait dans son meilleur ouvrage, *De l'expérience en médecine*, que les médecins seuls savaient écrire, ou du

moins qu'ils étaient les meilleurs écrivains ; paradoxe qui
serait une vérité, si la littérature médicale comptait beaucoup d'écrivains comme lui. Peu de livres font penser
autant que le sien, et peu de philosophes ont écrit des
choses plus utiles. S'il y a une philosophie de la médecine,
c'est dans cette œuvre profonde, originale et agréable
qu'il la faut chercher. Zimmermann connaissait à fond et
la nature humaine et le monde, comme en font foi ces mémoires singuliers où il raconte ses conversations avec
Frédéric II, roi de Prusse, dans la dernière maladie de ce
prince. Les moralistes de profession ont beau faire, leurs
connaissances des passions n'égaleront jamais celles du
médecin philosophe. Les casuistes eux-mêmes et les directeurs de consciences ne sauraient lui disputer la palme. Il
n'est pas téméraire d'avancer que Zimmermann est de
tous les médecins celui qui a le mieux observé le moral
de l'humanité souffrante. Il n'est pas nécessaire d'être
du métier pour se plaire avec profit à la lecture de ses
écrits substantiels.

Quoique ceux de Vicq-d'Azyr n'offrent pas à beaucoup près le même intérêt, on y trouve cette philanthrophie communicative qui montre assez que lui aussi se
préoccupait du bien public et qu'il obéissait en écrivant
au désir d'éclairer le lecteur et de lui plaire. Ce désir le
domine visiblement et lui fait sacrifier parfois le solide à
l'agréable. Préoccupation fâcheuse des divulgateurs, qui,
pour se rendre accessibles au grand nombre, se privent de
la satisfaction suprême d'atteindre à l'agrément par la
solidité même. Instruire, dissiper l'erreur et le préjugé,
provoquer la pensée et la réflexion, tel est le but que se
propose l'écrivain scientifique. Il le dépasse ou le manque,
si le soin de la forme devient dominant. La clarté peut se
passer d'élégance, et la coordination des idées sévères,

avec la propriété rigoureuse des termes, sont les deux
conditions de cette qualité souveraine. Beaucoup s'en
contentent et méritent d'être appelés bons écrivains.

La science ne semble pas comporter beaucoup d'orne-
ments, étant comme elle est au service de la vérité, toujours aimable dans sa nudité. Ce n'est pas que l'imagination tempérée par le goût soit exclue de l'exposition
scientifique ; la couleur, la chaleur et l'harmonie ne dé-
plaisent dans aucun ouvrage, pourvu que l'art soit discret
et ne l'emporte pas sur la matière ; mais le savant déroge
et sort de son domaine s'il cherche trop a embellir son
sujet. Les Muses sont sévères et il ne faut point abuser des
grâces. L'élégance continue lasse ; le procédé finit par
étouffer le naturel, et la pensée s'éffémine sous les fleurs
du beau langage.

Vicq-d'Azyr a suivi le courant du siècle à son déclin. Il
est élégant et fleuri sans modération, au point d'en devenir fade. Sa prose est correcte, nombreuse, bien pondé-
rée, mais elle ne coule pas de source ; on y voudrait plus
de saveur et de force. Considéré comme écrivain, cet
esprit facile pourrait se comparer à un homme du
monde, irréprochable de tenue et de manières, mais dépourvu de physionomie. Il n'est point de ces écrivains de
race qui mettent leur empreinte à tout ce qu'ils composent.
En un mot, il n'a point de cachet personnel. La plupart de
ses éloges se ressemblent, non seulement par un air de
famille, mais par un ton uniforme, on pourrait même
dire par une sorte de monotonie qui se fait trop sentir,
malgré le vif intérêt qu'offre à l'esprit curieux le genre
biographique. Ce qui ne fatigue pas moins, c'est l'optimisme constant et de parti pris, l'indulgence quand même,
la bienveillance banale, et l'intention évidente de laisser
dans l'ombre tout ce qui n'est point matière à louange.

Un autre défaut bien plus grave, c'est que tous ces immortels d'une heure, dont quelques-uns seulement ont
survécu, sont habillés de la même étoffe et sur la même
mesure. Ce complaisant secrétaire a la même tendresse
pour tous le membres de la Société royale de médecine,
et il suffit d'en avoir été, à un titre quelconque, et
même sans titres sérieux, pour avoir droit à un bel en-
terrement.

Ce n'est pas ainsi que procédait Fontenelle, le maître du
genre, maître inimitable : son nécrologe n'est pas un pan-
théon ; il distribue l'éloge avec un discernement si fin et un
tel sentiment de la justice distributive, qu'on peut à la lettre
estimer la valeur de ses morts d'après l'étendue de ses notices. Cet excellent juge réserve les monuments et les
statues pour les grands talents, et n'accorde aux autres
que ce qu'ils méritent, un buste, un médaillon, une inscription commémorative. C'est dans cette différence qu'il
sait faire du mérite que se montre sa supériorité d'esprit
et son tact exquis. Bossuet, orateur pompeux, couvre du
manteau de son éloge sacré tous les personnages d'un
haut rang, comme s'ils étaient tous égaux dans la
mort. Vicq-d'Azyr, qui ne peut invoquer le même principe,
n'est point excusable d'avoir procédé sans discernement,
d'autant moins qu'il avoue s'être proposé pour modèles
Thomas et Condorcet, auxquels il ne ressemble guère, en
dépit de cet aveu, ces deux panégyristes, d'un genre si
différent, n'ayant jamais montré de complaisance. Il rappelle plutôt d'Alembert, si passionné pour les éloges
académiques, qu'il en composa soixante-douze dans le
court espace de trois ans, pour compléter consciencieusement l'œuvre interrompue de Pellisson et de l'abbé
d'Olivet, secrétaires perpétuels de l'Académie française.

Si Vicq-d'Azyr n'allait pas aussi vite en besogne, ce n'était pas assurément faute de bonne volonté. Il a laissé trente-cinq éloges imprimés, sans compter une quinzaine de notices, le tout en moins de dix-sept ans. Son but, ainsi qu'il le dit lui-même, dans les considérations générales qui servent de préface, son but était de faire l'histoire des sciences cultivées par les savants qui recevaient ses louanges. L'intention est louable, mais l'exécution laisse beaucoup à désirer. Il faut plus de temps et d'espace qu'on n'en accorde pour ces travaux académiques, si l'on veut grouper autour d'une grande figure historique les circonstances de milieu qui font revivre une portion du passé. La biographie, conçue comme une monographie scientifique et littéraire, est un genre tout moderne, qui a rendu d'immenses services à l'histoire générale, et en particulier à celle des sciences et des lettres; mais ces travaux de longue haleine, patients et scrupuleux, ne regardent point les Académies, et l'on ne saurait les exiger d'un panégyriste officiel. Aussi l'histoire trouve peu à glaner dans ces éloges des membres de la Société royale, soit à cause de la pauvreté du fond, la plupart de ces membres étant assez obscurs, soit par suite de la manie qu'avait l'auteur, d'abuser des généralités, sous le prétexte d'exposer l'état de la science à un temps donné, ou de tracer à grandes lignes le tableau d'une époque.

Toutes les fois qu'il tente de s'élever ainsi jusqu'à l'histoire, Vicq-Azyr ne peut parvenir, malgré l'ampleur des phrases, à transformer le genre étroit et faux auquel il est rivé par ses fonctions. Il n'est guère plus heureux dans ces morceaux d'apparat qu'il destinait au grand public, en vue de l'initier, suivant le langage d'alors, aux beautés de la médecine, de la physiologie et de l'anatomie comparée. Dans tous ces échantillons de littérature scientifique, où dominent les vues à vol d'oiseau, les aperçus vagues, et les considérations générales, il y a beaucoup plus d'art et d'habileté de facture que de faits et d'idées. Dans ces discours, qu'il semble avoir préférés, Vicq-d'Azyr nous apparaît comme un petit Haller et un petit Buffon. Cette manière commode de présenter la science par fragments dut sa vogue à l'Encyclopédie, dont les deux chefs principaux, Diderot et d'Alembert, furent les propagateurs ; car c'est à eux, encore plus qu'à Voltaire, qui a lui-même suivi le courant, que remonte l'usage de découper les sujets les plus vastes en monographies étriquées, en articles de revue et de journal.

Quoique Vicq-d'Azyr ait beaucoup écrit — on a fait un recueil en six volumes de ses œuvres imprimées — et qu'il ait été jugé digne de remplacer Buffon à l'Académie française, où il prononça l'éloge de ce grand homme, le 11 décembre 1788, il n'a pas laissé un livre. Son bagage se réduit à un nombre considérable de mémoires et d'éloges académiques : l'académicien se montre partout, et jusque dans ses descriptions anatomiques, il y a une préoccupation visible d'élégance. Il fait ses démonstrations en costume de cour, habit à la française, jabot et manchettes de dentelle : on dirait qu'il professe toujours pour des dames du grand monde, sur un ton doux et melliflu. Aussi laisse-t-il de côté le solide, et toutes ses vues et considérations générales n'aboutissent pas à une doctrine bien définie. Homme de transition, il est d'un classement dificile, à quelque point de vue qu'on le considère. Il n'a rien de bien saillant comme naturaliste, comme anatomiste, comme médecin ; et cependant il a eu son heure de gloire et une incontestable influence. En portant à la connaissance du public des vérités utiles et des questions d'intérêt général, il a contribué pour sa part à préparer la réforme de l'enseignement et de l'exercice de la médecine, l'union de la médecine et de l'art vétérinaire, le développement de la physiologie rationnelle par l'anatomie comparée, et l'étude systématique des fonctions cérébrales par sa description du cerveau.

Ce sont là des titres à la considération. Initiateur et précurseur, ce serait trop dire; mais on ne saurait lui refuser le titre d'avant-courrier. Ses essais et ses recherches ne furent pas inutiles à Cuvier, à Lamarck, à Étienne Geoffroy Saint-Hilaire, à Gall et à d'autres, dont les découvertes et les vues originales et profondes devaient reculer les bornes de l'anatomie et de la physiologie générale.

Vicq-d'Azyr fut arrêté dans sa brillante fortune par la Révolution. En 1789, il succéda à Lassone comme premier médecin de la reine, et obtint la survivance de premier médecin du roi. Placé entre la cour et ses amis les philosophes, il finit par être suspect et aux grands et aux révolutionnaires; et comme il manquait de cette énergie de volonté qui est le grand ressort du caractère, il se prépara, par son irrésolution, une vie d'alarmes. Sa santé n'était pas brillante; usé avant l'âge par le travail et par des indispositions fréquentes, atteint [d'un anévrysme, sujet à des crachements de sang, il ne put résister aux émotions de ses dernières années. Ayant assisté par prudence à la fête que Robespierre donnait en l'honneur de l'Être Suprème, il y gagna une inflammation des poumons, qui l'enleva en quelques jours, à l'âge de quarante-six ans, le 20 juin 1794.

Quoiqu'il ait disparu de la scène du monde en pleine maturité, sa carrière fut bien remplie : il eut de bonne heure la considération et la fortune, et, ce qui vaut mieux, la satisfaction d'avoir fondé une œuvre utile, qu'il vit naître et finir, mais dont l'exemple ne devait pas se

perdre. Cette fondation, qui contribua si puissamment à
faire pénétrer la médecine dans l'économie sociale, est un
service bien supérieur à ses titres scientifiques et littéraires. Il est beau de consacrer ses talents à la propaga-
tion de la vérité et à l'amélioration de la vie humaine.
Vicq-d'Azyr doit le meilleur de sa réputation à cet esprit
de philanthropie qui, encore plus que ses lumières,
le rendit digne de l'amitié de Malesherbes, de Turgot, de
Bailly, de Condorcet et de quelques hommes de cette espèce
si rare, dont la vertu surpassait encore le mérite.

Quand on passe de lui à Cabanis, il semble que le sujet
ne change pas, tant il y a de points de ressemblance entre
ces deux médecins lettrés. L'un et l'autre ont cultivé de
préférence les parties les plus hautes de la médecine,
celles qui confinent à la science sociale ; Vicq-d'Azyr avec
des connaissances plus variées et positives, Cabanis avec
des dispositions plus heureuses pour la philosophie et un
plus grand talent d'écrivain. De tous les médecins qui ont
traité de la science de l'homme, il est incontestablement
le plus connu et le plus accessible au commun des lecteurs. Sans avoir la force de tête d'un Stahl, d'un Barthez, ni l'originalité d'un Bordeu, ni la profondeur
qu'exigent ces matières ; Cabanis a fait un livre qui sera
peut-être surpassé dans l'avenir, mais qui est le premier
essai d'une philosophie complète de la nature humaine.
Sans doute, il a eu des prédécesseurs chez les anciens et
chez les modernes : Hippocrate, Galien, Huarte, les chefs
du vitalisme et de l'animisme ; il n'a pas tout tiré de son
propre fonds ; mais tout ce qui était acquis avant lui, il l'a
refondu dans ses acquisitions personnelles ; et, par une distribution habile et savante, il est arrivé à un ensemble
imposant, harmonique et à une exposition du sujet vrai-

ment remarquable par la puissance d'analyse et de généralisation, et par l'excellence de la forme.

Les *Rapports du physique et du moral de l'homme*
se composent de douze mémoires, dont les six premiers
furent lus par l'auteur à l'Académie des sciences morales
et politiques, en 1796 et 1797. Après des considérations
générales sur cette vaste matière, qui remplissent le premier mémoire, il expose successivement dans les suivants
l'analyse physiologique des sensations, l'influence des
âges, des sexes, des tempéraments, des maladies, du
régime, des climats, sur la formation et le caractère des
idées, des affections, des dispositions et des habitudes
morales. Le dixième mémoire renferme des considérations
touchant la vie animale, les premières déterminations de
la sensibilité, l'instinct, la sympathie, le sommeil et le
délire; le onzième traite de l'influence du moral sur le physique, et le douzième, des tempéraments acquis. En autres
termes, cet ouvrage dont Destutt de Tracy a donné un
extrait raisonné, servant de table analytique, pourrait
s'intituler : « l'Esprit des lois de la nature humaine, » et
c'est bien ainsi que le comprenait le savant philosophe
qui a fait un travail analogue sur le grand livre de Montesquieu. En embrassant dans cette encyclopédie manuelle
l'homme tout entier, avec toutes les circonstances inté-
rieures et extérieures de son existence, et dans toutes les
manifestations de sa vie, Cabanis a voulu montrer la
nécessité d'unir indissolublement la physiologie et la philosophie. C'est par là qu'il a mérité à bon droit le titre de
médecin philosophe, et qu'il a servi la cause qui est bien
près de triompher aujourd'hui, grâce aux efforts persévérants des savants et des médecins qui prétendent, avec
raison, faire de la psychologie une science expérimentale.

A mesure que s'affaiblit la réaction injuste dont les doctrines philosophiques du xviiⁱᵉ siècle ont été l'objet, les esprits les plus attachés à la tradition scolastique comprennent chaque jour davantage combien est peu légitime la prétendue légitimité de la séparation de la philosophie et de la physiologie, par cette simple considération, qu'il n'y a point de fonctions sans organes.

On a reproché à Cabanis des expressions métaphoriques que les zélés ont voulu faire passer pour mal sonnantes. Mais pourquoi ne serait-il pas permis à un physiologiste qui connaît sa langue, d'écrire que le cerveau digère en quelque sorte les impressions, et qu'il fait organiquement la sécrétion de la pensée? Est-ce là une raison pour crier au matérialisme et à l'athéisme ? Si la science, quelle qu'elle soit, pouvait se faire sans matière, ces accusations d'impiété, qui ne sont, en réalité, que des injures, c'est-à-dire de mauvaises raisons, auraient un sens et quelque portée; mais ni la théologie elle-même, ni la magie ne sauraient se passer d'un substratum. Supprimez la matière et les sensations, et il n'y aura plus rien. La vie, sous toutes ses formes, ne peut se concevoir sans mouvement, ni sensibilité; or il est impossible de concevoir l'un et l'autre sans organes, sans corps. Et qu'est-ce que le corps, sinon de la matière organisée? Les pures substances nous sont inconnues; il faut donc, pour comprendre les phénomènes de la vie, chercher les rapports qui existent entre les fonctions et l'organisme. Qu'importe l'échec de Gall dans la tentative qu'il a faite pour déterminer le siège du sentiment et de la pensée? Le principe est excellent en soi, parce qu'il n'y a point de fonction sans organe, et que, de mémoire d'homme, on n'a vu penser un acéphale, ni sentir un sujet décapité; tandis que l'amputation d'un membre quelconque, si elle n'entraîne point la mort, n'empêchera de sentir, ni de penser le

patient qui à la tête saine. Descartes lui-même, le plus
spiritualiste des métaphysiciens, s'est cru obligé de loger
l'âme dans le cerveau, bien à l'étroit, dans la glande
pinéale, à peine grosse comme un grain de blé.

Il est plus facile d'avoir raison de Condillac, qui brille
plus par la clarté que par la profondeur, que de Locke,
qui était un philosophe aussi profond que savant. Cabanis, qui appartenait à la même école, ne s'est pas contenté
de la théorie des sensations, renouvelée d'Aristote, et un
peu rétrécie par Condillac; il a vu, en bon observateur,
que toutes les impressions ne viennent pas du dehors, du
monde extérieur; et il a appelé l'attention des esprits curieux sur ces actions et réactions internes, qui se passent
dans l'organisme et dans l'intimité des tissus. C'est en considérant en physiologiste et en médecin ces sensations intimes, qu'il a illuminé bien des recoins obscurs, et qu'il a entrevu bien des vérités cachées dans les ténèbres des questions
que soulèvent les mots instinct, désir, volition, volonté, sensibilité et autres, qui sont devenus des termes d'alchimie
dans la bouche et sous la plume des métaphysiciens.
S'il n'a pas découvert ce monde intérieur et viscéral, il
est du moins le premier qui l'ait éclairé d'une vive lumière;
et ce qu'il en a vu lui a suggéré bien des aperçus sur la vie
de sentiment, passionnelle et affective. S'il s'est trompé,
s'il s'est montré facile aux hypothèses, en attendant les
explications solides et sûres, il ne faut pas lui en vouloir,
non seulement à cause de l'initiative qu'il a prise dans
un sujet abandonné à la fantaisie; mais encore pour
avoir cédé, comme il est naturel à tout homme qui
pense avec suite et persévérance sur des matières aussi
graves, au désir de réunir ses vues et ses connaissances
en système. Les meilleurs esprits ne savent pas s'abstenir

de conclure prématurément dans les sujets de leur compétence.

Depuis Montesquieu, les philosophes n'étaient que trop portés à faire la part trop large aux circonstances extérieures. Il était opportun et utile qu'un médecin de sens et d'expérience réagît contre cette exagération d'un principe emprunté à Hippocrate et qu'il ramenât l'attention égarée sur ce monde intérieur, dont les phénomènes sont infiniment plus obscurs, parce qu'ils sont plus complexes.

L'ouvrage de Cabanis, le meilleur, à coup sûr, de tous ceux qu'a produits la philosophie du xviiiᵉ siècle, a soulevé bien des colères, bien des discussions, bien des polémiques passionnées. Pour en atténuer la portée, dans un temps où la philosophie, déjà officielle, trouvait avantage à prendre une forte teinte anti-révolutionnaire et royaliste, on alla jusqu'à refaire, à un point de vue différent, les rapports du physique et du moral de l'homme ; et après cette misérable parodie, il parut utile d'insinuer que Cabanis, matérialiste dans ses écrits, était spiritualiste de cœur et de tendances. Il est fâcheux qu'un homme du plus rare mérite, Frédéric Bérard, une des gloires de la Faculté de Montpellier, se soit fait l'organe complaisant des rancunes jésuitiques, et en se chargeant de refaire le livre immortel de Cabanis, et en se faisant l'éditeur de la *Lettre posthume sur les causes premières,* où il s'efforce de démontrer, dans des notes plus dignes d'un casuiste que d'un savant, que les opinions philosophiques de Cabanis n'étaient point d'accord avec sa conscience. Ce fait prouve entre mille le danger permanent que fait courir à l'esprit d'indépendance le monopole de l'enseignement aux mains de l'État. C'était pour monter dans une chaire, à laquelle nul ne pouvait prétendre à autant de titres, que Frédéric Bérard consentit à jouer ce rôle d'antagoniste et

de détracteur d'un écrivain dont la mémoire est sacrée à
tous les libres esprits.

Cabanis n'eut jamais de faiblesse dans ses doctrines ; il
ne transigea point avec ses principes philosophiques ; il
ne crut jamais aux revenants, et ne voulut pas se payer de
mots. Entre mille passages où il a exposé sa manière de
voir, il en est un qui résume brièvement sa doctrine.
Répondant à des objections spécieuses du chirurgien Sue,
il dit dans une Note très curieuse sur le supplice de la
guillotine : « Je ne parlerai pas de ce qu'avance le citoyen
Sue touchant la nature, l'origine et la fin du principe
vital. Je n'ai absolument aucune idée à cet égard ; et je ne
vois pas que, depuis quatre mille ans, les plus grands
génies en aient eu une seule qui puisse soutenir l'examen
de la raison. Je ne crois point, je ne nie point, je n'examine
même pas ; car ici, la nature nous a refusé les moyens
d'examiner ; j'ignore absolument ; mais j'ignore, je
l'avoue, en homme qui n'a pas un grand respect pour les
conjectures, encore moins pour les assertions ou pour
les négations positives dans les matières auxquelles nous
ne pouvons absolument appliquer les véritables instruments de nos connaissances. » Il n'a dit ni plus ni moins
dans sa *Lettre sur les causes premières*, tout en faisant
la part du sentiment et des raisons qui tendent à faire
admettre dans l'homme un principe immatériel.

Cet esprit si ferme, si éclairé, si bien doué pour les
hautes études et l'art d'écrire, ne fournit pas une longue
carrière. Une attaque d'apoplexie l'emporta, le 5 mai 1808,
à l'âge de cinquante-deux ans. Depuis un an, le mal qui le
menaçait le condamnait au repos absolu de l'intelligence.
Il était né à Conac, en 1757. Son père, homme d'initiative
et agriculteur habile, ne sut pas le conduire, non plus que

ses maîtres. Livré seul à lui-même, à Paris, dès l'âge de quatorze ans, il fut préservé des tentations malsaines par son avidité de s'instruire. Il eut le courage de tout recommencer et d'être son propre maître. Il se mit à l'école des anciens, qu'il connaissait admirablement et pouvait lire dans le texte, suivit des cours de physique et étudia Locke. En 1773, il revint de Pologne, où il avait passé deux ans comme secrétaire d'un grand seigneur du pays. A son retour, il lia connaissance avec le poëte Roucher, et sentit renaître plus vif que jamais son amour pour les lettres. C'est alors qu'il entreprit de traduire en vers l'*Iliade* d'Homère. Il a laissé de nombreux fragments de cette traduction. Mais les lettres, malgré tous leurs attraits, ne pouvaient suffire à satisfaire sa curiosité. Il se mit à l'étude de la médecine et eut le bonheur de rencontrer un guide sûr et dévoué dont il se fit un ami.

C'est à cette époque qu'habitant à Auteuil, il fut introduit dans la société d'élite qui se réunissait chez la veuve d'Helvétius. C'est là et chez Turgot, ami de son père, qu'il connut la plupart des hommes remarquables de la seconde moitié du xviii° siècle : Condillac, Diderot, d'Alembert, Thomas, Vicq-d'Azyr, dont il a fait l'éloge, Franklin, sur lequel il a écrit une notice remarquable, Condorcet et quelques autres philosophes, dont le commerce influa nécessairement sur la direction de son esprit. La Révolution le trouva prêt à servir la cause du progrès, mais résolument hostile aux excès qui la souillèrent. Mirabeau, avec son coup d'œil d'aigle, devina Cabanis, qui était l'ami de Garat et de Volney ; il voulut l'attacher à sa fortune, et lui confia le soin de sa santé. C'est pour lui que Cabanis composa son beau travail sur l'instruction publique, qui fut publié en 1791. C'est Cabanis qui lui donna des soins dans sa dernière maladie, dont il a publié un récit circonstancié. On lira toujours avec intérêt le *Journal de la maladie et de la mort de Mirabeau.*

Cabanis fut encore plus intimement lié avec Condorcet, dont il épousa la belle-sœur, après la mort tragique de cet homme illustre. Après la Terreur, lors de l'organisation de l'enseignement médical, Cabanis fut nommé professeur d'hygiène aux écoles de Paris. En l'an IV, il fut élu membre de l'Institut national des sciences et des arts, dans la section des sciences morales et politiques. L'année suivante, il fut désigné pour enseigner la médecine clinique, et prononça à cette occasion les deux discours célèbres d'ouverture et de clôture pour le cours qu'il fit sur Hippocrate. En l'an VI, il fut représentant du peuple au Conseil des Cinq-Cents, et après la révolution du 18 brumaire, il devint membre du Sénat conservateur, comme Volney et tant d'autres qui déploraient les folies sanglantes de la Révolution, et se résignaient à servir un maître, préférant le pouvoir absolu d'un seul au désordre en permanence.

Comblé d'honneurs, Cabanis ne se reposa pas dans le farniente des sinécures. Ses opuscules si remarquables sur les secours publics, sur les hôpitaux, sur l'éducation publique, prouvent assez qu'il prenait au sérieux ses fonctions d'administrateur et de représentant du peuple ; de même que son œuvre magistrale sur les *Révolutions et la réforme de la médecine,* son rapport au conseil des Cinq-Cents sur la réorganisation des écoles de médecine, et son opuscule sur la certitude de l'art médical, attestent son dévouement et son zèle à la cause du progrès. A quelque époque de sa vie qu'on l'observe, on trouve toujours l'homme ardent et convaincu, qui prononça le *Serment d'un médecin,* le jour de sa réception, en 1783, opuscule en vers, qui est une paraphase du serment d'Hippo-

crate et assez semblable à celui que devaient prêter plus
tard les docteurs de Montpellier.

Cabanis fut un vrai philanthrope, jaloux de servir les
hommes en les éclairant. Il joignit à de belles facultés
une haute culture intellectuelle, une grande moralité, une
distinction peu commune, qui se remarque dans tous les
traits de sa physionomie, une activité et une curiosité qui
ne se lassèrent point, un amour extraordinaire du bien
public, une grande fermeté de caractère, et une forme des
plus heureuses, sans laquelle tant de dons précieux
eussent été perdus. C'est le seul philosophe qu'ait produit
la Faculté de médecine de Paris ; mais à lui seul il en vaut
beaucoup d'autres ; et ses écrits, dont il n'y a point encore
d'édition complète, honorent également la médecine, la
philosophie et les lettres.

Cabanis est, dans son genre, un écrivain accompli. Il a
la distinction, la simplicité, le naturel, la grâce et la clarté ;
et quoique traitant des sujets peu accessibles au grand
nombre, il enseigne sans professer. Il ne lui manque
guère que le trait et le relief ; mais peut-être mettait-il
son art à s'effacer pour ne laisser voir que des idées saines
et justes. Comme il brillait surtout par la raison et qu'il
ne cherchait que la vérité, il y a grande apparence qu'il
aimait mieux convaincre par une exposition lumineuse que
persuader par des élans de passion et des procédés de style.

Il y a eu d'autant plus de mérite qu'il avait des convictions
fortes, et que, dans ses moindres opuscules, on sent une
ardeur contenue, qui n'est pas un des moindres charmes
de sa prose nette, ferme et correcte.

Pour résumer, Cabanis fut en tout le digne représentant
d'un siècle qui a tenté beaucoup d'améliorations et de
réformes. Ses écrits sur les hôpitaux et l'assistance publique, sur l'éducation et l'instruction nationales, sur l'en-

seignement de la médecine, méritent d'être consultés et médités par nos contemporains, trop portés à oublier le passé dans la construction des œuvres vives de l'édifice social.

Cabanis savait aussi l'histoire, sinon en érudit, du moins en philosophe. Avant d'aborder les questions ardues de la certitude et de la réforme de la médecine, il commença par étudier les révolutions de cet art, qu'on ne peut bien connaître que par la méthode historique.

Cabanis était un médecin philosophe ; il est même le seul, à notre connaissance, qu'ait produit l'École de Paris.

Les têtes pensantes sont rares partout, et particulièrement dans les corporations enseignantes. L'enseignement professionnel ayant pour objet principal la pratique, 'la théorie scientifique est considérée comme un luxe inutile par la majorité des maîtres et des étudiants. Pour avoir prise sur ces derniers, toute l'éloquence du monde, jointe à une grande originalité d'esprit, ne vaut pas le savoir-faire d'un praticien expérimenté, d'un démonstrateur habile, d'un bon opérateur. Le vulgaire, s'inspirant de la nécessité, va au plus pressé ; il se plaît aux démonstrations concrètes, et goûte peu les abstractions. Au fait, pourquoi s'arrête-rait-il aux idées générales ? Ce n'est point son affaire d'élu-cider des points de doctrine. La plupart des praticiens ressemblent aux dévots, qui sont presque tous d'une piété fervente et d'une crasse ignorance. Un bon manuel, un bon formulaire, voilà leur catéchisme. Au chevet du malade, il s'agit de guérir, non de raisonner et disserter. A ces hommes d'action il faut le coup d'œil de l'expérience et des moyens efficaces.

De là vient la vogue des novateurs et des chefs de secte qui ont allégé le bagage doctrinal,

De même que le gros du public a un faible pour les charlatans, de même le commun des médecins est séduit par les promesses de simplification. A ce leurre beaucoup se laissent prendre, faute de bien connaître la théorie, et les autres suivent comme un troupeau. Interrogez le passé de l'art, et vous y verrez que ce n'est point aux sectaires qui ont fait le plus de bruit dans leur temps qu'appartient la gloire solide; ils ressemblent aux conquérants dans l'histoire. Aussi trouve-t-on, en remontant le courant des âges, infiniment plus de ruines que d'édifices debout.

C'est dans ces revues rétrospectives, qu'on voit bien clairement que beaucoup de réputations des plus éclatantes sont à peine viagères. Il ne manque point de noms glorieux dont les titres ne justifient point la gloire ; et c'est en les retrouvant, ces titres, que l'historien éprouve parfois de cruelles déceptions. Il n'est pas bon que la gloire commence trop tôt; en autres termes, la gloire durable n'anticipe point sur la postérité, laquelle a toujours droit de revision et de contrôle.

Bichat, Pinel et Broussais ont eu de leur vivant des admirateurs enthousiastes, et aussitôt après leur mort, des adorateurs fanatiques. Le premier figure au fronton du temple que la patrie reconnaissante consacra jadis aux grands hommes; le second a sa légende ; le nom du troisième est encore un épouvantail pour les réactionnaires timides, qui ont également en horreur la diète et la saignée. Il n'y a pas quarante-cinq ans qu'il est mort, et son influence a peut-être duré encore moins que celle de ses contemporains. Broussais fut l'implacable adversaire de Pinel, et le continuateur, sinon le disciple de Bichat. Nous ne saurions fermer cette galerie de médecins illustres sans déterminer la signification de ces trois grands noms.

Ce n'est pas tout de naître bien doué, l'essentiel est de
venir au bon moment. Bichat eut cette heureuse fortune de
l'à-propos, qui sert souvent les hommes beaucoup mieux
que les dons de la nature. Il fut assez heureux pour mourir
jeune, et cette circonstance contribua beaucoup à son glorieux renom. Ce n'était pas un maître, au sens rigoureux
du mot; l'autorité que donne l'expérience lui manqua ;
mais il sut répandre et propager des idées qui n'avaient
point cours dans les écoles, du moins dans celle de Paris,
dont il a été reconnu chef. Tous ses écrits, remarquables
par une aisance négligée, portent l'empreinte d'une rare
facilité de conception, d'exposition et d'assimilation. La
trame en est agréable sans être serrée, et la diffusion
trahit les habitudes de l'improvisateur qui démontre en
public et parle d'abondance. Tout coule de source et sans
effort, et le lecteur charmé ne se trouve jamais arrêté par
ces phrases fortes et profondes qui invitent l'esprit à la
méditation. Pour goûter cette prose facile, encore plus
que correcte, point n'est besoin de savoir lire entre les
lignes. La démonstration est claire, élégante, agréable, et
le démonstrateur épargne à son auditoire toute fatigue de
la pensée. C'est le professeur qui parle à la jeunesse,
comme un jeune homme précoce à la vérité, mais plus
brillant que solide. Ce talent n'est pas mûr; l'imagination
domine de très haut la raison, et celle-ci se nourrit volontiers de généralités vagues qui ressemblent beaucoup à
des lieux communs. La phraséologie a des allures philosophiques ; mais ne vous fiez pas aux apparences. Au fond
il n'y a point de philosophie. Clarté, méthode, lucidité,
élégance, de quoi séduire et entraîner l'auditeur docile,
mais aucune profondeur. A Marc-Antoine Petit, qui fut
son premier maître à Lyon, le jeune étudiant emprunta les
qualités littéraires dont il fit hommage à l'habile et inculte

Desault, son protecteur à Paris, chirurgien admirable et absolument illettré. C'est Bichat qui rédigeait ses leçons, qui termina son journal de chirurgie et qui écrivit ses œuvres chirurgicales.

A Lyon comme à Paris, Bichat s'attacha de préférence à la médecine opératoire, dans laquelle il n'est possible de réussir qu'avec de grandes connaissances en anatomie. Il suivait l'impulsion de son siècle, qui fut incomparable dans cette partie de l'art. La chirurgie étant une sorte d'anatomie vivante, le chirurgien est bien près du physiologiste ; et de fait, l'un et l'autre observent les opérations et les procédés de la nature. Louis fut un des premiers à montrer les intimes rapports de la chirurgie et de la physiologie ; et Bordeu dut le meilleur de ses vues ingénieuses en anatomie et en physiologie à ses connaissances chirurgicales, qui étaient alors si rares parmi les médecins, la chirurgie se trouvant depuis cinq siècles séparée de la médecine, et dans l'enseignement et dans la pratique. Les chirurgiens qui enseignaient dans leur Collège et au Jardin royal étaient de véritables démonstrateurs ; et c'est pour avoir imité leur exemple que Vicq-d'Azyr et Bichat eurent tant d'influence sur la jeunesse. L'anatomie et la chirurgie parlent aux yeux par des démonstrations, et la physiologie, tout comme la physique, se démontre par des expériences.

Le mérite de Bichat fut de réunir dans ses leçons à l'Hôtel-Dieu l'anatomie, la chirurgie et la physiologie, et de donner par là à son enseignement cette unité qui consiste à montrer les rapports des parties les plus importantes de la médecine. A ce titre l'hommage lui était dû d'une statue dans la cour d'honneur de la Faculté de Paris, où il figure comme le roi des étudiants.

Semblable aux jeunes généraux de la République, Bichat

franchit en moins de dix ans tous les degrés qui mènent de la notoriété à la réputation, et de la réputation à la gloire. Fuyant Lyon, où il avait commencé ses études médicales, il vint les achever à Paris vers la fin de 1793. Il mourut le 3 thermidor de l'an X (22 juillet 1802), épuisé par le labeur et le plaisir. Il était né à Thoirette, en Bresse, le 11 novembre 1771. Jusqu'en 1800, il ne s'était fait connaître que par des mémoires d'anatomie et de chirurgie, qui renferment en germe ses principaux ouvrages, à savoir : le *Traité des membranes*, les *Recherches physiologiques sur la vie et la mort*, l'*Anatomie générale appliquée à la physiologie et à la médecine*. Quant au *Traité d'anatomie descriptive*, il fut interrompu par la fin prématurée de l'auteur, et continué par ses disciples et amis. Tous ces ouvrages furent publiés dans le court espace de trois ans.

C'est l'*Anatomie générale* qui fera vivre le nom de Bichat, comme le premier essai dogmatique de coordination des notions acquises de son temps sur la nature et les propriétés des tissus. Jusqu'alors les systèmes de médecine, très complets au point de vue de la théorie des fonctions, surtout depuis Stahl et Barthez, laissaient beaucoup à désirer du côté de l'organisme, à cause des deux partis qui divisaient les médecins en humoristes et solidistes. De là tant d'opinions divergentes et tant de doctrines disparates, ayant pour fondement la mécanique, ou la physique, ou la chimie, ou bien la métaphysique et la théologie. Bordeu lui-même, le plus original des investigateurs dans le domaine de l'économie vivante, n'avait pu se soustraire à ces influences si diverses, tout en conduisant ses recherches anatomiques en médecin physiologiste, qui se préoccupe essentiellement des fonctions.

Bichat, venu à son heure, brilla moins par le génie in-

ventif, malgré quelques découvertes en anatomie, que par
le dessein qu'il conçut de coordonner en un tout ce que
l'on savait alors de l'organisation et de la vie. L'anatomie
générale lui apparut comme l'introduction naturelle et
obligée à la physiologie, et celle-ci comme le fondement
même de l'art de connaître et de traiter les maladies. Qu'il
ait tiré prématurément la conclusion des prémisses posées
avant lui, c'est là un fait incontestable ; qu'il ait beaucoup
emprunté et pris de toutes mains, il faudrait ignorer l'histoire pour le nier ; qu'il ait vécu intellectuellement de souvenirs et de réminiscences, on ne saurait l'en reprendre, en
considérant ce qu'il voulait faire ; mais après avoir rendu
pleine justice à ses devanciers, à ses précurseurs, il faut
avouer que la tentative était belle, et qu'en restituant à
chacun ce qui lui appartient, il reste toujours à l'auteur
d'une telle entreprise l'honneur de l'initiative et la gloire
de l'avoir commencée.

Il y a de tout dans l'*Anatomie générale,* naturisme, animisme, vitalisme, spiritualisme, matérialisme, mysticisme.
On sent que l'auteur n'a rien négligé de ce qu'il pouvait
s'assimiler ; mais si la digestion de tant de doctrines hété-
rogènes est imparfaite, et encore plus l'assimilation qu'il
en a voulu faire, du moins a-t-il senti la nécessité de réduire la science de la vie au principe de l'unité, en montrant la corrélation de la fonction et de l'organe ; et d'associer la pathologie à la physiologie, en ramenant les maladies, qui ne sont point des êtres de raison, à leur origine
organique. Ce jeune homme n'a point bâti sur le granit
une de ces œuvres durables qui défient les siècles ; mais
porté sur de robustes épaules, il a entrevu des vérités que
nous ne discernons pas encore très clairement, tout en les
suivant du regard comme des points lumineux.

En somme, faisant la part des illusions et de l'erreur,

inhérentes à tout système, nous devons reconnaître que Bichat ne fut pas indigne de continuer les grands hommes dont les doctrines se reflètent dans ses ouvrages. A sa mort, il n'avait que trente-deux ans.

Son contemporain Pinel, né à Saint-Paul, près de Lavaur, le 11 avril 1755, mourut à Paris, le 26 octobre 1826, à l'âge de quatre-vingt-un ans. Peu de carrières furent aussi paisibles que la sienne; peu d'hommes furent aussi modérés en tout que ce laborieux et savant médecin. Ses débuts ne faisaient point pressentir sa destinée. Il commença ses études médicales à Toulouse et les termina à Montpellier, tout en se livrant à l'étude des mathématiques et de l'histoire naturelle, sans négliger les humanités et les belles-lettres. La curiosité plutôt que l'ambition l'appela à Paris, où il vécut modestement du produit de quelques leçons, partageant son temps entre les études les plus variées, et cette brillante société de savants et de littérateurs que réunissait dans sa maison d'Auteuil la veuve d'Helvétius. A tous ces hommes influents, qui appréciaient son mérite, ce solitaire studieux ne demanda ni faveurs ni services. Sans négliger la médecine, ainsi que l'attestent et la traduction de la *Médecine pratique* de Cullen, et l'édition annotée des œuvres de Baglivi, Pinel se livrait à son goût pour les sciences mathématiques et naturelles, et c'était surtout comme naturaliste qu'on prisait son savoir. Il fut le compétiteur de Cuvier pour la chaire d'anatomie comparée du Muséum, et il est fort heureux que son rival l'ait emporté sur lui : l'histoire naturelle et la médecine ont beaucoup gagné à son échec.

La Révolution, qui réformait toutes choses, ouvrit la voie à cet esprit d'une vocation indécise. Thouret et Cabanis, membres de la commission des hospices, engagè-

rent leur ami à prendre la direction médicale de Bicêtre.
Tout a été dit sur les horreurs dont cet hôpital de fous était
journellement le théâtre. Par un reste de cette barbarie
qui livrait les malheureux aliénés à l'exorciste, au tortionnaire et au bourreau, les pauvres malades traités
comme des criminels, gémissaient, hurlaient, pourrissaient
dans de sombres cachots, couchés sur la paille humide et
chargés de chaînes, à peine nourris, en haillons, livrés
sans défense aux forçats qu'on leur donnait pour gardiens.
L'imagination infernale de Dante eût reculé devant les
scènes atroces et brutales où la déraison et la férocité se
trouvaient aux prises. Ces cabanons infects étaient de
vraies géhennes.

Ce fut Pinel qui emporta d'assaut et rasa cette Bastille.
Aidé par un homme d'un grand cœur et d'un caractère
ferme, Pussin, il changea de fond en comble cet abomi-
nable régime, et aux mauvais traitements, au jeûne forcé,
à la malpropreté, il substitua un traitement rationnel et
humain, rendant la liberté des mouvements, l'air et la lumière à ces déshérités, comme un médecin éclairé et philanthrope, triomphant de tous les obstacles, imposant silence à l'empirisme et à la routine. En deux ans la transformation fut complète, et cet enfer devint un hôpital
comme les autres, où l'humanité reçut les soulagements
qui sont dus à la plus terrible des infortunes.

Ce fut ensuite le tour de la Salpêtrière. Cet immense
hospice, qui a l'étendue et la population d'une petite ville,
reçut les bienfaits du réformateur, et les folles furent désormais traitées comme les fous, avec tous les égards que
mérite le sexe le plus faible.

C'est dans cette œuvre admirable de bienfaisance qu'il
faut chercher la gloire de Pinel. Qu'importe que ses travaux sur l'aliénation mentale soient imparfaits; la critique

a trouvé beaucoup à y reprendre ; mais n'est-ce pas à celui qui a pris l'initiative de ces travaux que la critique doit de pouvoir les censurer ? Tous les aliénistes de France, qu'ils le veuillent ou non, dérivent de Pinel et de son disciple Esquirol, qui restent les deux maîtres par excellence dans ce domaine infini de la folie qu'ils ont défriché et cultivé les premiers. Quelle gloire est plus enviable que celle des bienfaiteurs ? En supposant que les médecins de fous s'affranchissent un jour de l'empirisme qui les domine, en admettant qu'ils deviennent de vrais savants ; en fin de compte, quand ils auront des principes solides et une méthode sûre, ils seront toujours tenus de rendre hommage à la mémoire de celui qui s'est immortalisé pour avoir fait rentrer les aliénés dans le droit commun, et les avoir traités comme les autres malades, selon les lumières de la raison et les lois de l'humanité.

Voilà quels sont les titres de Pinel à la reconnaissance et au respect. Il en a d'autres qui ont aussi contribué à sa réputation ; bien moins solides que les premiers, mais qu'on ne saurait passer sous silence. Homme digne en tout de son siècle, par le cœur et par l'esprit, ce grand philanthrope étudia la médecine comme un observateur curieux, en physicien et en naturaliste, plutôt qu'en praticien. Il goûtait trop l'analyse et la contemplation pour réussir dans la pratique. On a justement comparé le médecin clinique au général d'armée : au lit du malade, comme sur le champ de bataille, il importe d'agir au bon moment, en saisissant l'occasion au passage ; la promptitude du coup d'œil n'est pas moins nécessaire que la décision et l'exécution rapide. Corvisart excellait dans ces combinaisons soudaines qui montrent au grand praticien le diagnostic, le prognostic et le traitement. Médecin humoriste et tout imbu des doctrines de Boerhaave, il traitait les maladies militairement, en grand stratégiste; tandis que Pinel, habile tacticien, philosophait, analysait, comparait, temporisait, portant dans la pratique l'indécision, l'hésitation qu'il montrait dans la conversation, et dont on retrouve les traces jusque dans ses écrits. L'esprit mathématique dominait en lui; son instrument de prédilection était l'analyse, et il croyait, avec toute l'école de Condillac, que toute science se réduisait en définitive à une langue bien faite. Aux mathématiques il emprunta la méthode analytique, et la nomenclature aux sciences naturelles.

C'est avec ces ressources qu'il entreprit de décrire les maladies et de les classer en bon ordre. Le résultat de cette classification descriptive fut un ouvrage dont la réputation s'est maintenue durant un demi-siècle. La *Nosographie philosophique,* ou la méthode de l'analyse appliquée à la médecine, publiée en 1798, atteignit la sixième édition en 1818. Livre précis, exact et sec, d'une philosophie peu profonde, d'une forme lourde; mais consciencieux et savant, et bien supérieur à un autre ouvrage de moindre étendue, ayant pour titre *la Médecine clinique rendue plus précise et plus exacte par l'application de l'analyse.* C'était un recueil d'observations sur les maladies aiguës traitées à la Salpêtrière, où l'auteur avait un service particulier. Ce livre estimable, publié en 1802, eut une troisième édition en 1815.

Les caractères spécifiques des maladies ne sont pas faciles à exposer dans des tableaux descriptifs, si complets qu'on les suppose. Les symptômes ne sont que les manifestations extérieures des maladies. Les énumérer, les décrire, les grouper même, est une besogne assez facile; mais les interpréter, les réduire en signes d'un état général qui échappe aux yeux; les ramener sinon à l'unité, du

moins aux éléments essentiels, en remontant du connu à
l'inconnu, des effets aux causes : c'est là une tâche ardue
à laquelle le talent, le génie même, soutenus par l'expérience, ne peuvent toujours suffire. Comme tous ces traits
épars de la physionomie mobile des maladies se retrouvent
difficilement au lit du malade, où la nature tient un tout
autre langage que les livres, et prend tant de formes
diverses dont ces types ou ces portraits de convention ne sauraient donner une idée exacte! Aussi toutes les
descriptions du monde ne valent-elles pas pour la pratique
un de ces livres faits d'après nature, où d'habiles praticiens ont consigné le résultat de leurs observations, en se
tenant strictement sur le terrain des faits.

Sans doute les classifications ont leur utilité pour l'enseignement ; mais, outre qu'elles ne sont jamais naturelles,
et qu'elles pèchent toutes par la base, ce n'est point avec des
descriptions et des nomenclatures que l'on arrive à connaître et à fixer la vérité. Sauvages était un grand esprit, et
Pinel un bon esprit. Si l'on cherchait les résultats des
systèmes de nosologie qui les ont illustrés l'un et l'autre, on
verrait que l'exemple donné par ces savants nosographes a
été plus funeste qu'utile, parce que l'application intempestive des méthodes de classification adoptées en histoire
naturelle devait infailliblement amener des esprits faibles
et présomptueux à réduire la connaissance des symptômes
et des signes qui révèlent les maladies à une vaine science
de mots et à une ridicule nomenclature. Autre preuve,
entre mille, que la médecine doit se servir des sciences
auxiliaires sans s'y asservir. Les mathématiques et l'histoire naturelle avec ses méthodes artificielles ne servirent
pas mieux Sauvages que Pinel.

Broussais eut beau jeu contre ce système laborieuse-

ment construit, et montant à l'assaut avec une furie irrésistible, il parvint à le démolir de fond en comble.

Il faudrait remonter jusqu'à Paracelse pour rencontrer
chez les modernes un démolisseur de cette force. Sa
vocation était de ruiner de fond en comble la vieille médecine classique, comme un révolutionnaire acharné contre
l'ancien régime. La comparaison n'est qu'exacte, nul
médecin n'ayant reçu comme lui l'empreinte profonde de
la Révolution.

Il vint, lui aussi, au bon moment, et remplit sa mission
en conscience. Par la race, par le tempérament, par son
éducation militaire, cet athlète était prédestiné aux com-
bats. Sa vie fut toute militante, celle d'un intrépide
lutteur, qui finit par ruiner son propre système, après avoir
accumulé tant de ruines autour de lui. Voyez son portrait
où respirent la vie, la bravoure et l'assurance d'un homme
qui connaît sa vaillance. Carrure herculéenne, larges et
fortes épaules, encolure de taureau, tête énorme, front
large, haut et carré, nez fin, aux narines ouvertes, bouche
éloquente et dédaigneuse, menton puissant, joues pleines,
et deux yeux vifs, brillants comme la flamme, surmontés
de sourcils épais et touffus, qui donnent un puissant
relief à cette physionomie orignale. Une chevelure
abondante couronne cette grande et belle figure, où l'intelligence et la volonté rayonnent, avec la sérénité d'une
nature qui ne connut jamais la peur. Les traits fins manquent, et la distinction qui les accompagne ; mais la force,
la virilité, le courage, l'amour de la domination et de la
victoire éclatent sur ce mâle visage.

Tribuns, généraux, ou chefs d'école, de tels hommes
sont taillés pour commander et pour vaincre.

A tous ces dons de naissance, Broussais ne dut pas
moins qu'à la sève de sa race : il était Breton et, comme

la plupart des Bretons, volontaire, énergique, tenace, personnel. Il naquit à Saint-Malo, le 17 décembre 1772, et fut nourri et élevé à Pleurtuit, petit village sur la côte, où son père exerçait la médecine. C'était un homme austère et grave, un peu dur pour cet enfant, auquel il confia de bonne heure le soin de porter à cheval les médicaments à ses malades. La mère, vive, spirituelle, aimable, tempérait par la douceur et la gaieté de son caractère, la froideur du foyer. A douze ans, il fut envoyé au collège de Dinan, et en sortit à vingt ans avec le goût des lettres et non sans quelque expérience de l'art d'écrire. A une époque où la littérature était un ornement nécessaire pour tous les médecins distingués, la puissance de la plume le disputait avantageusement à celle de la parole. Ce n'est pas uniquement à son incomparable organisation que Broussais dut ses prodigieux succès d'orateur et d'écrivain; son riche tempérament s'enrichit encore d'une très forte culture. La véhémence de son cœur, qui le fit tribun, n'empêcha point son style d'être pur et correct.

Il passa sans transition des études à la guerre, tour à tour soldat, sous-officier, puis officier de santé. Ce fut en cette qualité qu'il quitta l'hôpital de Saint-Malo pour celui de la marine de Brest, et bientôt après la marine marchande pour celle de l'État, où il entra pourvu du brevet de chirurgien de seconde classe. Au milieu de ses projets d'avenir, il reçut une nouvelle affreuse. Une bande d'assassins venait de piller la maison paternelle et d'égorger ses parents. De là un ressentiment implacable contre le parti qui avait allumé la guerre civile. Après un séjour de trois ans à Brest, le jeune chirurgien vint achever ses études médicales à Paris, et s'y fixa en 1799. Il s'attacha à Bichat, plus âgé que lui d'une année, et préféra son libre enseignement à celui des maîtres illustres qui

fondaient la réputation de l'École de Santé. Le 5 frimaire
de l'an XI, il soutint sa thèse de doctorat sur la fièvre
hectique, dont la doctrine, vitaliste en somme, semble se
rapprocher de Pinel plutôt que de Bichat.

Le nouveau docteur, très modeste au fond, allait se
contenter de la vie obscure du praticien de quartier,
lorsque Desgenettes le rendit au service des armées. Le 17
brumaire de l'an XIII, muni de son brevet d'aide-major,
Broussais entreprenait cette suite de campagnes qui
devaient successivement le conduire en Hollande, en Allemagne, en Bohême, en Autriche, et finalement en Espagne,
où il séjourna plusieurs années. Chaque camp était pour
lui un observatoire. Il put suivre ainsi sous des climats
divers les modifications que subissent du fait des circonstances extérieures les maladies endémiques et épidémiques des troupes en campagne. Laborieux autant
qu'actif, curieux observateur et persévérant dans ses observations, doué de cette patience à toute épreuve qui est une
des forces du génie scientifique, tourmenté du désir de
connaître la vérité et pressentant qu'il arriverait à la
solution du problème ; il amassa des trésors d'expérience
et de savoir, interrogeant les organes vivants, pratiquant
des autopsies, rapprochant, coordonnant les faits, et
concluant de ce travail énorme, que la plupart des
hommes succombent aux suites d'une inflammation lente
qui détruit les viscères essentiels de la vie. Tel est le
principe fondamental de la doctrine qu'il a exposée en
praticien consommé dans l'*Histoire des Phlegmasies
chroniques,* ouvrage magistral, dont le manuscrit fut
cédé pour 800 francs à un libraire.

Cet ouvrage admirable passa presque inaperçu, et l'auteur, qui était venu en surveiller l'impression à Paris, alla
rejoindre aussitôt l'armée d'Espagne, emportant l'estime de

quelques bons juges, et laissant derrière lui le germe d'une révolution formidable et d'une grande renommée.

Le malheur voulut qu'on mît beaucoup trop de temps à reconnaître le mérite hors ligne d'une œuvre qui était en quelque sorte l'expression de la nature et de la vérité, et qui ramenait les médecins à l'observation, tandis qu'ils s'égaraient dans l'obscur labyrinthe des théories et des hypothèses.

Si c'est le traitement qui met en évidence le caractère des maladies, c'est l'ouverture des corps qui met sous les yeux les effets et parfois les causes du mal. Les désordres, lésions et altérations organiques, parlent à l'intelligence du médecin éclairé; mais il ne faut chercher dans les autopsies qu'un complément d'information sur l'état des organes, et au besoin la rectification du diagnostic. Dès le début, Broussais comprit excellemment la portée et le rôle de l'anatomie pathologique, tandis que beaucoup de ses contemporains se flattaient de mettre la main sur une prétendue médecine exacte, en interprétant à faux cette phrase détestable de Bichat : « Qu'est l'observation, si on ignore là où siège le mal? » Phrase malheureuse, qui laisse croire aux esprits superficiels, que le mal a toujours un siège fixe et déterminé; erreur capitale qui a donné le change à un très grand nombre d'observateurs honnêtes sur la nature et les causes des maladies ; comme s'il n'y avait pas quantité d'affections morbides qui ne laissent pas plus de traces de leur présence dans l'économie que certains poisons et venins.

Sans parler du travail intime des molécules organiques, de ce qui échappe même au microscope, ne faut-il donc compter pour rien les fonctions, c'est-à-dire la vitalité? Est-ce l'organe qui trouble la fonction? est-ce la fonction qui dérange l'appareil organique? grosses questions, différemment résolues par les organiciens et par les vitalistes.

Le sens vital, qui fait les grands médecins, préserva Broussais de l'aveuglement des sectaires. Il vit très bien que les constatations anatomiques ne pouvaient tout expliquer, et il ne s'en servit que pour raisonner plus sûrement sur les troubles fonctionnels. Il chercha à déterminer les divers états par lesquels l'économie passe graduellement de la santé à la maladie, faisant dès lors ce qu'il appelait la médecine physiologique.

Toute la doctrine est renfermée dans ce livre fondamental, bien qu'il n'ait point de prétentions dogmatiques. Quant à la théorie de l'irritation, considérée comme cause et point de départ des maladies, à peine l'y trouve-t-on en germe, de même que cette haine de l'ontologie qui atteignit plus tard les limites de la manie. Ce bel ouvrage classique ne serait pas un chef-d'œuvre, si l'auteur y avait mis la passion et les préjugés qui l'égarèrent plus tard, quand il fut devenu chef d'école et dictateur, quand il eut un rôle et un théâtre.

Avec une pénétration profonde, ce grand observateur vit que beaucoup de maladies graves, qui compromettent toute l'économie, dérivent des désordres de la nutrition, et de l'état de l'appareil digestif. C'est sur cet appareil qu'il concentra ses recherches. Pinel avait pris possession du cerveau ; Corvisart des poumons et du cœur, c'est-à-dire des trois organes qui forment le trépied vital, pour emprunter une métaphore que Bichat a prise à Bordeu.

Ce dernier, grand admirateur de Van Helmont, fit beaucoup pour réhabiliter les entrailles et l'estomac. Broussais acheva la réhabilitation de ce viscère central, qui reçoit, élabore et distribue les aliments. Il prit possession à son tour de l'appareil intestinal ; il en fit sa province, et s'illustra par la connaissance profonde des opérations de ce laboratoire vivant où se prépare le sang, liquide nourricier.

Nul ne connut mieux que lui les secrets de la vie viscérale et le travail de la digestion. Si ce laboratoire n'est pas net, comment le serait le suc qu'il élabore et qui alimente tout l'organisme? Des milliers de faits lui ayant démontré que bon nombre de maladies s'engendrent des désordres ou des excès du régime, et que l'indigestion est une cause très fréquente de mort, il conclut à l'abstention rigoureuse d'aliments solides et au repos des organes digestifs. L'eau de gomme et la diète sévère firent tous les frais du traitement.

Ces moyens devaient paraître suffisants; mais, quand la théorie de l'irritation fut bien établie, la saignée, réhabilitée à son tour, passa bientôt pour un moyen encore plus efficace; et comme les disciples fanatiques exagèrent toujours les défauts du maître, la mode, qui régente la médecine, comme tout le reste, soumit les pauvres malades au jeûne et à l'épuisement. Beaucoup mouraient faute d'aliments et de sang; comme au temps de Hecquet et de Chirac, prototypes du docteur Sangrado, qui fit de Gil Blas un praticien habile en moins de rien.

La méthode était simple, facile, à la portée de tous. Le troupeau médical la suivit aveuglément, et elle tint bon durant des années, au bout desquelles on s'aperçut enfin que la médecine devenait un fléau non moins terrible que la guerre. Napoléon avait décimé la France; Broussais la saigna à blanc, et prépara ces générations anémiques et chlorotiques qui ont fait, ou peu s'en faut, proscrire absolument la saignée.

Broussais fut un despote à sa manière, et comme celui qu'il avait suivi sur les champs de bataille, il haïssait les idéologues. A vrai dire, cette espèce s'était transformée, et une métaphysique abstruse, favorisée par la restauration monarchique, tenait en échec la philosophie du XVIII<sup>e</sup> siècle. Les disciples de Condillac devenaient rares et déplaisaient au gouvernement royal, autant qu'ils avaient déplu au gouvernement impérial, lequel trouva commode de supprimer la section de l'Institut de France, qui fut rétablie après la révolution de juillet sous son titre d'Académie des sciences morales et politiques.

Broussais ne devait rien à l'Empire, qui l'avait laissé à ses fonctions modestes, sans avoir su distinguer un mérite aussi rare. Pendant son long séjour en Espagne, il profita de son obscurité pour se livrer avec une nouvelle ardeur à ses recherches. A son retour à Paris, en 1814, il ouvrit un cours de médecine pratique au Val-de-Grâce, où il fut nommé professeur, à l'âge de 43 ans. Ses leçons n'attirèrent d'abord qu'un petit nombre d'élèves ; bientôt il en vint d'autres, et finalement l'amphithéâtre se trouva trop petit pour les auditeurs qui affluaient de toute part. On quitta la rue du Foin pour l'École pratique, et de là, l'auditoire grandissant tous les jours, il fallut se transporter rue des Grès, où le grand agitateur captivait, passionnait, entraînait un public immense. Sa voix tonnante retentissait au-delà de l'enceinte encore trop étroite, et la foule qui se pressait au dehors faisait écho aux applaudissements qui ébranlaient la salle. Depuis Abailard et Albert-le-Grand, le pays latin n'avaient vu pareil enthousiasme. Les étudiants désertaient les cours, les hôpitaux, les cliniques de la Faculté, et accouraient avides de cet enseignement libre et rétribué. Toute la jeunesse libérale allait manifester par sa présence aux harangues passionnées de ce révolutionnaire contre les idées étroites et les pratiques mesquines de la Restauration.

. Broussais avait toute la puissance et toute l'influence des orateurs politiques du parti libéral, de Béranger et de Paul-Louis Courier. Il lança son manifeste en 1816, sous ce titre : *Examen de la doctrine médicale généralement adoptée*. Ce volume est un pamphlet d'une force, d'une éloquence, d'une verve incomparables. Il eut un prodigieux retentissement. Jamais médecin n'avait écrit sur ce ton ; jamais polémiste ne porta de tels coups à ses adversaires. Aucun pamphlet politique n'est animé de cette passion ardente, soutenue, implacable, ayant à son service une langue nette, vive, rapide et brillante comme l'éclair : l'indignation, l'ironie, le sarcasme, la vivacité et la hardiesse de l'expression donnent un singulier relief à la critique la plus juste, la plus opportune et la plus acerbe de ce maître dialecticien. Arrachée à ses traditions caduques , la médecine entrait à son tour dans le courant révolutionnaire et rompait définitivement avec l'ancien régime.

Les conservateurs frémirent, les réactionnaires tremblèrent, et une sainte-alliance rapprocha tous les médecins bien pensants, ceux de Montpellier et ceux de Paris. Le drapeau blanc fleurdelisé se dressa contre le drapeau rouge du formidable agitateur. Une polémique ardente s'engagea, qui révéla les prodigieuses ressources du vaillant athlète. Dédaignant le secours de ses lieutenants, il paya de sa personne, tenant tête à lui seul à la croisade orthodoxe. Les vingt-six volumes des *Annales de la médecine physiologique*, qui embrassent une période de douze ans (1822-1834), forment une collection unique dans son genre. C'est dans cet immortel monument de sa gloire que Broussais se montre avec tous les avantages de sa riche nature : écrivain d'une rare originalité, critique et polémiste sans pareil. Ces pages solides, passionnées, étincelantes, rappellent à la fois Bayle, Voltaire et Diderot.

C'est en parcourant ce recueil si vivant et si varié, qu'on comprend à merveille l'ascendant irrésistible de ce grand agitateur sur les générations d'une époque qui ne connut point l'indifférence. Cette plume, qui brille et frappe comme un glaive, communique au lecteur la passion de l'écrivain. Mais c'était peu pour ce belliqueux génie de combattre sans relâche la médecine orthodoxe et scolastique. Ce tempérament de feu haïssait la paix.

Disciple du XVIIIᵉ siècle, Broussais souffrait avec impatience les procédés de certaine philosophie à la fois prétentieuse et équivoque, conciliante et insinuante, profane et religieuse, également respectueuse de l'État et de l'Église, glorifiant avec la même éloquence la Charte et le Concordat, et se réclamant des grands noms de Platon et de Descartes. Aux tenants de l'éclectisme, doctrine bâtarde, il jeta fièrement le gant.

C'est en 1828 que parut le livre fameux *de l'Irritation et de la Folie*, qu'on peut considérer comme une édition rajeunie des rapports du physique et du moral de Cabanis. C'était un manifeste en faveur de la doctrine physiologique, et une revendication, au nom de la médecine, de cette science de l'homme dont les philosophes de l'école ont coutume de faire deux parts, une pour eux, et l'autre pour les médecins, se réservant les fonctions et leur abandonnant les organes. Avec sa force d'argumentation et sa verve accoutumée, Broussais fit voir les inconvénients de ce partage arbitraire. Les philosophes, qui commençaient à devenir officiels, soutenus par les médecins conservateurs et orthodoxes, crièrent au matérialisme. Ce fut un nouveau champ ouvert à la polémique. Le résultat de cette nouvelle guerre fut de remettre en évidence des noms glorieux, Locke, Condillac, Cabanis, et en honneur la philosophie qui avait fait la Révolution.

Le manifeste de Broussais vint puissamment en aide à la doctrine de Gall, exposée dans l'admirable ouvrage sur les fonctions du cerveau. Broussais se fit le continuateur et l'apôtre de cette doctrine, et il ne se montra point du tout inconséquent avec lui-même, en reprenant à son compte les principes de la phrénologie, pour en faire le sujet de ses leçons, dans cette chaire de la Faculté de médecine, où l'avait installé la révolution de 1830, et où il alla s'ensevelir tout vivant. Son cours de pathologie et de thérapeutique générales ne fut que le développement de son manifeste de 1816. Ce lutteur n'était point fait pour l'exposition dogmatique. Polémiste avant tout, il faiblit dès que le démon de la critique cessa de le posséder ; et il trouva ses Invalides à l'Académie des sciences morales et politiques, où il eut pour collègues les philosophes du *Globe* et de la Sorbonne, et les fins renards qui avaient partagé la curée des combattants de juillet.

Ainsi finit le dictateur de la médecine moderne, dans une robe rouge et un habit brodé, comme un simple mandarin savant.

Le chagrin de cette chute mina lentement cette robuste constitution ; il succomba aux suites d'une affection organique du gros intestin, après une longue et douloureuse agonie, dans la nuit du 16 novembre 1838, âgé de soixante-six ans. Ses funérailles furent dignes d'un homme qui n'avait pas attendu la mort pour entrer de plain-pied dans la gloire. Son nom est le plus populaire de la médecine française.

Broussais ramena la médecine clinique à l'observation bien entendue, par l'exploration attentive des organes et l'interprétation savante des symptômes ; il affranchit les

esprits du dogme pesant de l'autorité fondée sur une tradition incertaine ; il mit sa plume et sa parole au service
d'une philosophie à laquelle le monde doit la tolérance et
la liberté ; et il releva les puissantes facultés de son génie
par une rare bonté et des sentiments généreux.

Peu de noms furent aussi glorieux que le sien et eurent
autant de titres à l'immortalité. La médecine contempo-
raine marche encore sous l'impulsion de ce formidable
révolutionnaire, de ce réformateur puissant et hardi.

Le xixe siècle, qui touche à son terme, compte beaucoup de noms célèbres dans l'art de guérir, ainsi qu'on le
verra à la fin de la seconde partie ; mais aucun de ces
noms, même parmi les plus illustres, ne l'emporte en
retentissement et en éclat sur le nom impérissable de
Broussais. Ne craignons donc pas de dire que ce nom est
le plus glorieux de la médecine moderne depuis la Révolution française. La réaction folle qui a suivi la dictature
de Broussais ne doit pas empêcher la critique équitable
de rendre pleine et entière justice au dictateur.

FIN DE LA PREMIÈRE PARTIE

# SECONDE PARTIE

## ÉVOLUTION DE LA THÉORIE MÉDICALE

———

La Médecine sœur de la Philosophie naturelle.

La philosophie commence avec la recherche des causes. Cette sagesse qu'elle poursuit est spéculative ou pratique, selon qu'elle recherche la raison des choses ou qu'elle se borne à une sorte d'empirisme. Savoir le pourquoi et le comment de tout, tel est le but de la science. Seulement à cette curiosité universelle, la science, qui se fait très lentement, répond avec modestie et prudence, avouant souvent qu'elle ne sait pas ; tandis que la philosophie, qui a précédé la science, et qui prétend encore la dominer, a répondu prématurément, avec une hardiesse qui nous étonne, nous, que l'expérience des siècles a rendus si prudents et si réservés.

Connaître ce qui est, en déterminer l'essence, remonter jusqu'à l'origine des choses : voilà ce qu'osèrent les premiers philosophes, qu'on nommait *physiciens* et *physiologistes* en ces temps-là, parce qu'ils raisonnaient de tout, embrassant toute la nature dans leurs spéculations. L'énigme de l'univers ne les effraya point, et, comme s'ils en eussent possédé le mot, ils firent des cosmogonies, parlant avec conviction et magnificence de ce qu'ils ignoraient. Aux croyances qui expliquaient le monde par le surnaturel, ils substituèrent d'autres hypothèses, dont l'imagination faisait tous les frais, mais dont la raison s'empara pour en tirer des conséquences fort bien déduites, dont l'ensemble formait un système.

Ce qu'il y a d'admirable dans ces conceptions poétiques de l'ancienne philosophie, c'est que les hommes qui bâtissaient sur l'hypothèse, n'accordaient rien à la fiction, rien au miracle, et qu'ils n'étaient point dans le faux, tout en se trompant dans leurs solutions. Aucun d'eux n'admettait cette absurdité colossale du néant engendrant la réalité. De rien il ne naît rien, est un axiome qui date de ces premiers inventeurs.

Une autre particularité à remarquer, c'est leur tendance commune à l'unité. L'air, l'eau, le feu, la terre, c'est-à-dire les quatre éléments premiers, considérés comme les facteurs de tout, ne furent admis tous ensemble comme tels, qu'après des essais de cosmogonie où chacun d'eux jouait le rôle principal. Après bien des disputes, on finit par se mettre d'accord, et le nombre quaternaire remplaça l'unité. Les théories numérales de l'école pythagoricienne, et l'hypothèse d'Empédocle sur les deux principes contraires d'antipathie et de sympathie, ne semblent pas avoir notablement modifié ce système carré par la base. Sur ces fondations hypothétiques, on établit quatre autres hypothèses, qui forment le second étage de cette singulière construction. A chacun des éléments constitutifs de l'univers on attribua une qualité propre, et ainsi naquirent les quatre qualités premières, à savoir, le chaud, le froid, le sec et l'humide.

De cette physique naquit bientôt une physiologie non moins ingénieuse, fondée sur ce principe, que l'homme, le plus parfait des animaux, est l'abrégé de l'univers. Au *microcosme* servit de base le *macrocosme*; et pour que

l'assimilation fût complète, l'homme se trouva renfermer
en sa personne quatre humeurs fondamentales, le sang,
la bile, la pituite et l'atrabile, dont le mélange constituait
le tempérament. Les tempéraments variaient selon les
proportions des humeurs ; et chaque homme avait son
tempérament particulier, nommé *idiosyncrasie*, selon
cette différence de proportion dans la quantité et la qualité
des humeurs.

Il ne se peut rien de plus ingénieux, de mieux ordonné,
de plus symétrique. Tout l'édifice de la médecine a porté
plus de vingt siècles sur cet échafaudage d'hypothèses,
où éclate le génie grec ; et nous vivons encore, et par tradition et par nécessité, sur la doctrine des tempéraments,
qui n'a pas été totalement remplacée.

On voit, par ce simple exposé, combien se trompent les
historiens de l'art médical qui ne peuvent consentir à
reconnaître que la philosophie ait servi aux progrès de la
médecine. Il y aurait injustice et ingratitude à méconnaître ce service essentiel.


Hippocrate, qui détacha, croit-on, le premier, la médecine
de la philosophie, adopta la plupart de ces hypothèses, dont
l'ensemble formait toute la doctrine médicale ; il y ajouta
même quelques théories non moins hypothétiques, empruntées à Pythagore et à son disciple Empédocle ; et il
n'en fut pas moins le fondateur de la méthode qui a pour
bases l'expérience et l'observation. Dans la partie polémique des écrits qui lui sont attribués, il fait bien des
objections, bien des réserves, et même des critiques ; mais
il s'élève moins contre les vues des philosophes que contre
les préjugés superstitieux d'origine sacerdotale. Lui-même
fut un médecin philosophe, et avec une logique qui atteste
son grand jugement, il tira les conséquences du principe

qu'avaient proclamé les écoles philosophiques. Au fond de
toutes ces doctrines cosmogoniques, il découvrit en effet
cette vérité mère, qui sert de fondement à toute la médecine grecque, à savoir que l'homme, bien loin d'être isolé
dans l'univers, ne vit et ne subsiste qu'en se mettant d'accord avec ce qu'il appelle les choses du dehors, les circonstances extérieures. C'est de là qu'il s'éleva, par un
effort de génie admirable jusqu'à la conception de la théorie des milieux, qui est à coup sûr la plus haute et la
plus féconde dans les sciences de l'ordre organique. Les
modernes, qui en vivent, n'ont fait que l'appliquer et la
développer. Quelques-uns même l'ont exagérée au point
de diminuer beaucoup trop la responsabilité de l'homme,
en retranchant à l'homme une bonne part de sa liberté.
De ce nombre est Montesquieu, dont les vues ont déterminé les opinions de la majorité des philosophes du
XVIII$^e$ siècle, et puissamment contribué à rendre prépondérante la philosophie des sensations, que Condillac
rendit presque populaire.

Tout en tenant grand compte des airs, des eaux et des
lieux, pour emprunter le titre même du plus remarquable
de ses ouvrages, Hippocrate ne méconnut point la sponta-
néité de l'homme et sa puissance de réaction. S'il reconnaissait dans l'action des milieux et des agents extérieurs
une influence secrète, qu'il appelait je ne sais quoi de divin,
et dont il constatait la présence certaine et les effets très
réels dans les affections d'un caractère périodique, et notamment dans les maladies épidémiques ; il admettait aussi
une force d'impulsion inhérente aux organes, une vitalité
organique, croissant et décroissant avec l'organisme, et
qu'on a eu le tort de considérer comme un principe à part,
indépendant et séparé du coprs.

Hippocrate n'était ni vitaliste ni animiste ; mais il croyait à la toute-puissance de la nature, c'est-à-dire à l'activité propre de la vie. Dépourvu de connaissances anatomiques, ne sachant rien ou presque rien des organes et des tissus, que ce qu'il avait pu apprendre par la pratique chirurgicale ; confondant les artères avec les veines, les tendons avec les nerfs ; considérant le cerveau comme un amas de glandes, comme une éponge placée au sommet du corps pour pomper et absorber les humeurs surabondantes, il devina néanmoins la mutuelle dépendance et l'union de toutes les parties ; et rien que par l'observation attentive des faits pathologiques, et particulièrement des solutions ou crises des maladies, il vit que tous les éléments constitutifs du corps conspiraient, concouraient et coopéraient à l'œuvre commune de la vie et au maintien de la santé.

Dans les observations si curieuses de sa pratique, il n'oublie rien : le nom du malade, son lieu de résidence, sa généalogie, la saison, la température, les antécédents, les symptômes et la marche de la maladie, et surtout les sympathies qui semblent exister entre certains organes. Dans tous ces cas de médecine clinique, on voit un observateur profond, habile à induire et à prévoir, et ne laissant rien échapper. Il est préoccupé du caractère propre de la maladie et des influences générales qui donnent à toutes les maladies de la même espèce une physionomie commune, indépendamment de la personnalité de chaque malade. En autres termes, dans toutes ses observations, il a l'habitude de considérer le particulier et le général.

Cette méthode judicieuse l'a guidé aussi dans l'étude comparative des peuples, considérés au triple point de vue des races, des climats et des institutions. La comparaison qu'il a faite des Asiatiques et des Grecs semble prouver qu'il ne croyait pas à l'efficacité absolue de la civilisation, ou du moins à l'efficacité uniforme, et qu'il accordait plus d'influence à la nature, c'est-à-dire à la race et au climat, qu'aux institutions et aux lois. En effet, ce sont les mœurs qui font le mieux connaître les hommes et les peuples; ce sont elles qui déterminent les institutions, et le plus habile législateur est obligé de compter avec l'hérédité et le milieu.

Cette vue supérieure, conforme à l'opinion des meilleurs éducateurs, révèle à la fois un esprit très profond et très positif, tout à fait pénétré de la haute importance des lois naturelles, qu'il observa de son mieux, tout en cherchant à les comprendre. De là ce respect de la nature et de ses procédés. Il s'attache à la suivre, sans prétendre la diriger; et dans sa pratique, conforme à sa théorie, il subordonne l'art à ce principe, et donne la préférence au régime, c'est-à-dire aux moyens de l'hygiène. En un mot, toute la doctrine d'Hippocrate se recommande par une profonde sagesse. Ce grand homme n'eut point de goût pour les entités métaphysiques; naturiste pur, il veut que le médecin soit l'auxiliaire et l'interprète de la nature, et qu'il n'use de sa raison, pour généraliser et conclure, qu'en s'aidant toujours des faits bien observés et de l'expérience qui en résulte.

C'est par là qu'il sépara nettement, comme on l'a dit, la médecine de la philosophie, en la maintenant dans cet empirisme éclairé, bien préférable à la théorie, pour les arts et les sciences en voie de formation.

Il y a grande apparence que Socrate voulut faire de même en arrachant l'art de raisonner et de se conduire aux philosophes naturalistes. Il lui sembla que les sophistes, qui parlaient de tout sans rien savoir, compromettaient à la fois la raison et les mœurs; et il résolut de tenir tête à ces corrupteurs dangereux, en réduisant en exemples et en préceptes pratiques la dialectique et la morale. Avec son rare bon sens, il comprit que les vérités positives et nécessaires ne s'accommodent guère des subtilités et arguties des hommes d'école ; et aux divagations des rhéteurs il opposa cet enseignement familier, qu'on pourrait définir un cours de philosophie empirique à l'usage du citoyen et de l'homme libre. Comme ce sublime bonhomme n'avait d'autre autorité pour enseigner que sa haute raison et son incontestable probité, il fut condamné à mort comme novateur ; et pour justifier ce crime odieux contre la sagesse, on l'accusa de corrompre la jeunesse. Ainsi se vengèrent les sophistes de leur plus redoutable adversaire. La politique ne fut pas étrangère à cette vengeance. Socrate voulait et pratiquait la liberté.

Platon glorifia son maître, et suivit une autre voie. L'empirisme ne pouvait convenir à son imagination toujours en travail. Né poète et créateur, il imagina un vaste poème aux nombreux épisodes, où se trouvent toutes choses : l'univers et la cité, la création du monde et l'organisation des sociétés. Partout l'idéal, et rien de pratique. Ce magicien incomparable, dédaigneux du réel, crée tout par la vertu de sa baguette. Il vit au milieu de ses fantaisies, comme dans un monde enchanté, se perd dans les nuages ; et bien mieux que Socrate, il mérite les vives et mordantes critiques d'Aristophane. Courant après la vérité qui le fuit, il oublie la réalité et tombe dans l'utopie. La terre est un lieu d'exil, le corps, une prison. L'âme aspire aux régions d'où elle est descendue dans ce corps éphémère et misérable. Mais cette âme immatérielle, immortelle et divine, a dans sa prison deux compagnes qui lui rendent la vie amère, l'âme déraisonnable ou animale, et l'âme instinctive.

Ce qui paraît singulier, c'est qu'il fait naître l'âme animale de l'âme immortelle, exilée dans le corps. L'esprit, qui a la conscience des idées, n'aspire qu'au retour parmi les esprits bienheureux et à rompre cette alliance forcée. Ces conceptions théologiques montrent bien que la philosophie de Platon n'est pas faite pour ce bas monde. Elle dénature l'homme, le déplace et le jette hors de la sphère où la nature l'a placé. Si haute que fût sa raison, elle ne sut pas dominer l'imagination exubérante, l'inspiration poétique, le mysticisme religieux. Il y a longtemps qu'on a dit que Platon pouvait passer pour un précurseur des Pères de l'Église. Il fut du moins leur constant allié.

Aristote, son disciple, ne lui ressemblait en rien, quoiqu'on ait essayé, dans ces derniers temps, d'en faire un mystique. A une pénétration sans égale, ce prodigieux esprit joignit une curiosité insatiable et un génie d'investigation merveilleux. Il eut la passion de connaître la nature animée, et fut avant tout un philosophe naturaliste. C'est de lui que date l'histoire naturelle. Ses vues profondes et originales sur l'homme physique et moral révèlent l'observateur instruit par la méthode comparative, dont il fut le créateur. Habile à raisonner, il l'est encore plus à induire ; et ses erreurs, compensées par des vérités fondamentales, s'expliquent par la nécessité où il se trouva de se frayer un chemin pour la recherche du vrai.

Avant lui, les hypothèses tenaient lieu de savoir et d'expériences. Il déclare lui-même, en résumant les tentatives de ses prédécesseurs, que Démocrite le premier cessa de délirer. Il est plein de déférence pour cet investigateur de la nature, qui avait, avant lui, cherché le secret de la vie dans l'examen des organes.

C'est en étudiant les formes et les mœurs des animaux,

en faisant l'anatomie d'un grand nombre d'espèces, qu'Aristote devint naturaliste. Il appartenait à une famille de médecins illustres, et il aborda l'étude de la nature animale avec les connaissances d'un médecin. Tout dans ses remarques, ses observations, ses réflexions et ses raisonnements même décèle l'homme qui a l'habitude de voir, d'observer et de comparer.

De tous les anciens illustres, Aristote est le moins connu, et à cause de la légende qui a obscurci ou travesti l'histoire de sa vie, et à cause de l'usage singulier que firent de ses écrits les Arabes et les scolastiques du moyen âge. Le faux Aristote est né de l'enthousiasme fanatique des sectaires, qui adoptèrent de confiance, en les défigurant, sa physique, sa métaphysique, sa logique, sa morale et sa politique, et qui négligèrent son histoire naturelle, son anatomie et sa physiologie. On eut ainsi deux Aristotes, l'un que l'on croyait connaître, et que musulmans et chrétiens considéraient également comme un oracle ; et l'autre, qui est le vrai, le seul authentique et, il faut le dire, jusqu'ici assez peu connu. Celui-là appartient aux naturalistes et aux médecins qui pensent, aux philosophes dignes de ce nom. Or, depuis Locke, la philosophie se comprend à peine sans la connaissance générale de la nature des choses, et de la nature humaine en particulier. La science revient à la philosophie naturelle.

Aristote a montré une subtilité merveilleuse dans toutes les parties qui forment le corps de la philosophie traditionnelle et classique, et il a mérité le surnom de philosophe par excellence ; mais ce sont ses écrits sur l'histoire naturelle, l'anatomie et la physiologie qui donnent toute la mesure de son génie. Dans toutes ces matières, il a eu la gloire de débrouiller le chaos. En quelques années de recherches et d'expériences, ce grand observateur posa les fondements de l'œuvre des siècles. Non seulement il connut tous les organes intérieurs, qui ne se révèlent qu'à l'autopsie; mais il en aperçut les rapports; et, ce qui était prodigieux pour ce temps-là, il saisit l'identité des parties similaires. Et comme il poursuivait ses études sur des individus d'espèces différentes, il fonda du même coup l'anatomie générale et l'anatomie comparée, créant la seule méthode qui devait conduire tôt ou tard à la physiologie générale, à la science de la vie. Il a lui-même laissé un essai remarquable en ce genre, son *Traité de l'âme*, qu'on a pris généralement, sur le titre, pour un ouvrage de métaphysique. C'est une erreur. Ce livre tant discuté, commenté, et si diversement expliqué, se réduit en réalité à une théorie de la vie. Cette théorie est complexe. Comment ne le serait-elle pas?

Les phénomènes de l'ordre vital ne sont pas simples; et quand on les observe à tous les degrés de l'organisation, depuis la plus humble plante jusqu'au sommet de la série animale, la complication est extrême. Il est difficile de s'élever de tant de faits particuliers à la vérité générale ; mais la comparaison, l'induction et l'analogie sont de puissants instruments au service d'un observateur philosophe. Remarquons que, dans ce traité de physiologie, l'auteur, contre son habitude, est très sobre de définitions.

La vie représente pour lui l'unité ; mais il n'en connaît pas l'essence, il ne la donne pas comme une entité, une substance. L'âme n'est pas un être de raison, ayant une existence à part, indépendante des organes et de la matière organisée. L'âme est la plus haute expression de la vie ; c'est une formule commode pour philosopher sur les actions et les fonctions vitales, tout autrement que Platon, qui la considère comme la maîtresse et la servante du corps, où elle est retenue prisonnière, loin du lieu de son origine ; tout autrement que les philosophes naturalistes, qui la confondaient avec un des éléments formateurs ou primitifs. Héraclite, par exemple, la considérait comme identique au feu ; tandis qu'Aristote ne l'assimile à aucun élément, à aucun principe, et prétend, avec raison, que les philosophes ses prédécesseurs [ne l'ont pas embrassée tout entière et dans son unité. Du reste, sans perdre de vue le concret, il la rapproche lui-même de la respiration, qui est la plus apparente des grandes fonctions vitales, conformément à l'étymologie du mot.

Le propre de l'âme c'est le mouvement ; c'est elle qui meut le corps. Elle est le principe de vie ; et là vie, c'est l'énergie même de l'âme. Le propre de l'âme, dit-il nettement, c'est de faire vivre. L'âme est le commencement ou le principe des animaux ; ce principe n'est pas étranger aux plantes ; vivant et animé, c'est tout un. Elle ne semble pas être le corps, mais elle n'est pas sans le corps. On peut la considérer comme une image du corps, ayant en puissance la vie, comme la cause formelle, motrice et finale de l'organisme. Elle se compose de raison et d'appétit ; mais les distinctions établies marquent des attributs et ne détruisent pas l'unité. C'est la même âme qui préside à la nutrition et à la croissance, à la sensibilité, aux impulsions instinctives. L'embarras est de savoir combien elle a de parties et comment il faut les désigner. Toutes ses attributions sont comprises entre deux termes : mouvement et jugement. La nutrition, le sentiment, la pensée, sont autant de degrés. La nutrition est commune au végétal et à l'animal ; le sentiment distingue l'animal de la plante; la pensée est propre à l'espèce humaine. La nutrition est l'âme fondamentale de tous les êtres organisés et vivants, l'âme primitive et élémentaire ; mais le propre de l'animal est de posséder une âme sensible.

On voit qu'Aristote distingue et ne sépare point ; mais il n'ose distinguer l'âme de l'intelligence, et il semble croire que le sentiment et la pensée se font par l'âme tout entière. Il considère positivement l'intelligence comme une partie de l'âme ; et il demande si la femelle a la même âme que le mâle. Il tient que l'âme des enfants ne diffère point de celle des animaux ; mais il pense que les âmes diffèrent entre elles. Si l'on considère l'être vivant comme un composé de corps et d'âme, la vie doit être considérée comme le lien entre l'âme et le corps. Les parties du corps ne sont rien sans l'âme ; il ne faut donc pas la séparer du corps. Bien mieux que le corps, l'âme fait partie de l'animal. Le corps est fait pour l'âme ; l'âme vaut donc plus que le corps. Est-ce l'âme qui ressent les passions, ou est-ce l'homme qui les ressent par l'âme ? Le sentiment ne se produit pas sans un corps animé. Les sensations se passent à l'intérieur, et l'âme est une et la même pour toutes. Pas plus que la vie, l'âme ne peut se passer de chaleur. C'est à l'intérieur qu'est le principe de la respiration. La question est de savoir s'il le faut appeler une faculté de l'âme ou l'âme même. C'est vers la quarante-neuvième année que l'âme est dans toute sa force. Elle se meut surtout pendant le sommeil.

Ces propositions éparses valent mieux qu'une analyse systématique, qui pourrait altérer la pensée du maître.

Il est clair, d'après toutes ces citations littérales, que le sujet du *Traité de l'âme*, c'est la vie même à tous ses degrés, et non pas, comme on l'a répété à tort, un livre de métaphysique au sens de l'École. La tendance à l'unité est manifeste. L'âme de Socrate et de Platon n'a point de place dans ce livre ; la dualité des deux principes, matériel et immatériel, est rejetée ; il n'y a point d'âme sans corps, autant dire sans matière. Dire que c'est l'âme qui façonne le corps, équivant à cette formule : la fonction fait l'organe. Comment ne pas établir des rapports constants entre le physique et le moral, puisque les deux sont inséparables ?

La doctrine d'Aristote est infiniment plus explicite que celle d'Hippocrate, mais elle n'en diffère pas au fond ; et l'on comprend que le philosophe, dans sa *Politique*, ait adopté et appliqué la théorie des milieux du médecin. C'est avec ces idées très positives qu'il a fait sa morale, d'un caractère essentiellement empirique. Il a parfaitement vu que les mœurs émanaient de la nature physique et des habitudes, et montré que les deux mots, par leur étymologie, confirment cette origine. Pénétré de cette vérité, qui est fondamentale en pédagogie, il a donné la formule célèbre : l'habitude est semblable à la nature ; la relation entre l'une et l'autre est la même que celle qui existe entre souvent et toujours.

Avec sa rigueur de logique habituelle, Aristote revendique l'hygiène pour la médecine, et n'entend pas que la gymnastique, très propre d'ailleurs à fortifier le corps par des exercices réglés, supplante le médecin. C'est à celui qui rétablit la santé qu'il appartient de l'entretenir. La santé n'est pas autre chose que le bon tempérament du corps ; elle consiste dans le juste équilibre du chaud et du froid ; elle est comme la vertu du corps, et produit la joie. Il la définit le terme de la médecine, c'est-à-dire le but final et l'objet propre de l'art de guérir.

Les Alexandrins empruntèrent d'Hippocrate et d'Aristote l'esprit et la méthode scientifiques. En défrichant, en étendant le vaste champ de la science, ils furent éclairés par ces deux grands luminaires. Alexandrie devint le musée de la nature et comme un immense laboratoire. L'anatomie humaine, jusque-là proscrite comme une profanation, fut

cultivée avec une telle ardeur, qu'on croit que les anatomistes d'Alexandrie poussèrent la curiosité jusqu'à ouvrir
des hommes vivants. Il est peu probable que les rois
d'Egypte aient favorisé cette passion sacrilège en leur
livrant les criminels condamnés à mort, et il paraît difficile,
d'un autre côté, de rejeter le témoignage très précis de
Celse, auteur grave et parfaitement renseigné. Ce qu'il y
a de certain, c'est que les anatomistes alexandrins acquirent
en peu de temps des notions positives et précises qui
avaient manqué à la plupart des médecins et des naturalistes leurs prédécesseurs.

Les deux écoles rivales de Cos et de Cnide, dans la
personne de leurs plus illustres représentants, Hérophile
et Erasistrate, se livrèrent à des recherches minutieuses
d'anatomie, et découvrirent à peu près tout ce qui n'échappe
point à l'œil nu. Outre le squelette, qui est la charpente
du corps, ils étudièrent les muscles, qu'ils distinguèrent
des tendons ; les vaisseaux sanguins, divisés en artères et
veines, et ayant pour centre le cœur ; les vaisseaux blancs
ou lymphatiques, qu'ils observèrent sur des animaux
vivants ; les viscères, qu'on ne connaissait avant eux que
par l'ouverture des cadavres d'animaux ou par les cas de
chirurgie ; enfin, le système nerveux central avec toutes
ses ramifications. Le cerveau surtout attira leur curiosité,
ainsi que l'attestent les dénominations qu'ils donnèrent à
quelques-unes de ses parties internes, et qui se conservent
encore dans la nomenclature anatomique.

On sait qu'Érasistrate, qui renonça dans l'âge mûr à la
pratique, pour se consacrer à l'investigation des organes,
fut ramené à la vérité par l'inspection anatomique. Avant
d'avoir disséqué, il croyait que les nerfs prenaient leur
origine dans les membranes qui enveloppent le cerveau.
Après avoir disséqué, il renonça à cette erreur, et il recon-

nut la véritable origine des nerfs, en les observant à leur point d'émergence.

L'observation et l'expérience aidant, on ne tarda pas à découvrir que le mouvement et la sensibilité étaient des fonctions du système nerveux. Bien plus, on distingua les parties sensibles des parties motrices; et par cette distinction fondamentale, qui suppose une remarquable puissance d'analyse, on fut amené à reconnaître que le système nerveux central était le siège des fonctions supérieures. Ainsi furent ruinées les vieilles théories qui avaient donné successivement la prééminence au diaphragme ou centre phrénique, au cœur et aux méninges; théories qui ne disparurent point sans laisser des traces profondes, et dans la nomenclature, et dans le langage usuel, et dans la théorie même. Le nom de phrénologie, qui représente un essai de psychologie organique, c'est-à-dire une étude des facultés ou fonctions cérébrales, ayant pour base l'anatomie du cerveau; la phrénologie rappelle encore par son nom les doctrines qui avaient cours avant les anatomistes alexandrins.

Cette ascension très lente, du diaphragme au cœur, du cœur aux méninges, et la découverte finale des organes de la vie supérieure, prouvent que les plus grandes découvertes demandent une longue préparation. C'est en physiologie particulièrement que le fameux précepte « Connais-toi » est d'une application difficile. Il faut des siècles pour que la connaissance s'élève graduellement de l'empirisme à la science.

Un autre obstacle au progrès vient de l'ardeur ou de l'impatience de l'esprit. L'hypothèse peut utilement servir à découvrir le vrai; mais si l'hypothèse est une erreur ou un préjugé, elle peut aussi égarer les chercheurs. Chris-

tophe Colomb découvrit ce qu'il ne cherchait pas; et
Ptolémée retarda d'au moins quinze siècles la connaissance exacte du système du monde, pour avoir cru que la
terre ne tournait point. Il fallut quelque temps pour qu'on
se rendît à l'évidence; et Galilée passa pour un mécréant
pour avoir enseigné la vraie doctrine.

Les Alexandrins, qui découvrirent, à la lettre, les merveilles du monde organique, ne virent pas la plus merveilleuse des fonctions vitales. La circulation du sang leur
échappa, malgré leur sagacité, parce qu'ils se persua-
dèrent, avec Érasistrate, que les artères contenaient de
l'air, et que l'alimentation du corps se faisait par les veines;
et ce n'était pas faute de connaître les organes, puisque le
même Érasistrate démontra, par l'anatomie et par l'expérience, l'erreur singulière de Platon, d'après lequel une
partie des boissons allait aux poumons pour les rafraîchir.
Et Galien lui-même, qui mérite bien la réputation de grand
anatomiste, et qui fut si près de découvrir la circulation
du sang, qu'on a cru qu'il l'avait connue, Galien se priva
de la gloire de cette belle découverte, à cause de l'importance exagérée qu'il accordait au foie, dont il fit l'organe
principal de la nutrition, en le chargeant d'élaborer le
sang, lui qui avait démontré, contre Érasistrate, que les
artères contiennent du sang. Or, Galien était un dogmatique, ainsi qu'Érasistrate, et sa pathologie, comme celle
de ce dernier, fut entachée de bien des erreurs, parce
qu'ils fondaient l'un et l'autre leurs doctrines médicales
sur une physiologie erronée.

Le grand nom de Galien, qui balance celui d'Hippocrate,
vient encore moins de son mérite propre, que des circonstances qui ont fait disparaître les écrits des plus illustres
médecins qui furent entre Hippocrate et lui. Tout ce que

nous savons des médecins de l'école d'Alexandrie, nous le
devons à ses volumineux ouvrages, dont l'ensemble forme
tout une bibliothèque, une *encyclopédie médicale*. Sans
cet immense répertoire de faits, de notices et de doctrines,
l'histoire de l'ancienne médecine serait impossible. L'abrégé
de Celse étant trop concis pour permettre à l'auteur d'entrer dans les détails et de faire l'analyse raisonnée et la
critique motivée des opinions, Galien est à vrai dire l'historien le plus complet de la médecine grecque, alexandrine et romaine, depuis les origines jusqu'à Septime-
Sévère, ou même au delà, car il a vécu, paraît-il, jusque
sous l'empire de Caracalla. Comme il ne se produisit plus
aucune secte médicale après lui, on peut dire qu'il les
enterra toutes, ou du moins qu'il les absorba dans son
dogmatisme, très habilement construit, avec des matériaux d'emprunt, et placé sous l'invocation du grand nom
d'Hippocrate.

C'est à la fois par son universalité et par son éclectisme,
fondé sur la tradition de l'art, que Galien, favorisé par
les circonstances, devint le monarque de la médecine,
d'abord chez les Arabes, qui le proclamèrent leur maître,
et plus tard dans tout l'Occident, où son règne, absolu au
moyen âge, se prolongea, malgré l'opposition qu'amena
la Renaissance, jusqu'à la fin du xviie siècle. Aristote et
lui furent pendant quatorze siècles les maîtres à peu près
absolus de la pensée, les tyrans de la science, pourrait-on
dire, s'il fallait les rendre responsables de ce régime d'autorité qui s'établit partout, en Occident comme en Orient,
grâce à l'infaillibilité du dogme religieux, qui tendait partout à l'unité immuable.

Par un singulier concours de circonstances, qui n'éton-
nera point l'observateur philosophe, deux anciens, affranchis des croyances d'une religion positive, libres par

conséquent de tout préjugé de foi, de toute préoccupation surnaturelle, deux mécréants, en un mot, exercèrent une souveraineté presque sacerdotale sur les esprits : la philosophie et la nature leúr devaient obéissance. L'Empire et la Papauté furent moins puissants que ces deux hommes, dont les écrits, plus respectés que les rescrits impériaux et les décrétales des papes, ne cessèrent d'être commentés, admirés et respectés comme les textes sacrés.

Cet exemple est unique dans l'histoire. Et ce qui ajoute à la singularité du fait, c'est le caractère essentiellement scientifique de ces deux auteurs, consacrés en quelque sorte et adoptés par la théologie.

Métaphysicien incomparable, et natuellement porté aux plus hautes spéculations, Aristote tendit toujours vers l'empirisme et ne perdit jamais de vue le positif. Il n'est pas un de ses écrits authentiques où ce souci de la pratique ne s'aperçoive, même au milieu des hypothèses et des inductions prématurées. Chacun sait qu'il est le chef reconnu du sensualisme, et que chez lui le naturaliste a contribué à faire le philosphe. C'est par là qu'il diffère surtout de Platon, dont la préparation scientifique se réduisait à la géométrie, et qui a prouvé, par son exemple, comme plus tard Malebranche, que la méthode géométrique est insuffisante pour l'étude de la nature et de la vie.

Galien le savait bien ; et quoiqu'il fût versé dans les mathématiques, et plus particulièrement dans la mécanique, il se contenta d'admirer Platon, et suivit le parti d'Aristote. Médecin et philosophe, il ne pouvait guère aller contre sa nature, qui le portait vers l'hypothèse et le ramenait sans cesse au réel. Il est très probable que, sans ses connaissances positives d'une immense étendue, acquises par l'observation et l'expérience, et par de nom-

breux voyages où il apprit à connaître par lui-même les
climats divers, les productions de la nature et les hommes ;
il est probable que, sans ce lest de la science pratique,
Galien se fût envolé dans les hautes régions du spiritualisme. Et s'il fût né ou devenu chrétien, son génie fougueux
et subtil eût aisément fait de lui un gnostique, un mystique ou un hérésiarque. Il y avait dans cet esprit mer-
veilleusement souple et fécond, l'étoffe d'un autre Origène.
Avec son penchant au dogmatisme et à la controverse, il
eût fait un excellent Père de l'Église. Puissant par l'imagination et par le raisonnement, il aurait pu, avec un peu
de bonne volonté, fonder une école philosophique. Il a
fait de son mieux pour introduire le platonisme dans la
médecine, comme on peut le voir dans ce singulier et précieux traité en neuf livres où il s'efforce de concilier
Platon avec Hippocrate, le poète de la philosophie avec le
fondateur de la médecine positive. Il renonça finalement à
cette chimère, en homme qui savait trop bien la médecine
et la philosophie, pour qu'il crût possible d'établir sérieusement la comparaison entre le livre *des Airs, des Eaux
et des Lieux*, œuvre profonde d'un médecin philosophe,
et le *Timée*, qui est un roman très ingénieux, mais très
peu philosophique.

Anatomiste et physiologiste d'un ordre supérieur, Galien
ne pouvait se laisser prendre à ce riche tissu de fables où
l'anatomie et la physiologie sont de pure invention, comme
dans les livres de médecine indiens et chinois. Il revient
purement et simplement à la vérité, dans ce merveilleux
petit traité, où il établit d'une manière si nette les rapports du physique et du moral, non pas en conciliateur,
mais en médecin convaincu, et résolument décidé à revendiquer pour la médecine la connaissance de l'homme tout
entier, et à ne plus souffrir qu'une philosophie chimérique,

plus proche de la théologie et de la magie que de la nature des choses, confisquât l'étude des fonctions supérieures.

Les philosophes contemporains qui, sous l'influence de l'école anglaise, considèrent la psychologie comme une science inséparable de la physiologie, ont peut-être le tort d'oublier qu'ils ont eu des prédécesseurs illustres, dont la prétention très légitime, et aujourd'hui justifiée, a été d'empêcher une scission fâcheuse à tous les points de vue dans ses conséquences, puisque la séparation artificielle des deux éléments que la nature a indissolublement unis a fini par produire les plus grandes aberrations, en compromettant à la fois la psychologie, l'hygiène et la morale.

On ne peut couper l'homme en deux, et donner une partie au médecin et l'autre au philosophe. Les spiritualistes qui ont accepté ce partage ont été moins sages que l'Église, laquelle enseigne le dogme de la résurrection des corps, comme si l'âme ne pouvait pas se passer de son enveloppe. La Bible met l'âme dans le sang ; en effet, la vie s'écoule avec le sang, et toute hémorrhagie incoercible entraîne la mort. Le suicide chez les Romains avait presque toujours lieu par l'ouverture des veines aux quatre membres, le patient se trouvant dans un bain chaud. Ainsi moururent la plupart des victimes du despotisme impérial.

La philosophie ne consiste point à mépriser la chair et à traiter le corps de guenille. L'hygiène tient aux organes, aussi bien que l'anatomie et la physiologie ; et la morale dépend immédiatement de l'hygiène, et non pas de la métaphysique.

Galien a très bien vu cet enchaînement ; il n'a pas confondu les résultats de la nécessité, qui ont produit à la

longue la politique et la morale, inséparables dans l'antiquité, avec les fantaisies, ou mieux les caprices de l'imagination, qui ont enfanté beaucoup de théories profondément
creuses, et pompeusement décorées du nom mystérieux
de métaphysique. Ce nom cabalistique, aux yeux du grand
nombre, n'a pourtant rien d'extraordinaire pour ceux qui
en connaissent le sens et l'étymologie.

La métaphysique embrasse tout ce qui vient après la
physique. C'est le titre même du grand traité d'Aristote. On
ne saurait contester la justesse de cette définition, en réfléchissant qu'il faut passer par le concret et le particulier pour
arriver au général et à l'abstrait. C'est même à cette condition que la philosophie existe et a sa raison d'être. Supprimez-la, et vous ne tarderez pas à vous égarer dans les
régions imaginaires de la théologie, que des philosophes
conciliants appellent encore la philosophie religieuse.

Galien lui-même n'était pas trop éloigné de ce système
commode et dangereux, qui consiste à mettre partout des
entités et à leur donner des noms comme à des êtres réels.
C'est ainsi qu'il a multiplié ridiculement les facultés de
tout ordre et de toute nature, donnant à chacune son
épithète, accolant, comme un scolastique du moyen âge,
la qualité à la quiddité. Plus tard Bichat, bon anatomiste
et détestable philosophe, multiplia les propriétés des tissus
et des organes, changeant seulement les noms, et arrivant, comme Galien, à ces définitions vides de sens, qui
font le bonheur de ceux qui les répètent, et qu'on ne saurait mieux comparer qu'à l'explication si connue des vertus
de l'opium, dans la comédie de Molière. Galien se plaît à
jongler avec cette riche et ridicule nomenclature; il l'égrène comme le dévot fait de son chapelet; et il ne paraît
pas se douter qu'il procède exactement comme ces igno-

rants qui, ayant perdu le sens des mots métaphoriques
par lesquels leurs ancêtres désignaient les phénomènes
célestes ou météorologiques, mirent des êtres de raison
derrière ces mots devenus inintelligibles, et donnant une
réalité concrète à tous ces mythes, peuplèrent l'espace de
divinités et remplirent le monde de magots.

C'est par un procédé analogue que la métaphysique
creuse envahit la science et tendit à la remplacer. Tous
les fantômes ne sont pas encore évanouis, et plus d'un
revenant hante encore le domaine scientifique.

Ce n'est guère que par cette persistance de la fiction à
côté du réel, qu'il est possible d'expliquer l'horreur qu'é-
prouvent beaucoup de savants pour le raisonnement, qui
leur paraît sans doute un abus de la raison ; à tel point
qu'ils ne font de la raison qu'un usage très restreint, soit
prudence, soit modestie. Et vraiment on ne saurait les
blâmer d'en user modérément et avec sobriété, quand on
voit de grands esprits dupés par ces inventions niaises de
mots profonds qui ne signifient rien. Galien, par exemple,
imagine les esprits, qu'il serait bien en peine de définir,
et il prétend qu'ils soient naturels dans le foie, vitaux
dans le cœur, animaux dans la cervelle. Peut-être eût-il
mieux valu s'en tenir aux trois âmes de Platon ; mais il
fallait construire sur la base de la théorie humorale, laquelle, depuis Hérophile, tendait à prévaloir, et qui a
prévalu même chez les modernes, grâce à l'omnipotence
de la médecine galénique.

Tout ce qu'on peut dire pour la défense de Galien, c'est
que, malgré ses tendances métaphysiques, il se plaisait à
localiser; il est un des premiers qui ont tenté de déterminer le siège des fonctions supérieures dans le cerveau ; et il
loge les facultés intellectuelles dans les ventricules. De

quel droit ? c'est ce qu'il a négligé de nous dire ; mais tout
humoriste qu'il était, il a parfaitement vu qu'on ne pense
point sans cerveau. En se mettant à ce point de vue de la
psychologie topique, on peut le considérer comme un des
prédécesseurs de Gall. Le cerveau est le siège de la raison et de la volonté. Il forme avec le cœur et le foie le
trépied vital. C'est dans le cerveau que réside le principe
des facultés qu'on a coutume de désigner sous la formule
collective d'âme raisonnable. Descartes, moins novateur
qu'on ne croit, n'a fait que restreindre le domicile de l'âme,
en la logeant, en l'emprisonnant dans la glande pinéale.
Descartes croyait aux esprits animaux, comme Galien ;
mais Galien ne croyait pas à l'âme immatérielle et immortelle, en faveur de laquelle Descartes a bâti tout son
système métaphysique.

Ce traité admirable, où il a consigné sa profession de
foi scientifique, n'est, à le bien prendre, que la confirma-
tion des principes d'Hippocrate et d'Aristote, et la réfutation impitoyable, ironique et dédaigneuse des hypothèses
de Platon. Du *Timée* et des autres écrits platoniciens où la
psychologie s'appuie sur l'anatomie et la physiologie, ce
prudent éclectique n'a retenu que les passages conformes
à sa théorie, laquelle consiste à montrer le moral sous la
dépendance immédiate du physique.

Aux yeux de Galien, l'homme, en tant qu'être sensible,
pensant et volontaire, dépend absolument de son tempérament et des circonstances extérieures, des organes qui
forment son corps, et du milieu où il est né et où il vit. En
autres termes, l'homme est tout d'une pièce, vivant, dans
l'acception la plus large du mot, par son organisme et
suivant son organisme, s'adaptant plus ou moins aux
agents du dehors, en réagissant selon sa nature. La vie
est une, à tous les degrés de l'échelle, plus ou moins par-

faite, plus ou moins complexe, mais absolument une. La dualité est exclue de ce système extrêmement simple. Les historiens de la philosophie n'ont pas vu cela.

Comment un éclectique de fait et de tendances a-t-il pris le parti de faire une profession de foi aussi explicite et si nette ? A cette question il est facile de répondre brièvement.

Galien jouait avec Platon, vénérait Hippocrate, et honorait Aristote ; mais il redoutait par-dessus tout la secte puissante des méthodistes, qui régnait à Rome, où elle s'était formée. Les méthodistes, ainsi nommés parce qu'ils suivaient dans la pratique une méthode rationnelle, qui les séparait des empiriques purs et des autres dogmatiques, se conformaient aux principes de la philosophie d'Épicure, ou plutôt de Démocrite, suivi par Épicure. Ce fut à l'époque même où Lucrèce mettait son génie poétique au service de cette doctrine, qu'Asclépiade de Bithynie, établi à Rome, l'introduisit pour la première fois dans la médecine, avec un succès qui s'étendit bientôt dans tous les pays où Rome étendait sa puissance, et la langue grecque son empire.

Galien, venu à Rome dans un temps où le méthodisme florissait partout, ne trouva rien de mieux que d'opposer Hippocrate à Asclépiade ; mais en se constituant le défenseur et l'interprète de la doctrine hippocratique, par lui rajeunie et renouvelée, il profita beaucoup à l'école de ses adversaires, et, selon sa coutume, il leur prit tout ce qu'il put. On peut avancer, sans crainte d'erreur, qu'il emprunta à l'école méthodiste toute sa psychologie positive et physiologique ; et si nous avions les écrits du fondateur, nous verrions que l'emprunt fut bien près du plagiat. La fable du geai se parant des plumes du paon doit être toujours présente à l'esprit de l'historien de la médecine. Les morts alimentent les vivants.

Quelle était la philosophie d'Asclépiade? On le devine-rait sans peine, en remontant aux antécédents de l'école méthodiste, si le barbare, mais fidèle interprète de cette école, Cælius Aurélianus, ne l'avait résumée en quelques lignes d'une extrême netteté. Le corps est un amas de molécules toujours en mouvement; la santé résulte de la facilité qu'ont ces molécules de se mouvoir librement dans les chemins qu'elles parcourent; mais si ce mouvement perpétuel est troublé, soit par le relâchement, soit par le resserrement de ces passages, la maladie survient. Pour la guérir, il faut absolument rétablir les voies dans leur état normal, soit en resserrant, soit en relâchant; et quand elles ont un caractère mixte, en faisant l'un et l'autre. Si le mal est chronique et invétéré, le traitement doit être dirigé de manière à refaire l'économie en la reconstituant. C'est par le régime, les exercices, les bains, bref par tous les moyens de l'hygiène, que la santé doit se rétablir.

Dans cette école on n'abusait point des médicaments, de peur d'introduire dans le corps des matières nuisibles et des principes malfaisants, et de débiliter le système di-gestif, l'estomac en particulier, dont les fonctions inté-ressent directement tout l'ensemble. La méthode consiste à traiter chaque maladie, non seulement selon sa nature, mais encore en observant ce qu'elle a de particulier et de général; ce qui signifie que l'individu ne doit pas être isolé de son milieu, et que c'est la considération du milieu qui permet de rapprocher par un caractère commun les varié-tés pathologiques, les cas individuels.

Avec une méthode aussi simple, le symbole d'Asclépiade ne comportait pas beaucoup d'articles. Il n'admettait point que l'âme eût un siège à part dans le corps. Pour lui, comme pour les quelques grands médecins qui n'ont pas subi la tyrannie des préjugés philosophiques et religieux, l'âme n'est qu'une formule qui exprime la vie, les fonctions organiques de tout ordre, l'ensemble de toutes les sensations. Sans les sensations il n'y a point d'intelligence ni de mémoire. L'une et l'autre opèrent par des perceptions rapides et par l'expérience acquise. Rien ne se fait que par nécessité : tout acte, tout phénomène a une cause ; et ce qu'on est convenu de nommer la nature n'est pas autre chose que le corps vivant, l'organisme ; en autres termes, tout est déterminé dans la vie, et l'on ne saurait séparer des organes le mouvement et la sensibilité, qui se trouvent à tous les degrés de la vie organique et animale. Et pour simplifier davantage, il déclare hardiment que si la nature fait le bien, elle fait aussi le mal. On voit que la doctrine du déterminisme, remise chez nous en honneur par Claude Bernard, ne date pas d'hier. Il ne se peut rien de plus clair, de plus net que la profession de foi méthodiste.

Par cette déclaration expresse, Asclépiade s'écartait de la tradition d'Hippocrate aussi bien que de celle d'Aristote, dévoués l'un et l'autre à une sorte de culte superstitieux de la nature. En répétant volontiers que la médecine hippocratique n'était qu'une méditation sur la mort, il enseignait au médecin à déployer une activité intelligente et à sortir de l'observation passive pour intervenir utilement. Puisque le but de l'art est de guérir, le traitement des maladies doit en être la partie essentielle. Plus l'art est parfait, plus le médecin a de responsabilité. En somme, tout l'art de guérir se résume en un mot, la thérapeutique.

Tout cela est très juste ; et ce qui prouve le génie médical de ce grand réformateur, c'est qu'il a vu, avec une pénétration rare, que ce sont les moyens qui entretiennent et conservent la santé qui ont le plus d'efficacité pour la rétablir quand elle est compromise. L'hygiène appliquée à la thérapeuti-

que est le fond même de la doctrine d'Asclépiade dans le
traitement des maladies. En reprenant par le bon côté la
tradition hippocratique, ce grand médecin protestait et
réagissait fort à propos contre les excès de l'empirisme.
Jamais praticien ne sut faire un meilleur usage des moyens
naturels. Il excellait surtout à diriger convenablement le
régime, et tirait un excellent parti du vin, administré
comme tonique et réconfortant, et de l'eau chaude ou
froide, employée en bains, en douches, en ablutions, en
boissons. L'hydrothérapie, dont ce siècle a vu la résurrection, due à un empirique, a été une arme puissante aux
mains des méthodistes. Ce sont eux qui ont fait les
meilleures applications de l'hygiène à la thérapeutique.

- La haute réputation d'une école dont la pratique reposait
sur des principes aussi solides, tint en respect Galien, et
l'obligea à se montrer beaucoup plus réservé que ne le comportait son naturel ardent, passionné, prompt à l'invective.
Il comprit qu'après la révolution accomplie par Asclépiade
et continuée par ses successeurs, le plus expédient était
d'invoquer la tradition et de se couvrir du nom respecté
d'Hippocrate. Cet éclectique d'un savoir infini dans toutes
les branches de la science, ne se déclara nettement pour
aucune des quatre écoles philosophiques qui dominaient
toutes les sectes. Il ne fut à proprement dire ni platoni-
cien, ni aristotélicien, ni stoïcien, ni épicurien; mais,
comme médecin, il penchait visiblement vers le péripaté-
tisme; comme dialecticien, vers le platonisme; comme
grammairien, vers le stoïcisme; et la nécessité d'emprunter largement aux méthodistes, qu'il ne se lasse point
de critiquer, à tout propos, et hors de propos, le rappro
chait forcément de la doctrine d'Épicure.

Dans ce traité des rapports du physique et du moral, où
il allègue tant de fois l'autorité d'Hippocrate, et cite vo-

lontiers Platon, Galien est au fond parfaitement d'accord avec Asclépiade, sinon pour la théorie médicale, du moins pour le dogme philosophique. L'influence de la doctrine fondamentale des méthodistes se trouve profondément empreinte dans bon nombre de ses innombrables écrits, en particulier dans ceux qui traitent de la santé et des moyens de la conserver. L'hygiène, cultivée par lui avec une prédilection évidente, devient sous sa plume une encyclopédie de l'éducation physique; il en fait la base de la pédagogie; avec raison, car si le corps n'a pas reçu dès l'enfance les soins qu'il mérite, l'instruction et l'éducation morale manqueront d'une base solide. L'hygiène mentale n'est-elle pas la condition même d'une instruction parfaite? et l'éducation, qui se propose avant tout de former les mœurs, peut-elle se passer des passions, qui représentent tout le système de la vie affective?

Il est regrettable que ce médecin encyclopédiste n'ait pas traité ce sujet des passions avec la supériorité d'Aristote ou des philosophes stoïciens. Sans doute il a désespéré de faire mieux; et il s'est borné à une étude superficielle d'un sujet que les médecins doivent revendiquer comme leur appartenant, puisqu'ils ont des droits imprescriptibles sur la physiologie et la pathologie cérébrales. Ni les philosophes purs, ni les prêtres, ni les juristes n'ont qualité pour traiter ces questions de psychologie physiologique et médicale. L'empirisme seul ne suffit plus pour l'étude des fonctions supérieures, et il n'est point téméraire d'affirmer que tout ce qui touche à l'essence même de l'homme tient à la composition, à la forme et à la disposition des organes. A côté des opérations conscientes, dont les philosophes réclament le monopole, il y a les opérations inconscientes; et il semble peu probable que le partage puisse jamais se faire entre le conscient et l'in-conscient. D'ailleurs, tout dans la nature se fait par transi-tion, et dans les individus considérés isolément, et dans les espèces coordonnées en séries ; de sorte que, dans l'impossibilité où nous sommes de scinder ce que la na-ture présente sous la forme d'un tout, le plus simple serait d'introduire la philosophie dans la médecine, et la méde-cine dans la philosophie, selon le vœu d'un ancien.

Galien a écrit un opuscule curieux, sous ce titre : « Que l'excellent médecin est aussi philosophe ; » et ses conclu-sions sont exactement celles d'Hippocrate, reprises presque dans les mêmes termes par Descartes, lequel comprit très bien, malgré sa mécanique spiritualiste de l'homme, que c'est par la médecine surtout que la philosophie peut acquérir des notions solides de la nature humaine, et sur les moyens de l'améliorer. La faveur dont les médecins et les naturalistes jouissent présentement dans la science et auprès du public éclairé, semble justifier ces vues de con-ciliation entre la philosophie et la médecine. Cette alliance un peu tardive ne saurait manquer d'être féconde, et peut-être que la vieille métaphysique, si décriée, trouverait à s'y rajeunir, en se retrempant dans des études positives qui la ramèneraient définitivement à la contemplation des vérités accessibles à notre intelligence et à nos moyens de connaître. La philosophie consiste à voir les choses telles qu'elles sont.

Si la philosophie se renouvelle, comme il est probable. la métaphysique ne saurait abdiquer ; mais à une condition, c'est que la médecine rendra à la philosophie naturelle le prestige et l'influence qu'elle eut autrefois. Tandis que la vieille scolastique se meurt, la philosophie émancipée songe à se régénérer aujourd'hui, en renouant son antique alliance avec les médecins et les naturalistes.

### Réaction contre la philosophie naturelle. — Retour

Après Galien, la médecine ancienne semble épuisée ; elle ne produit plus que des praticiens et des compilateurs. Les uns et les autres vivent sur le passé, maintenant péniblement la tradition, substituant les petites pratiques et les petits procédés à l'expérience des siècles, et les manuels stériles aux œuvres magistrales. L'empirisme brut rejette, ou peu s'en faut, toute théorie, et la superstition reprend tout le terrain que l'étude sévère de la nature lui avait enlevé par droit de légitime conquête. La foi se substitue à la science, et les remèdes n'opèrent plus qu'à l'aide d'incantations, d'amulettes, de charmes. La théologie fait la guerre à la médecine par les miracles, et l'art se ravale dans sa lutte impuissante contre les thaumaturges. L'esprit se trouble, l'intelligence faiblit, et le génie grec, perdant à la fois sa force et sa netteté, travaille avec une complaisante souplesse à concilier des éléments incompatibles.

La philosophie et la théologie s'embrassent, et tous les germes déposés dans les écrits de Platon éclosent et se développent. Les Pères grecs, plus savants et plus lettrés que les Pères latins, poussent à cette alliance où la philosophie n'avait rien à gagner, depuis que la religion faisait partie de la politique impériale. Julien fut le dernier défenseur sérieux du paganisme ; mais lui-même, malgré son grand cœur et toutes ses lumières, se ressentait de ce fanatisme qui fut le fléau de ces siècles de transition. Après sa défense héroïque, le paganisme s'écroula, et le monde gréco-latin, cerné de tous côtés par les barbares, assista aux luttes intestines entre hérétiques et orthodoxes.

Les conciles, qui élaboraient péniblement le dogme, remplaçaient insensiblement les écoles des philosophes. Si la

penée des savants avait encore eu assez de vigueur pour
s'élancer à la recherche du vrai; avec la passion d'autrefois,
elle se fût heurtée à ces murs infranchissables qui étrei-
gnaient le monde comme un cercle de fer avant que le génie
d'Épicure les eût renversés, selon l'expression du poète.
Et ce n'était qu'un prélude au cercle de feu que devait in-
venter l'Inquisition au moyen âge.

Les velléités d'indépendance à cette époque font sourire
amèrement. Les esprits les plus indépendants et les plus
hardis sont des vaincus impuissants et résignés. Les hérétiques sont des révoltés peu dangereux, lorsque le pouvoir
se déclare pour l'orthodoxie. Qu'il y ait eu des prêtres et
des évêques moitié chrétiens, moitiés païens, nul ne le
conteste; mais le caractère sacerdotal prévalait sur toutes
les tendances d'émancipation. Synésius, si souvent cité
comme un type de ce genre mixte, n'était au fond qu'un
mystique. On a vu des philosophes martyrs du nouveau
culte. La liberté expirait au seuil de l'Église, et toute tête
ceinte d'une mitre cessait de penser librement. La religion
et la libre pensée sont incompatibles; et ceux qui prétendent concilier la philosophie avec la théologie, se trompent
étrangement, s'ils sont de bonne foi. Est-ce que les pré-
lats romains de la Renaissance, qui préféraient Cicéron à
leur bréviaire, ont jamais servi la cause du progrès ? Non,
pas plus que des papes comme Léon X et Jules II, plus
amoureux de l'art que de l'Évangile. Quand les évêques de
France adoptèrent le cartésianisme, soit par politique, soit
en haine des jésuites, en quoi servirent-ils la liberté de
penser ? Bossuet et Fénelon ont écrit avec grand apparat
des pauvretés philosophiques, bonnes tout au plus pour les
séminaires; et Malebranche, avec tout son savoir en mathématiques et ses aptitudes pour la métaphysique, a fait
en oratorien une nouvelle édition de Platon.

Le dogme, depuis sa constitution, est brouillé avec la nature, qu'il condamne, et avec la science, qui interprète la nature. L'histoire naturelle, qui se propose de montrer la vérité de la création selon la Genèse, n'est qu'un thème de beaux discours, comme ceux de saint Basile et de saint Ambroise. La philosophie n'est pas moins jalouse que la théologie, et elle ne souffre point de partage. Toute compromission la dénature. Elle n'existe pas sans une liberté absolue; elle n'est plus que la servante de la théologie, dès qu'elle accepte le chaperon de la foi.

.Les historiens de la médecine et de la philosophie qui ont pris Némésius, évêque d'Emèse, sous l'empereur Théodose, pour un philosophe, ont commis une lourde erreur. Le traité *De la nature de l'homme* de cet évêque bel esprit, n'est qu'une compilation d'une valeur assez mince. C'est avec Aristote, Galien et Platon, que l'auteur a composé ce manuel, tout à fait digne d'un éclectique. Ce sont les médecins érudits du XVIIe siècle qui ont contribué à la grande réputation très peu méritée de ce livre, en prétendant y découvrir la circulation du sang, pour avoir le plaisir d'en arracher la découverte à Harvey. Or le passage tant de fois cité en faveur de cette thèse insoutenable, ne renferme en réalité que la théorie du *pneuma* ou air vital, théorie doublement fausse, puisqu'elle a empêché les plus savants anatomistes et physiologistes de l'antiquité de connaître deux fonctions qui se tiennent de très près, la respiration et la circulation du sang.

Comment Némésius aurait-il connu le circuit du sang, tel que Harvey l'a décrit et montré pour la première fois, lui qui suit à la lettre et copie Galien? Quand un homme met la main sur un secret de la nature, il n'en parle pas en termes ambigus, et, comme Archimède, il proclame sa bonne fortune. Nombre de passages des anciens auteurs prouvent qu'ils connaissaient le mouvement du sang dans les vaisseaux, mais il n'y en a pas un seul d'où l'on puisse conclure qu'ils connaissaient la circulation. C'est le chapitre xxiv⁰ du livre de Némésius, qui a donné lieu à cette erreur. Afin qu'il ne reste pas le moindre doute, voici ce chapitre fidèlement traduit :

« *Sur le pouls.* Le mouvement du pouls reçoit aussi le nom de faculté vitale. Il a pour principe le cœur, et principalement la cavité gauche, appelée pneumatique, et il distribue la chaleur innée et vitale à toutes les parties du corps, par les artères, de même que le foie distribue la nourriture par les veines. Lors donc que le cœur s'échauffe ou se refroidit selon la nature, aussitôt l'animal tout entier s'échauffe ou se refroidit selon la nature. En effet l'esprit vital qui en émane, se distribue par les artères dans tout le corps. Le plus souvent marchent de concert ces trois choses qui partent de points différents : la veine, l'artère et le nerf, qui ont pour origine les trois principes recteurs de l'animal : le nerf, le cerveau, qui est le principe du mouvement et de la sensibilité ; la veine, vaisseau propre du sang, le foie, qui est le principe du sang et de l'aliment ; et l'artère, qui est le vaisseau propre de l'esprit, le cœur, qui est le principe de la vitalité. En se réunissant, ces parties s'entr'aident mutuellement. En effet, la veine fournit l'aliment au nerf et à l'artère ; l'artère, de son côté, fait part à la veine de la chaleur naturelle et de l'esprit vital ; et le nerf à son tour donne le sentiment à l'une et à l'autre, ainsi qu'à tout le corps. D'où il suit qu'on ne peut rencontrer d'artère sans du sang ténu, ni de veine sans esprit subtil ; ni de nerf sans sentiment. Or l'artère se dilate et se contracte fortement, suivant une harmonie régulière, recevant du cœur le principe du mouvement. Et, en se dilatant, elle attire par force des veines voisines le sang

léger, lequel étant raréfié, sert d'aliment à l'esprit vital ;
en se contractant, elle chasse dans tout le corps et dans
les passages invisibles ce qu'elle a de fuligineux, tout
ainsi que, par la bouche et par le nez, le cœur renvoie en
haut pendant la respiration, la partie fumeuse. »

Ce fragment n'a pu égarer que des esprits prévenus.

Les quarante-quatre chapitres du traité de Némésius forment un ensemble assez peu cohérent de matières très
diverses. Il y est question de la nature humaine en général, de l'âme, de l'union du corps et de l'âme, du corps,
des éléments, de l'imagination, des sens, de la pensée, de
la mémoire, de la raison et du langage, des différentes parties de l'âme, des passions, de la nutrition, du pouls, de
la génération, du mouvement, de la respiration, des actions inconscientes et spontanées ; du destin, du libre ar-
bitre, de la providence. En résumé, l'auteur est un théolo-
gien qui se sert de la philosophie et de la physiologie en
vue de la religion. Sans doute l'ouvrage renferme des renseignements utiles, mais il n'a point d'originalité. Tout est
d'emprunt. Livre à consulter, comme tous les anciens documents, plutôt qu'à admirer. Des opinions, des conjectures, des hypothèses ; mais pas un fait d'expérience ni un
jugement motivé. Tout ce savoir apparent est puisé dans
des livres. Il n'y a point de doctrine proprement dite ;
mais un esprit d'éclectisme, commun à tous les compilateurs. Dans sa brièveté, l'ouvrage est une petite encyclopédie, où se trouvent résumées des notions utiles ; on y
voit qu'à cette époque, la théologie, formée sur la philosophie, n'avait pas encore rompu avec la nature.

A cette époque de transition, où le dogme triomphait
partout, les évêques s'inquiétaient encore des vérités
acquises par les anatomistes et les physiologistes alexandrins. Il est curieux de voir Némésius raisonner sur le mé-

canisme des sensations et des perceptions exactement
comme Aristote ; et donner, comme Galien, un siège fixe
et déterminé aux facultés supérieures, logeant la sensibilité
dans le ventricule antérieur, la mémoire dans la cavité
moyenne, et l'entendement dans la cavité postérieure. Ces
localisations, qui obligent l'âme à se scinder, ne semblent
pas très favorables à la doctrine de l'unité du principe pensant, et Descartes se donnera plus tard beaucoup de peine
pour loger cette pauvre âme dans la glande pinéale, en réduisant le plus possible la place qu'elle occupe dans le
corps, mais sans renoncer toutefois à l'idée d'un siège
spécial, tandis que quelques anatomistes du moyen âge,
entre autres Mondini, professeur à Bologne, au xive siècle,
et dont le manuel d'anatomie était encore en faveur à la
fin du xvie, croyaient que chacune des nombreuses facultés de l'âme résidait dans une cellule spéciale du cerveau.

On voit par là que Gall, le fondateur de la phrénologie, a
eu des prédécesseurs dans l'antiquité et au moyen âge,
et que l'idée d'admettre des cellules dans le cerveau a précédé de quelques siècles les théories moléculaires et ato-
mistiques qui sont nées chez les modernes de l'analyse
microscopique.

Les anatomistes italiens antérieurs à la Renaissance,
non contents d'ouvrir des animaux pour démontrer la
forme et la position des viscères, disséquèrent des cadavres
humains, ce qui ne s'était jamais vu depuis l'école
d'Alexandrie. En effet, les chrétiens avaient hérité de la
superstition des Grecs et des Arabes, et comme la dissection
des corps passait pour une profanation sacrilège, la chirurgie, qui ne saurait se passer de l'anatomie, ne se main-
tenait que par l'empirisme et une vague tradition. Quant
à la physiologie, qui est une sorte d'anatomie vivante et
animée, puisqu'elle a pour objet l'action des organes et

les fonctions vitales, on peut dire qu'elle n'existait poin
L'expérience faisant défaut, et la méthode expérimentale
étant inconnue, toutes les connaissances qui s'aident de
l'expérimentation pour féconder l'observation, languis-
saient dans le marasme. La médecine, englobée dans la
philosophie scolastique, négligeait absolument l'étude des
causes naturelles ; et bien que le médecin reçût alors le
nom de physicien, lequel s'est conservé en espagnol et en
anglais, la physique ne reposait que sur des erreurs. A
l'étude patiente des phénomènes et des rapports qui les
unissent, on substituait des théories creuses, fondées sur
les causes occultes, les premiers principes et les qualités
élémentaires ; et les faits, qui sont l'aliment de la science,
cédaient la place aux subtilités et aux arguties d'une dialectique qui aboutissait souvent au doute absolu et à l'a-
théisme. Toutes les notions étaient brouillées. Le mélange
des doctrines les plus contradictoires de l'antiquité, soumises à la règle orthodoxe, formait un véritable chaos.

La *Somme théologique* de Thomas d'Aquin, que l'on
considère comme l'encyclopédie du moyen âge, en est le
plus irrécusable exemple. L'Ange de l'École admet dans le
corps des forces indépendantes de son organisation, forces
primitives, de même nature que les qualités occultes.
L'âme exerce sur le corps un empire despotique, qu'elle
partage toutefois avec les passions. L'âme est présente
dans chaque partie du corps ; elle ne se transmet point par
la conception : dans chaque nouveau corps descend une
âme nouvelle. Tous les mouvements du corps ont leur origine dans le cœur ; et toutes les sensations dans le cerveau.
Ce qui prouve, pour le dire en passant, qu'Aristote ne
servait pas toujours de guide aux scolastiques.

On pourrait multiplier ces propositions pour donner
une idée de la physique, de la physiologie et de la psycho-

logie de saint Thomas. Mais à quoi bon ? Toutes ces branches de la science n'existent que par l'observation et l'analyse concrète. Ni l'imagination ni l'hypothèse en l'air ne fondent les connaissances expérimentales ; pour raisonner des fonctions, il est essentiel de bien connaître les organes, et non pas les facultés et les qualités accompagnées des épithètes les plus variées. Il est plus facile de construire une théorie et de bâtir un système de toutes pièces, que de définir la monade organique. Des philosophes qui ont composé des volumes sur les facultés de l'âme, ne savaient absolument rien de l'âme ni de l'organisme qu'ils ont mis à son service. L'homme est une intelligence servie par des organes, ne vaut pas mieux, comme définition, que celle de Platon, tournée en ridicule par le cynique Diogène. Malheureusement les écoles se payent volontiers de mots, comme les églises, et des aphorismes sans valeur acquièrent avec le temps force d'axiomes.

Si la métaphysique est le roman de la philosophie, la physiologie a été durant des siècles le roman de la médecine. La nature humaine complètement dénaturée, ressemblait à ces mines abandonnées par les anciens et dont les modernes ont repris l'exploitation. Il a fallu tout recommencer par un nouveau travail, avec des ouvriers et des instruments nouveaux, sans pouvoir toujours profiter des anciennes fouilles.

Le moyen âge, soumis à un principe d'autorité qui ne souffrait pas la discussion, ne connaissait point l'antiquité, ni la tradition scientifique. La scolastique, en la prenant par son bon côté, ne fut qu'un dissolvant. Le syllogisme demeure stérile quand il s'exerce sur des riens. La logique et la dialectique ne savaient où se prendre. La matière choquait la spiritualité de ces raffinés de l'intelligence, dont l'aveuglement rappelle la folie de Démocrite, devenu volontairement aveugle, selon la légende, de peur que les impressions du monde extérieur ne vinssent le distraire de ses méditations profondes, ce qui est incroyable d'un grand naturaliste comme lui.

Les prétendus savants scolastiques faisaient précisément le contraire de ce qu'ont pratiqué et recommandé quelques-uns de nos contemporains dont le nom restera peut-être dans l'histoire. Ces derniers, par une humilité bien rare, out prétendu qu'il faut bannir le raisonnement de la science,. réduisant celui qui la cultive au rôle du photographe, ou mieux encore, à n'être qu'un instrument enregistreur. Les autres, tout au rebours, raisonnant à perte de vue sur toutes choses, avec une facilité incroyable, usaient à peine de la raison. Les uns et les autres se ressemblent en ce point, ce qui semble prouver qu'il y a autant de sottise à dédaigner les faits qu'à s'en faire l'esclave.

Il y aurait erreur à croire que ce contraste ne s'était pas déjà montré dans l'antiquité. Dès ce temps-là les dogmatiques et les empiriques purs tournaient le dos à la science en suivant deux voies opposées : ni l'observation ni la raison ne gagnent rien à ces excès de sectaires. Ces irréconciliables adversaires se ressemblent au fond, malgré des apparences contraires, par une incurable étroitesse d'esprit. Pour découvrir la vérité, il n'est besoin en somme que de marcher droit et d'y voir clair, ce qui n'est pas facile à ceux qui rampent de peur de perdre terre, ni à ceux qui portent la tête trop haut pour apercevoir le terrain qu'ils foulent. Ni trop haut, ni trop bas, telle paraît être la meilleure devise ; comme la vertu, la vérité est accessible aux natures simples qui hantent modestement les régions moyennes. Si les empiriques et les spéculatifs pouvaient jamais se rapprocher, il est probable qu'ils finiraient par s'entendre, an grand profit de la science. Il y a là une

antinomie choquante et une incessante déperdition de
forces.

Remarquons que l'âge intermédiaire, dont la morale fut
transcendante, ne connut point l'hygiène la plus élémentaire, celle qui entretient la propreté dans les demeures pri-
vées et la salubrité dans les villes. La peste, la lèpre, toutes
les variétés des maladies de la peau régnèrent, pour ainsi
dire, en permanence et fleurirent librement à cette époque.
Jamais période de l'histoire ne fut plus riche en grandes
épidémies meurtrières. On ferait une longue liste des saints
qu'on invoquait, pour la guérison de toutes sortes de
fléaux pathologiques, contre lesquels la médecine ne
pouvait rien, étant elle-même très malade et n'existant à
peine que de nom.

Les préceptes de santé de l'école de Salerne ne sont pas
de nature à infirmer cette assertion. Après les terreurs de
l'an mille, il y eut bien quelques rayons de lumière, à la suite
des croisades ; mais cette faible lueur ne sert guère
qu'à éclairer un peu les misères du temps. Le monstre
hideux que le génie d'Épicure avait chassé du ciel, selon
la comparaison de Lucrèce, reprit possession de l'espace
et se remit à peser sur l'humanité comme un vampire.
Le moyen âge des romanciers proprement dits est exactement le même que celui de ces autres romanciers, plus
graves, sinon plus sérieux, qui écrivent la philosophie de
l'histoire, pour le plus grand honneur d'un système.

Un érudit qui servait consciencieusement la cause de la
philosophie positive, avec toute la ferveur d'un disciple, non
content de mettre Vincent de Beauvais, le compilateur, bien
au-dessus de Pline, l'auteur de l'*Histoire naturelle*, a soutenu que le moyen âge était bien supérieur à l'antiquité par
cela même qu'il succédait à l'antiquité. Cette thèse spé-
cieuse du progrès démontré par la chronologie, bien qu'as-

sez puérile au fond, a pour but de montrer le bien fondé de
la théorie des trois états successifs de l'esprit humain, condamné par Auguste Comte à passer régulièrement par la
théologie, par la métaphysique et par la science. S'il était
démontré que cette succession est réelle et régulière, on
pourrait demander à celui qui prétend la démontrer par
l'exemple du moyen âge, si le moyen âge appartient à
l'état métaphysique ou à l'état théologique, et si l'antiquité,
qui nous a légué les germes de toute science, se rappro-
chait plutôt de celui-ci que de celui-là. Sans doute les savants alexandrins, pour ne rien dire de leurs prédécesseurs, ont donné dans l'erreur et dans l'hypothèse; mais
il ne paraît pas qu'ils aient sacrifié à la métaphysique, et
encore moins à la théologie; tandis que la période intermédiaire, dominée à la fois par la force et par la grâce, offrait partout l'image d'une société théocratique, ou du
moins régie par un principe théocratique, et obéissant
spirituellement, et en partie temporellement, à la théologie et au droit canon. Et quand il serait vrai que, par la
catholicité, le moyen âge a préparé l'Occident à recevoir
la loi de la philosophie positive, la religion de l'humanité,
il resterait toujours à déterminer le caractère exact de
cette époque comparée à l'antiquité. Or l'antiquité, bien
plus superstitieuse que religieuse, eut des mythes et non
pas des dogmes ; elle ne connut point les articles de foi ; et
sa mythologie mobile n'a rien de commun avec le dogme
immuable d'une religion positive. De plus, la liberté des
recherches ne fut entravée, dans l'antiquité, que par des
préjugés tels que celui qui considérait l'ouverture d'un cadavre comme une profanation; mais jamais la nature des
choses ne resta fermée aux investigations des o bserva-
teurs, jamais elle ne fut avilie ni proscrite. C'est par
l'observation de la nature que se formèrent les plus

grands philosophes et les plus illustres médecins anciens. La philosophie naturelle est fort ancienne.

Ouverte à l'antiquité, comme le livre de la science, la nature resta lettre close pour le moyen âge. Que sont les philosophes et les médecins du moyen âge comparés à ceux de la Grèce? L'astrologie, l'alchimie, la magie, la sorcellerie, les miracles, la scolastique et l'ignorance crédule dispensent de répondre à cette question. Et si ce paradoxe de la supériorité du moyen âge sur l'antiquité se pouvait soutenir autrement que par le complaisant optimisme d'un sectaire, les sceptiques qui se défient des paradoxes autant que des dogmes étroits, pourraient demander indiscrètement à quoi bon la Renaissance. Car enfin, ou il la faut considérer comme une cause de progrès, du moment qu'elle s'est produite en temps utile, ou la condamner comme un épisode intempestif, comme un hors-d'œuvre qui nuit à l'unité du poème. Dilemme incommode.

L'histoire est incommode en effet aux faiseurs de systèmes; quand elle les gêne, ils la faussent ou la plient à leurs théories absolues. Faire et refaire l'histoire n'est au pouvoir de personne ; il faut la prendre telle qu'elle est, en se rappelant que le passé est irrévocable, et qu'il est plus aisé de le regretter que de le corriger, selon la remarque très juste d'un historien latin.

Sans tomber dans l'utopie, il est permis de penser, que si l'ère scientifique des Alexandrins avait duré, l'humanité serait présentement en avance de quelques siècles ; mais elle ne pouvait durer avec les Arabes, avec les Barbares, ni avec cet empire, bien plus puissant que l'empire romain, qui tint sous sa longue domination, la science, la conscience et tout le monde occidental. Si la Renaissance prouve que cet empire était dur aux esprits qui le subissaient, il paraît juste de reconnaître que ce joug pesait fort aux âmes et même aux puissances. En comparant ces deux grands faits de l'histoire moderne, la Renaissance et la Réformation, on demeure convaincu que l'ère moderne commence à cette époque unique où la raison, la conscience et la nature commencent à rentrer en possession de leurs droits. Le grand schisme, l'invention de l'imprimerie, et la découverte de l'Amérique hâtèrent le lever de ce grand jour, dont le xiiie siècle fut comme l'aurore anticipée. Mais le xiiie siècle n'avait eu que quelques hommes d'élite, dont l'action fut isolée ou entravée, et quelques princes incomparables, tels que Frédéric II, Jacques Ier d'Aragon, Alphonse X de Castille, Louis IX ; tandis que la Renaissance, outre un concours unique de circonstances favorables, fut éclairée et un peu éblouie de cette grande lumière dont les plus avancés parmi les esprits du xiiie siècle avaient à peine entrevu quelques clartés.

Ajoutons que la Réforme contribua à donner un caractère plus général à ce grand mouvement des esprits, en appelant la curiosité de tous sur l'unique chose qui intéressât alors tout le monde. La foi, qui était le lien commun et comme la base des sociétés, devint matière à controverse, non plus entre les docteurs seulement, mais entre tous les fidèles. La Réforme restreignit extraordinairement l'usage du latin, qui était la langue des clercs, et le public fut initié désormais, par des écrits qu'il pouvait lire, aux difficultés du dogme. La théologie elle-même s'humanisa au point de devenir laïque. La publicité, jusque-là restreinte, devint une force. Beaucoup de savants commencèrent à se servir de la langue maternelle, imitant les voyageurs, qui racontaient leurs aventures pour tout le monde. Comme la religion, la science sortait du sanctuaire, et s'arrachait à la superstition.

Les savants, que leur titre et leur costume rendaient vénérables à la foule ignorante, sentirent qu'ils ne pouvaient plus prétendre à l'infaillibilité, que l'on contestait même au Pape, et ne se considérèrent plus comme des docteurs irréfragables. Les médecins en particulier s'émancipèrent du joug d'une autorité tyrannique, lorsque les textes des anciens auteurs, rendus à la lumière, leur eurent ouvert les yeux sur la valeur des Arabes, considérés comme des maîtres, jusqu'au jour où la renaissance tardive de l'antiquité démontra qu'ils n'étaient que des copistes, des plagiaires et des commentateurs diffus des anciens, travestis par eux dans des traductions et des paraphrases infidèles.

La déchéance des Arabes fut le premier résultat de cette émancipation ; mais l'admiration pour les écrivains grecs réintégrés alla jusqu'à une espèce de culte. Une autre superstition menaçait la liberté de penser. La renaissance de la médecine grecque rétablissait avantageusement la tradition ; mais l'avenir se trouvait compromis, menacé, si l'on continuait à vivre avec les morts.

Une réforme devenait urgente. L'homme qui en prit l'initiative, qui osa le premier protester et se révolter contre la tyrannie envahissante, n'avait peut-être pas la tête bien saine ; en revanche, son ardeur, son savoir, son éloquence, ses vices même le rendaient très propre à remplir son rôle de révolutionnaire. Paracelse fut un tribun plutôt qu'un professeur, un enthousiaste plutôt qu'un savant ; comme Luther, il prêcha la croisade contre l'infaillibilité traditionnelle, et poussant sa logique à l'extrême, il brûla Galien et Avicenne en place publique de Bâle. C'était trop ; mais sa nature fougueuse n'admettait point de compromis. La folie de ce terrible novateur consistait à vouloir supprimer la tradition et à s'affranchir de toute espèce de joug. On ne détruit point le passé ; et il se peut que, s'il l'eût mieux connu, il n'eût pas conçu la folle entreprise de refaire toute la médecine, en la tirant de sa cervelle. Le premier fruit que tout bon esprit retire de l'étude de l'histoire, c'est la prudence et la modestie, qui vont presque toujours ensemble.

L'exemple, d'ailleurs, ne fut pas perdu, et la leçon produisit son effet. Quelle que fût l'admiration qu'inspiraient les anciens, les bons esprits sentirent le danger qu'il y avait à recommencer à leur égard la dévotion des Arabes. Après tout, les livres de l'antiquité grecque et latine, faits par des hommes supérieurs sans doute, mais sujets à l'erreur, comme tous les mortels, ces livres ne pouvaient pas être traités comme les textes sacrés. Quand on eut expliqué, annoté et commenté Théophraste, Dioscoride et Pline, on ne trouva rien dans ces auteurs sur les plantes et les drogues médicinales du Nouveau-Monde. En découvrant l'Amérique, Christophe Colomb ne compléta pas seulement le globe terrestre ; il révéla aux habitants de l'ancien continent une faune, une flore inconnues, un nouvel Océan, un nouveau Ciel, parsemé de constellations ignorées des anciens astronomes, sans parler des races humaines qui peuplaient les continents et les îles. Jusqu'à cette date mémorable de 1492, la moitié de la nature était restée dans l'ombre ; les genres et les espèces ne formaient qu'un catalogue incomplet. Il fallut donc recommencer le grand travail de description et de classification, observer les maladies nouvelles, expérimenter et appliquer des remèdes nouveaux, élargir le cadre de la botanique, de la zoologie, de l'anthropologie, de la pathologie et de le matière médicale, agrandir la nosolsgie et la thérapeutique.

En admettant que les anciens eussent fait la moitié de la science, il restait aux modernes à faire l'autre moitié.

On ne saurait trop insister sur ce prodigieux concours de circonstances qui révéla à la connaissance des hommes de l'Occident, à quelques années d'intervalle, l'antiquité méconnue et le nouvel hémisphère. Jamais la curiosité ne fut sollicitée avec autant de force : d'un côté, tout le passé à reconstituer, d'après des témoignages enfouis durant des siècles ; de l'autre, une réalité présente, qui se révélait pour la première fois. Comment s'étonner de cet amour de l'érudition et de ce goût des aventures qui furent poussés si loin au xvi⁰ siècle ? Ces deux passions dominantes n'empêchèrent point d'éclore et de croître une autre passion supérieure, beaucoup plus élevée et plus féconde, la curiosité de l'inconnu.

La science, comprise dans la belle acception du mot, comme la révélation incessante de la vérité, comme la conscience de ce qui est, la science reprend alors un essor merveilleux. L'astrologie fait place à l'astronomie, l'alchimie à la chimie, la scolastique à la philosophie, la légende à l'histoire, la crédulité au scepticisme, premier fruit du libre examen. Le Diable lui-même, jusque-là tout-puissant, se voit contraint de céder la place, non plus à son éternel adversaire, mais à cet esprit d'investigation universelle, qui fouille la terre, étudie les métaux et les pierres, dresse l'inventaire des plantes et des animaux, interroge les astres, soumet tout l'Univers à ses observations et à ses calculs, et ramène l'homme à des sentiments plus vrais sur lui-même et sur la nature.

Faire abstraction de ces considérations nécessaires, c'est se condamner à ne voir que superficiellement le travail immense et profond qui devait transformer la société issue du moyen âge. L'autorité, qui jusque-là représentait le grand principe appuyé sur la force, se transforma ; et la vérité, qu'on ne comprenait point sans la traditon,

se mit à marcher d'un pas ferme sur le solide terrain de la
réalité. On se souvint qu'Aristote lui-même la préférait à
Platon, et les fanatiques seuls persévérèrent à répéter, comme
les disciples de Pythagore : « Le maître l'a dit ». Ces fana_
tiques, par leur superstition dangereuse, et leur intolérance
sanguinaire, remplaçaient l'autorité de l'Eglise par une
autorité laïque, à ne considérer que son origine, mais d'un
caractère théologique. Le meurtre de Ramus est encore,
s'il se peut, moins excusable que celui de Michel Servet.

C'est en reconstituant par la pensée le milieu moral et
social, que l'on comprend l'immense portée de la révolte
de Paracelse. Cette révolte contre l'autorité de la tradition
commença la révolution qui se poursuit encore de nos
jours, avec des allures infiniment plus pacifiques, parce
que la victoire définitive, garantie par tant de conquêtes,
est désormais certaine.

Paracelse arracha la médecine à la superstition de l'antiquité, et lui ouvrit le chemin de l'avenir. Par l'application de la chimie au traitement des maladies, il appela
l'attention des observateurs sur les phénomènes d'action et
de réaction, sur le travail intime des molécules vivantes,
et il chercha la formule de la vie dans les organes en activité. Au fond, son archée ne diffère pas du moteur interne
d'Hippocrate, ni de l'âme d'Aristote. Ce hardi novateur a
entrevu le premier l'unité des trois genres de la nature, en
montrant les affinités qui existent entre le minéral et la
nature végétale et animale. Avant lui, les plus avancés
osaient à peine comparer, ou plus simplement rapprocher
l'animal et la plante ; et nul ne s'était avisé de l'efficacité
des remèdes empruntés aux matières minérales, dont l'u-
sage, on peut le dire, était insignifiant dans la pratique
des anciens.

C'est par là surtout que la réforme de Paracelse se distingue de toutes les autres : ce grand chimiste fit sortir littéralement du sein de la terre les moyens curatifs qui s'y cachaient. Les eaux minérales, qui sont des produits naturels d'une chimie dont l'analyse n'a point déterminé les moyens d'opérer ; les eaux minérales apportèrent au traitement des maladies de toute espèce, et particulièrement des affections chroniques, les ressources variées d'une pharmacie inépuisable, dont les thermes des anciens ne peuvent donner qu'une faible idée. L'emploi des remèdes du genre minéral, si violemment attaqué, jusqu'au milieu du XVIIe siècle, par les partisans aveugles de la médecine galénique, mettait l'homme en communication plus intime avec la nature, et le ramenait vers la terre, qui est son support, sa nourrice et sa mère. En effet, toute la théorie de la vie, laquelle n'est que mouvement, se réduit à ce principe fondamental : le minéral nourrit la plante, qui nourrit l'animal ; et le cercle recommence toujours, puisque rien ne se perd de ce qui est, et que la matière, toujours en même quantité et toujours en mouvement, se transforme sans cesse ; de sorte que la vie pourrait se représenter symboliquement par cet emblème de la médecine primitive, d'un serpent roulé en cercle et se mordant la queue.

Les hommes supérieurs qui ont fait marcher notre espèce ne doivent pas être considérés seulement dans leur milieu. Il faut savoir reconnaître et déterminer l'impulsion qu'ils ont donnée aux esprits, et en observer les conséquences. C'est là une tradition beaucoup plus difficile à suivre que celle que désignent des faits, des noms et des dates. Les prétentions des physiciens et des chimistes, combattues sans cesse par les médecins naturistes et vitalistes, dominent toute la médecine moderne ; et ces luttes toujours renaissantes, représentent la partie doctrinale de l'histoire de l'art, depuis la Renaissance. En laissant de côté les médecins empiriques, peu touchés de ces questions d'hégémonie scientifique, et les médecins sceptiques, voués au doute et à l'abstention, la bataille se livre, depuis quatre siècles, entre les partisans des théories qui ont pour base la vie et l'âme, considérées comme principes indépendants et autonomes, et les savants qui, n'admettant pas un abîme infranchissable ou un mur de séparation entre le monde organique et le monde inorganique, cherchent à faire rentrer les phénomènes de l'ordre vital dans ceux de la physique et de la chimie.

Il n'est plus possible de méconnaître que les derniers l'emportent de beaucoup par le nombre, et que les tendances visibles de la majorité semblent donner raison à ceux qui ne veulent plus d'abstractions pures dans la science de l'homme. La plupart des médecins qui ne sont pas retenus par des scrupules religieux ou par des préjugés philosophiques, penchent visiblement vers la doctrine qu'on est convenu d'appeler *matérialisme*. De même qu'il n'est plus d'usage, depuis Broussais, de reconnaître des fièvres essentielles, ou des maladies sans matière, comme on disait autrefois ; de même on ne reconnaît plus d'entités sans substratum, et l'idée de substance n'est rien si la substance ne tombe pas sous l'appréciation des sens. Les nominaux l'emportent sur les réalistes, et les formules générales, les abstractions n'ont cours qu'autant qu'elles résument la réalité.

Les médecins ont contribué pour une large part à diriger les esprits de ce côté positif, en armant la raison contre les illusions de l'imagination, toujours prête à bâtir des systèmes. Et si l'on objectait qu'eux-mêmes ont abusé de l'hypothèse, il serait facile de répondre, qu'en

construisant ingénieusement des théories prématurées, ils
ont obéi à ce besoin de certitude qui tourmente tous les
dogmatiques. Jaloux de faire de la médecine une science,
ils ont cherché à lui donner pour fondement des sciences
positives, telles que la physique, la chimie, la mécanique,
sans attendre que ces sciences elles-mêmes fussent consti-
tuées. Ce besoin d'exactitude, dans un art d'observation et
d'expérience, trop souvent réduit à procéder par conjecture et par analogie, ce besoin égara plus d'un ancien ;
et le grand Hippocrate lui-même, séduit par la haute
arithmétique de Pythagore, crut pouvoir fonder sur la
science des nombres sa doctrine des crises et des jours
critiques. Erasistrate et Galien obéirent à la même tendance en imaginant leurs théories subtiles sur le pouls.

Dans cette application systématique des sciences exactes
et expérimentales à la médecine, les anciens et les modernes ont péché contre la méthode scientifique, pour
avoir cru que l'exactitude rigoureuse était de mise dans un
art conjectural, où l'expérience elle-même est trop souvent en défaut. Cette faute a été souvent commise.

C'est en considérant les tentatives infructueuses qui ont
été faites dans tous les temps, et particulièrement chez
les modernes, pour rendre la médecine exacte et scientifique, qu'on apprécie à leur juste valeur les efforts persévérants d'une élite de médecins, ni empiriques ni sceptiques, qui n'ont rien négligé pour assurer à l'art médical
l'indépendance et l'autonomie. Cette pléiade d'hommes
illustres représente la grande, la vraie tradition médicale,
celle qui n'a jamais cessé de ramener la médecine à la
connaissance de la nature humaine, acquise par l'observation réitérée, c'est-à-dire par l'expérience. Médecins
avant tout, ils ont emprunté des lumières aux sciences

inorganiques, mais sans s'assujettir à leur empire ; et dans
l'étude de l'homme sain et malade, ils ont considéré surtout l'action et la réaction des organes, les fonctions normales et troublées, en un mot la vie et toutes les manifestations de la vitalité.

Ces observateurs profonds, affranchis de l'esprit de
secte, ne se sont pas inféodés aux systèmes, comme tant
d'autres qui, selon qu'ils accordaient la prépondérance
aux humeurs ou aux parties solides, envisageaient l'économie comme une machine hydraulique, ou comme un
ensemble de rouages, et opéraient en conséquence,
comme des chimistes ou des mécaniciens.

L'action de ces systématiques sur la médecine a été, à
tout prendre, salutaire : les uns ont cherché à déterminer
la nature et la composition des liquides ; les autres, les
rapports et la structure des solides, facilitant ainsi les
recherches de ceux qui, préoccupés avant tout de l'unité
et du concours de toutes les parties, s'attachaient de préférence à résoudre le problème complexe de la vie, sans
prétendre pénétrer l'essence de cette abstraction très
réelle. Ceux-là partaient, non pas d'un système préconçu,
mais de l'observation de l'économie vivante, à l'état sain
et à l'état malade ; étudiant les organes, les fonctions, et
l'influence des agents extérieurs, unissant indissolublement
l'anatomie, la physiologie, la pathologie, l'hygiène et la
thérapeutique ; revendiquant pour la médecine ces affections d'un ordre particulier, que les prêtres et les moralistes ne sauraient guérir, et qu'il était urgent de faire
rentrer dans le cadre nosologique, où elles figurent aujourd'hui sous le nom de maladies mentales.

Avant d'entreprendre ces conquêtes, dont quelques-unes
sont encore disputées, il fallait commencer par connaître

le pays. Ce fut la tâche des anatomistes. Pendant que les praticiens, échappés au joug des Arabes, tombaient sous celui des Grecs, et que les commentateurs prétendaient découvrir, dans les régions les plus diverses les faits observés par Hippocrate dans des limites bien circonscrites; le corps humain découvrait aux investigateurs de l'organisme bien des secrets, peut-être connus des anciens, mais qu'il fallut découvrir de nouveau, leurs écrits s'étant perdus, et leurs connaissances en anatomie n'ayant été qu'imparfaitement transmises par Galien, savant dans toutes les branches de l'anatomie, mais de l'anatomie du singe et de quelques autres animaux, et non de celle de l'homme, qu'il n'étudia probablement qu'en passant à Alexandrie, ville unique, comme il en a fait la remarque, pour les démonstrations anatomiques.

Le premier soin des anatomistes aurait dû être de rectifier Galien par la nature ; c'est le contraire qu'ils firent. L'autopsie des corps et la dissection ne leur ouvrirent pas les yeux, tant ils vénéraient leur maître. Barthélemy Montagnana, professeur à Padoue, célèbre pour avoir disséqué quatorze cadavres, chiffre extraordinaire pour le temps (1460), suivait servilement Galien. Autant en faisait Dubois, le meilleur anatomiste de la Faculté de Paris, qui prétendait plier la nature aux descriptions de 'Galien. Aussi ne put-il souffrir la hardiesse de son disciple et auxiliaire Vésale, qui s'obstina à voir les choses telles que les lui présentait l'observation.

Vésale fut le premier anatomiste de son temps. Son livre admirable sur la *Structure du corps humain*, avec des planches du Titien ou d'un de ses élèves, ouvre une ère nouvelle. Professeur d'anatomie à Padoue, à Bologne et à Pise, il forme sur son modèle une grande école, à la tête de laquelle se place son successeur Fallope. L'Italie .

marche à la tête des autres nations dans les études anatomiques : Realdo Colombo, Barthélemy Eustachi, J.-B. Can-
nani, Philippe Ingrassias, Aranzi, Varoli, Fabrice d'Acquapendente et bien d'autres encore, s'illustrent par de
grandes découvertes. Césalpin parle le premier de la circulation du sang, et Harvey, disciple de l'école italienne,
en fait la première démonstration. Cette admirable découverte, on ne saurait la contester à l'Angleterre ; mais c'est
en Italie qu'elle.a été préparée. C'est encore l'Italie qui a
préparé, par Eustachi et Aselli, la découverte des vaisseaux
lymphatiques, laquelle fut parachevée par Jean Pecquet
de Dieppe, quand il étudiait encore à Montpellier.

C'est à partir de ce moment que la physiologie opère
une révolution dans la médecine. On tenait enfin le secret
de la fonction fondamentale, la nutrition. On savait enfin
comment le sang s'alimente par le chyle, qui se déverse
dans le système veineux ; comment le liquide rouge se renouvelle par le liquide blanc. Ce ne fut que beaucoup plus
tard que l'on apprit comment le sang se vivifie au contact
de l'air respiré, et que le mécanisme de la respiration est
intimement lié au mécanisme de la circulation. Cette découverte ultérieure demandait une connaissance plus
avancée de la chimie.

L'étude attentive des vaisseaux veineux, artériels et
lymphatiques, montra que ces canaux ne sont pas inertes,
et la disposition des valvules servit beaucoup à comprendre
le mécanisme du cours des liquides. Avec le cœur, centre
de la circulation, tous les autres viscères furent décrits ;
l'erreur de Galien, qui faisait partir les veines du foie, fut
rectifiée, et l'on s'inquiéta de la fonction de certains organes, tels que le pancréas, la rate, et d'autres encore,
dont l'utilité ou la finalité, comme disent les scolastiques,
n'est pas encore aujourd'hui bien démontrée.

On pourrait dire que le xvi⁰ siècle porta très loin l'anatomie descriptive, et que le xvii⁰ commença la physiologie,
en étendant beaucoup les recherches d'anatomie comparée. Du reste, les grands anatomistes de la Renaissance,
dont plusieurs exerçaient avec succès la chirurgie, s'inquiétaient beaucoup des questions physiologiques ; de là
leurs recherches sur le fœtus, sur la génération et sur
l'embryogénie, et des monographies sur les organes des
sens, notamment l'ouïe et la vue. Cette anatomie physio-
ogique et psychologique devait produire de nombreuses
découvertes dans l'exploration du système nerveux. C'est
de cette époque mémorable que date l'analyse du cerveau
et de ses dépendances, analyse qui se poursuivit durant
trois siècles, et qui se poursuit encore, avec des instruments plus précis et une méthode nouvelle. Cet appareil
est si compliqué, qu'il a fallu plusieurs générations d'anatomistes pour le décrire dans toutes ses parties : l'anatomie comparative a beaucoup ajouté aux acquisitions de
l'anatomie humaine.

Dans les descriptions de Galien, on trouve beaucoup
d'erreurs de fait et d'interprétation. Ces erreurs furent
relevées ; on cessa de croire qu'il y eût deux espèces de
nerfs, les uns de mouvement, les autres de sentiment ;
mais nul ne s'avisa de contester ce syllogisme de Galien :
« La faculté maîtresse a son siège dans la partie qui est
l'origine des nerfs ; or, l'origine des nerfs est dans l'encé-
phale ; c'est donc là que réside la faculté maîtresse. » Cet
aphorisme d'un anatomiste philosophe ne fut pas sans influence sur la doctrine cartésienne, qui loge l'âme dans le
cerveau. Mais on n'admit pas avec la même facilité un
autre aphorisme syllogistique de Galien, qui loge les passions dans le cœur. Ce qui ne contribua pas peu à chasser

l'âme passionnelle du cœur, ce fut la dégradation du foie, dépossédé à tout jamais du privilège d'envoyer au cœur le sang nutritif et les esprits naturels.

C'est ainsi que, l'anatomie aidant, avec une observation plus exacte, cette espèce de trinité physiologique, inau gurée et intronisée par Platon, se réduisit à l'unité ; et que l'unité elle-même, limitée au cerveau, finit par se confondre avec cet organe central. Les anatomistes réalisèrent à la lettre le fameux vers d'Homère : « Le gouvernement de plusieurs ne vaut rien ; qu'il n'y ait qu'un seul chef. » Les philosophes de cabinet ne savent pas combien le scalpel a tranché de difficultés ; et la décapitation par le glaive ou par le couperet de Guillotin, perfectionné par Louis, n'a pas attendu la prétentieuse théorie du nœud vital. La psychologie est sœur de la physiologie.

Tout en chassant les entités des viscères, où elles n'avaient que faire, les grands prosecteurs de cette époque n'oubliaient point les choses utiles. Charles Estienne, qui honora comme anatomiste un nom illustre dans la typographie savante, décrivit le premier, comme nerf indépendant, le grand sympathique, qui préside à la vie intérieure et viscérale. Chacune de ces conquêtes sur l'inconnu dissipait les fantômes ; et à mesure qu'elle devenait plus positive, la science des organes prenait un caractère plus concret.

L'usage d'ouvrir des cadavres pour s'instruire des ressorts de la machine humaine devait naturellement conduire les médecins curieux à compléter leurs observations par l'autopsie dans les cas malheureux. Cette étude ne pouvait manquer de restreindre beaucoup les causes vagues ou hypothétiques par lesquelles on avait coutume d'expliquer la mort. L'ouverture des cadavres servit aussi aux premiers essais d'une classification rationnelle des maladies. En observant les altérations et lésions des organes, on ne fut pas longtemps à s'apercevoir que certaines lésions affectaient tels ou tels organes ; et cette anatomie pathologique servit beaucoup par la suite à la découverte de l'anatomie générale, ainsi nommée parce qu'elle recherche les tissus semblables dans les diverses parties du corps, et arrive ainsi à déterminer les éléments constitutifs de l'organisme.

La vraie méthodologie est née de l'analyse anatomique, sans laquelle l'analyse physiologique, qui est le meilleur instrument de la médecine expérimentale, ne serait pas.

La pratique se ressentit naturellement de ce grand mouvement de curiosité : tout médecin consciencieux voulut connaître la chair, voir et toucher les rouages de cette machine ; et l'empirisme vit son domaine se réduire. La théorie cessa peu à peu d'être une sorte de métaphysique nuageuse, où le raisonnement trouvait plus de satisfaction que la raison. L'exercice des sens, honni par les docteurs, réhabilité par les anatomistes et les chirurgiens, fit contrepoids à la vaine gymnastique de l'esprit ; et les plus dédaigneux des œuvres manuelles finirent par comprendre que l'adresse, l'habileté des mains, la finesse des sens, perfectionnées par l'habitude, sont de précieux auxiliaires du savoir acquis et du talent naturel.

La chirurgie, ou la médecine opératoire, suivant la dénomination qui prévaut au xviiie siècle, prend la nature sur le fait ; elle voit comment se font les réparations, les régénérations, les cicatrices ; elle assiste au travail physiologique, qui a pour objet de réparer les pertes de substance ; elle agit par les moyens de l'hygiène, par les médicaments, par le fer et par le feu. Les opérations sur le vivant son des vivisections nécessaires, autrement utiles et instructives que les mutilations infligées aux animaux vivants sous prétexte d'expérimentation. C'est sur ces vivisections salutaires, qui sont une nécessité de l'art, que repose la véritable expérimentation clinique, bien différente de l'expérimentation provoquée. Jamais la nature ne parle mieux que lorsqu'elle n'est pas forcée de répondre. La chirurgie met en évidence l'union de la physiologie et de la pathologie, et elle a un caractère de certitude qui manque à la médecine interne, forcée d'agir par conjecture, par analogie, par à peu près. Le vrai chirurgien est à la fois anatomiste et physiologiste. Aussi l'histoire de la chirurgie est-elle bien plus positive et instructive que l'histoire de la médecine. Ce qui est une fois acquis en chirurgie, persiste ; tandis que la plupart des acquisitions de la médecine sont instables et éphémères comme la plupart des systèmes.

L'Italie, terre féconde, produisit une élite de chirurgiens qui se montrèrent les dignes héritiers de la chirurgie grecque, restaurée et renouvelée par eux. Guido Guidi, Béranger de Carpi, Fallope, Tagliacozzi, Alberti, Botalli, Aranzi, Ingrassias, Jean de Vigo, Alphonse Ferri, Bartholomeo Maggi, Michel-Ange Biondo, Jean de Romanis, Mariano Santo de Barletta, Jules Casserio, Albertino Bottoni, Marco degli Oddi, Fabrice d'Acquapendente, sont des noms aussi illustres, dans l'histoire de l'art de guérir, que Léonard de Vinci, Michel-Ange Buonarotti, Raphael Sanzio et Tizïano Veccelli, dans celui de sculpter et de peindre. Toutes les autres nations réunies ne sauraient opposer un nombre égal de chirurgiens renommés à cette phalange d'élite. L'Espagne se glorifie à bon droit de Daza Chacon et de Francisco de Arce ; l'Allemagne, de Jérôme Brunschwid, de Strasbourg, de Hans Gerssdorf, de George Bartisch, oculiste à Dresde ; la Suisse, de Félix Wurtz, de

Bâle, de Fabrice de Hilden ; la France, d'Amboise Paré et de son disciple Jacques Guillemeau.

Ce n'est pas ici le lieu de rappeler les titres de ces hommes illustres. Grâce à eux, la chirurgie relevée de son abaissement, échappe aux empiriques et aux charlatans ; et cette partie de l'art, qu'une longue tradition livrait aux matrones et à des opérateurs ignarés, fut réintégrée avec honneur dans le domaine de la chirurgie.

Tant de travaux et de recherches devaient émanciper les esprits : les médecins eux-mêmes, plus attachés à l'autorité des anciens, se mirent à penser librement. Jean Fernel, disciple de Ramus, se montra digne d'un tel maître ; Jean Argentier de Castelnuovo, professeur à Turin, encore plus hardi, se sépara nettement de Galien sur les questions fondamentales de psychologie physiologique, ainsi que l'atteste son livre sur le sommeil. Rondelet et Joubert, professeurs à l'Université de Montpellier, marchaient dans la même voie et se montraient dignes de continuer la tradition du grand sceptique Rabelais, qui fut un des plus savants médecins de son temps. Les *Paradoxes* et les *Discours populaires* de Laurent Joubert, touchant la médecine, méritent encore d'être lus. On ne sait pas quelle était la somme des préjugés à cette époque. Dans le Nord particulièrement, la barbarie tenait bon : la première chaire de médecine, en Suède, ne fut fondée qu'en 1595, à l'Université d'Upsal. Tous les préjugés nés de l'ignorance et de la fausse science du moyen âge se dressaient contre les médecins éclairés. De là les concessions des partisans de Paracelse, qui usèrent de l'alchimie et de ses promesses fallacieuses, pour gagner insensiblement les esprits à la chimie.

Rapprocher l'homme de la nature, le microcosme du

macrocosme, ce n'était pas là une idée vulgaire ; le génie
consistait à montrer des affinités évidentes, non seulement
entre l'homme et la plante et l'animal, mais encore entre
l'homme et la pierre, le minéral. La médecine métallique
déplaisait fort aux médecins érudits et classiques, qui,
voués au culte des Grecs, n'admettaient ni les Arabes,
fondateurs de la chimie, ni les novateurs, moitié chimistes
moitié alchimistes. Les injures que prodigue Guy Patin, au
nom de la Faculté de Paris, aux partisans de Paracelse,
attestent les colères des médecins galénistes contre des
adversaires tels que Lazare Rivière, Joseph du Chesne,
Turquet de Mayerne, Théophraste Renaudot, dont les
efforts persévérants obtinrent enfin gain de cause pour
les remèdes empruntés au genre minéral. Les réactionnaires de la tradition, forts des privilèges d'une corporation
puissante, habitués à trancher les questions scientifiques
avec l'aide de la justice, furent enfin obligés de plier devant
les circonstances. L'autorité de la tradition, consacrée
par la foi, cédait tout doucement la place à la vérité. A
l'obligation de croire se substituait la liberté du doute et
l'envie de protester. Tous les esprits éclairés tendaient à
l'émancipation.

Le xviie siècle entra de plain-pied dans la science et y
fit d'impérissables conquêtes. Les hautes mathématiques
et la physique expérimentale firent d'immenses progrès.
Galilée, Torricelli, Viviani, Grimaldi, Cassini, en Italie ;
Descartes, Gassendi, Pascal, Domat, l'Hôpital, en France ;
Napier, Barrow, Boyle, Newton, en Angleterre ; Kepler,
Hevel, Tschirnhausen, Guérike, en Allemagne ; Jansen,
Huyghens, Swammerdam, Leeuwenhoëk, en Hollande.
Jamais on ne vit pareil concours de grands inventeurs. La
connaissance du monde inorganique n'est plus entravée ;

la connaissance du monde organique est fortifiée, et par les découvertes de la physique, et par des méthodes plus sûres, et par la révélation des infiniment petits de l'organisme. Le télescope étend indéfiniment le domaine de l'astronomie; le microscope révèle à l'œil étonné les merveilles qui échappent à la vue naturelle. Les moyens d'analyse se multiplient, et l'esprit pénètre dans les profondeurs intimes des corps vivants. L'anatomie, grossière et purement descriptive jusque-là, devient d'une délicatesse extrême, grâce aux injections qui permettent de suivre les plus minuscules divisions des vaisseaux et des bronches jusque dans leurs extrêmes ramifications; et les musées s'enrichissent de préparations anatomiques, si habilement exécutées, qu'on peut dire que la nature morte apparaît vivante. Les liquides qui circulent dans les canaux du corps, ceux qui sont sécrétés par les glandes, sont soumis également à cette analyse de la vision artificielle, et laissent voir les éléments organiques qui entretiennent et renouvellent la vie ou qui la transmettent.

Si grands que soient les génies qui ont créé l'astronomie physique et préparé la théorie merveilleuse du système du monde, ils ne sauraient éclipser les anatomistes, naturalistes et physiologistes, à qui l'homme doit la connaissance de son organisation intime. Leeuwenhoëk, Swammerdam, Ruysch, Reinier de Graaff, sont des noms immortels qui portent très haut la gloire de la Hollande.

Le résultat de toutes ces découvertes capitales, c'est que, pour connaître la nature, il faut la voir chez elle et dans l'intimité, en usant des sens qui constatent et de la raison qui induit. Toutes les théories ne valent pas cette méthode si simple qui consiste à voir les choses telles qu'elles sont, au lieu de les imaginer. Au lieu de raison-